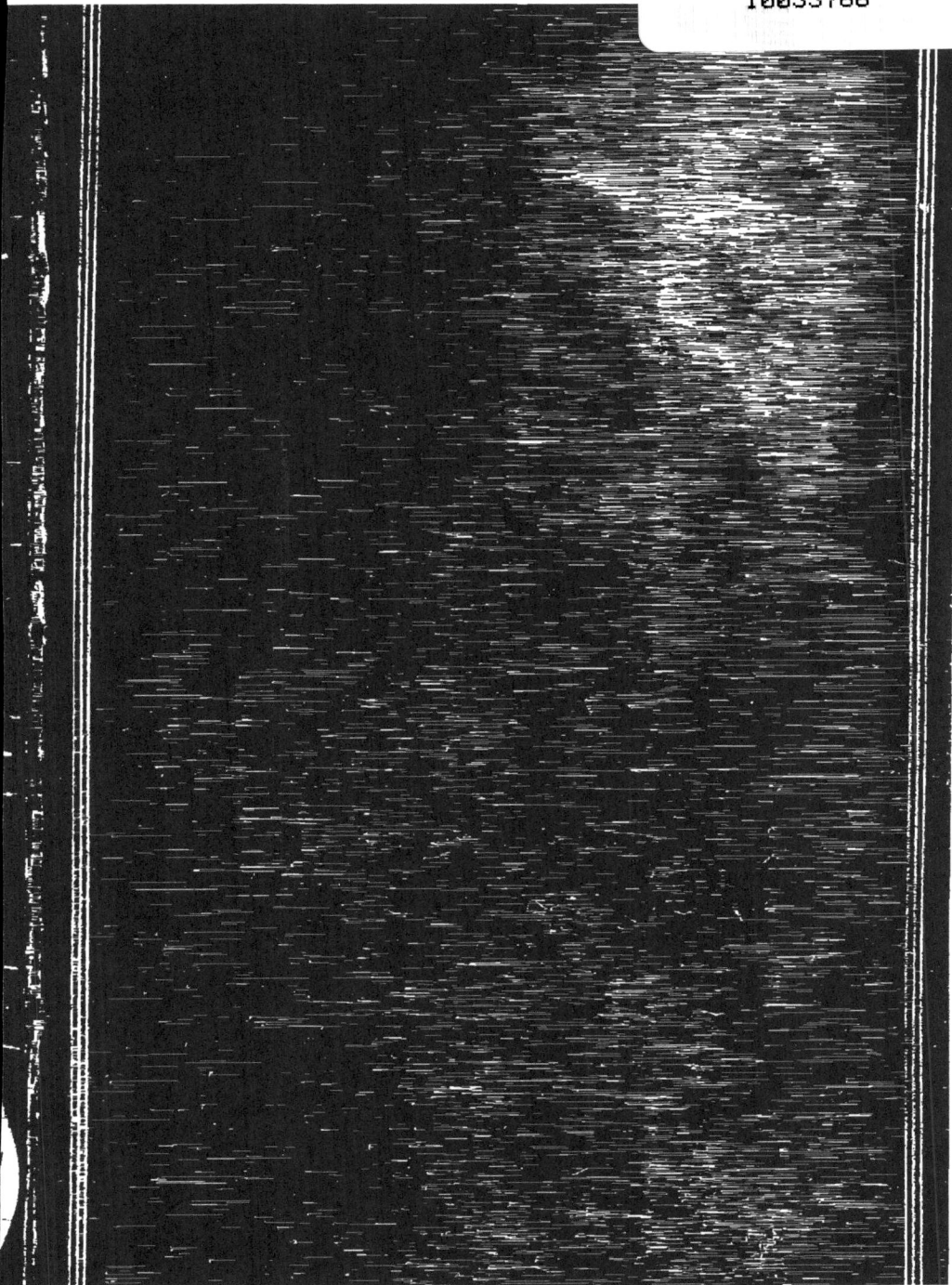

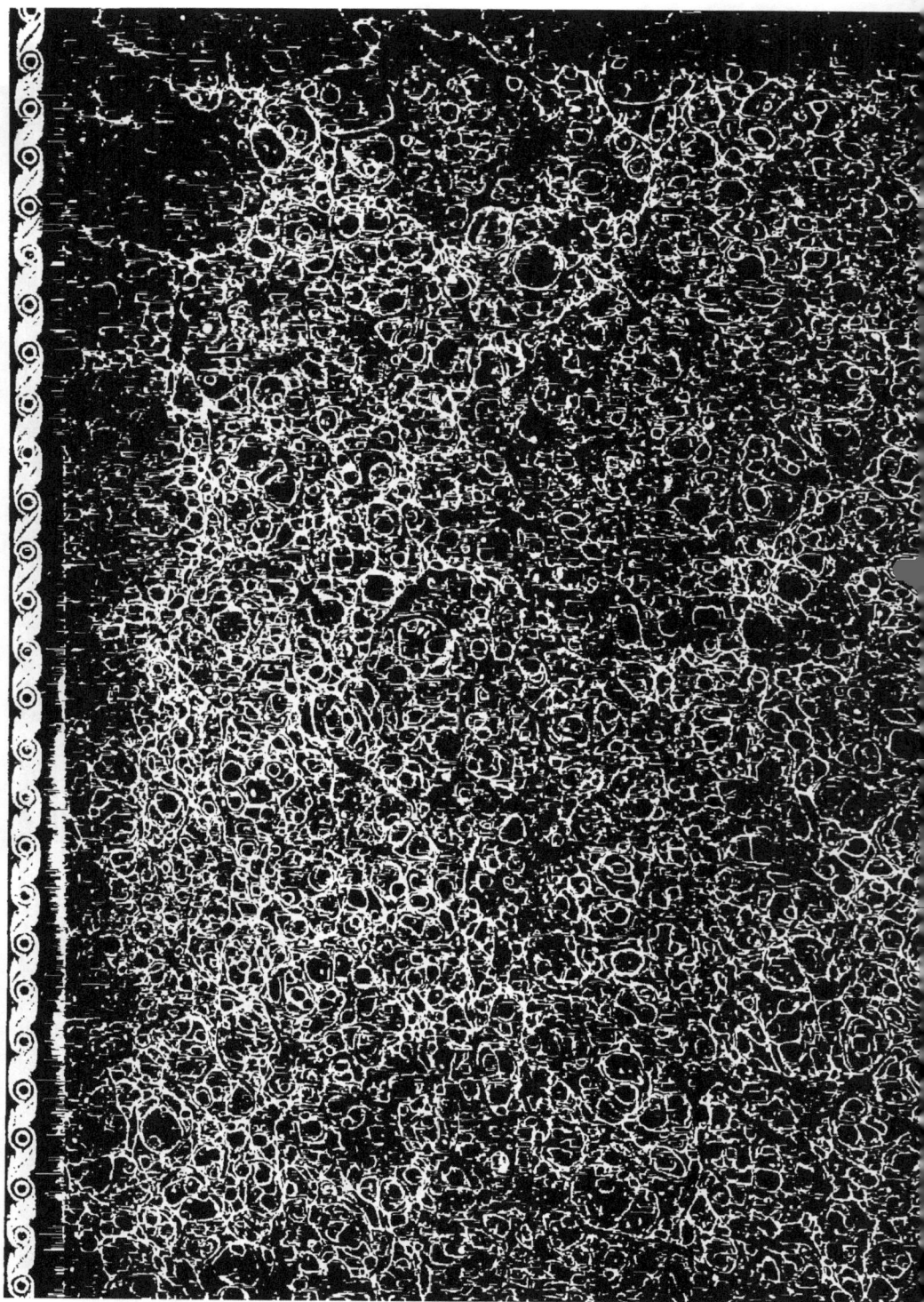

T. 2600.
E. k.

HYDROTHÉRAPEUTIQUE.

LIBRAIRIE DE J.-B. BAILLIERE.

EXPOSITION DES MÉTHODES HYDRIATRIQUES de Priesnitz, dans les diverses espèces de maladies ; considérées en elles-mêmes, et comparées avec celles de la médecine allopathique, par les docteurs H. HEIDENHAIN et H. EHRENBERG. Paris, 1842. 1 vol. in-18.
3 fr. 50,

MANUEL D'HYDROSUDOPATHIE, ou Traitement des maladies par l'eau froide, la sueur, l'exercice et le régime, suivant la méthode de V. Priesnitz, employée dans l'établissement de Graenfenberg; par le docteur BIGEL, suivi d'un Mémoire sur la chaleur animale, par M. PELLETAN, professeur à la faculté de médecine de Paris. Paris, 1840, grand in-18.
4 fr.

HOMOEPATHIE DOMESTIQUE, comprenant l'hygiène, le régime à suivre pendant le traitement des maladies et la thérapeutique homœopathique, par le docteur BIGEL, précédée d'une notice sur l'hôpital homœopathique de la Charité de Vienne ; *deuxième édition entièrement refondue*, par le docteur BEAUVAIS (de Saint-Gratien). Paris, 1839, un volume in-18, de 624 pages. 5 fr. 50.

IMPRIMÉ CHEZ PAUL RENOUARD,
RUE GARANCIÈRE, 5.

HYDROTHÉRAPEUTIQUE

OU L'ART

DE PRÉVENIR ET DE GUÉRIR LES MALADIES

SANS LE SECOURS DES MÉDICAMENS,

PAR L'EAU, LA SUEUR, LE BON AIR, L'EXERCICE, LE RÉGIME
ET LE GENRE DE VIE,

PAR CHARLES MUNDE.

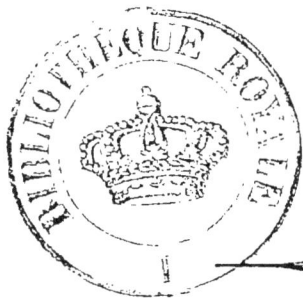

Il est plus facile de prévenir cent maladies, que d'en guérir une seule.

A PARIS,

CHEZ J.-B. BAILLIÈRE,

LIBRAIRE DE L'ACADÉMIE ROYALE DE MÉDECINE,

RUE DE L'ÉCOLE-DE-MÉDECINE, 17,

A LONDRES, CHEZ H. BAILLIÈRE, 219, REGENT-STREET.

1842.

PRÉFACE.

—

Un livre de thérapeutique ayant pour but de mettre les personnes étrangères à l'art médical en mesure de se soulager elles-mêmes dans une foule de circonstances, sans avoir besoin de recourir au médecin ni à l'apothicaire, pourrait nuire beaucoup s'il n'était écrit avec circonspection, ou si les lecteurs en comprenaient mal la portée, et il doit nécessairement avoir une foule de défauts aux yeux des médecins trop préoccupés de leurs systèmes pour croire qu'il puisse y avoir rien de bon en dehors du cercle d'idées dans lequel ils se tiennent enfermés, ou de ceux qui, avant de l'ouvrir, se sont fait une loi de remarquer plutôt les défauts qui le déparent que les vérités qu'il renferme. Aussi est-ce pour les gens du monde que j'ai travaillé, et je repousse bien loin de moi le soupçon d'avoir voulu prêcher les savans. J'ai écrit, non pour ceux que je crois plus instruits que moi, mais pour ceux qui en savent moins, et je suis persuadé que, parmi ces derniers, il s'en trouvera plus d'un à qui je rendrai service, quelque incomplète que puisse être la manière dont j'ai rempli mon cadre.

J'ai cherché à éviter le danger de nuire, en con-

seillant toujours les méthodes les plus douces, en
n'omettant jamais d'indiquer les mesures dé précautions dont ma propre expérience et une pratique de
plusieurs années m'ont démontré l'importance. Cependant, je suppose partout qu'on a lu avec attention et l'introduction de cet ouvrage même et mon
livre sur Graefenberg, dont le docteur Bigel a publié
une traduction française, car sans cela beaucoup
de choses ne seraient pas comprises. Pour se traiter
soi-même avec l'eau froide, il faut avoir fait une
longue étude des propriétés de cet agent, et acquis
des notions qu'on ne peut guère se procurer qu'en
visitant un établissement hydriatrique. Quiconque
aura fait, si je puis m'exprimer ainsi, un cours
pratique dans une institution de ce genre, saisira
sans peine l'esprit de mon livre, et en retirera la
plus grande utilité.

Les personnes qui s'imaginent y trouver quelque
petit moyen approprié à chaque maladie, seront
trompées dans leur espoir. Ma conviction intime est
qu'on ne peut guérir la plupart des maladies, celles
surtout qui sont chroniques, que par le concours de
plusieurs circonstances, notamment en faisant choix
d'un genre de vie approprié, et que, dans une foule
de cas, il est plus facile d'arriver au but par le seul
régime sans l'eau, que par l'eau sans un régime bien
calculé. L'opinion de ceux qui à cet égard partagent
une croyance différente de la mienne, m'est indifférente; leurs idées ne tarderont pas à changer avec
le temps. Au reste, qu'on ne se méprenne pas sur
le sens que j'attache au mot *régime;* je n'exige
pas que celui qui subit un traitement par l'eau
se laisse mourir de faim; je veux seulement qu'il

s'abstienne des choses capables de nuire, et qu'il ne s'écarte pas de la tempérance. Ce n'est pas d'après ce que mange le voisin qu'il faut régler ses repas, mais d'après ce qu'on peut soi-même supporter sans inconvénient. Or, la plupart de ceux qui se traitent par l'eau mangent plus qu'il ne convient à leur estomac, et par là détruisent les bons effets du traitement.

Partant de ce principe, qu'il est plus facile de prévenir cent maladies que d'en guérir une seule, j'ai partout cherché à appeler l'attention du lecteur sur les causes des dérangemens de la santé, et je me flatte d'avoir par là déposé des semences qui ne resteront pas stériles.

En rappelant de nouveau les nombreux abus qui se sont glissés dans la médecine, je me suis attiré, je le crois bien, plus d'un ennemi, mais je ne pouvais faire autrement; mes profondes convictions m'ont arraché plus d'une fois des jugemens sévères, dont le blâme retombe moins d'ailleurs sur la médecine elle-même que sur la foule des routiniers qui ne prennent même pas la peine de rechercher ce qu'il y a de vraiment bon dans l'hydriatrie. On ne saurait croire jusqu'à quel point les médecins regardent comme au-dessous de leur dignité d'apprendre à connaître la méthode de Priesnitz; j'en ai vu qui n'avaient pas même une idée des manipulations les plus ordinaires de cette méthode, et qui cependant ne craignaient pas d'affirmer que l'hydriatrie ne subsisterait pas long-temps, qu'elle retomberait bientôt dans l'oubli. Chaque chose a deux faces; j'avoue volontiers que, ni sur moi-même ni dans les établissemens hydriatriques, je n'ai pu apercevoir que le mauvais côté de la médecine; mais il ne manque pas de personnes qui disent en avoir vu le beau côté; et pour arriver à la vérité, qui ici comme ailleurs doit se trouver dans un juste milieu, il faut entendre les deux parties, ceux qui traitent et ceux qui subissent le traitement.

Ce qui prouve, au reste, que mon unique but est d'arriver à la vérité, et non d'établir une nouvelle méthode sur les ruines des anciennes, c'est que je n'ai pas craint de blâmer les hydriatres quand ils me semblaient devoir l'être. L'hydriatrie ne manque pas non plus d'erreurs et de mensonges; et parmi ceux qui vantent l'eau aujourd'hui, il s'en trouve plus d'un qui chanterait les louanges du mercure, si son intérêt l'y poussait; j'ai fait tout ce qui dépendait de moi pour la tirer des mains de ces imposteurs, qui ne peuvent que lui nuire; car de la superstition à l'incrédulité il n'y a qu'un pas, et beaucoup de personnes ont déjà franchi ce pas. L'hydriatrie offre tant d'avantages, qu'il faudrait être insensé pour la rejeter, uniquement parce qu'elle ne répond pas à tout ce que l'esprit de vertige exige d'elle.

MANUEL
D'HYDROTHÉRAPEUTIQUE

OU

DE L'ART DE TRAITER LES MALADIES

PAR L'EAU.

∞∞

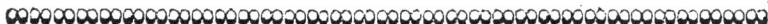

INTRODUCTION

OU

CONSIDÉRATIONS GÉNÉRALES SUR LES PRINCIPES ET LES MOYENS
DE LA THÉRAPEUTIQUE.

Le corps humain, de même que tous les autres êtres
organisés, se compose de deux parties principales :
la force vitale et la matière. La force vitale, une fois
éveillée dans le germe de l'homme futur, forme l'organisme entier avec ce germe, et tend à le conserver,
en rejetant au-dehors les matériaux mis hors de
service, et cherchant à les remplacer par d'autres,
empruntés au monde extérieur.

Il y a donc, entre la force et la matière, une lutte
continuelle, ayant pour but de maintenir l'individu
dans son intégrité, et soumise à des lois qui règlent
la santé de ce même individu.

Tant que ces lois sont observées, et tant que la
force vitale a le dessus dans la lutte, c'est-à-dire aussi

I

long-temps qu'elle parvient à employer, au profit de l'organisme, la matière dont elle s'empare, et à rejeter au-dehors les parties nuisibles et usées, l'individu subsiste.

Si la force vitale rencontre des obstacles qu'elle ne puisse vaincre, soit qu'elle ait été affaiblie par des efforts antérieurs ou autrement, soit que la matière sur laquelle elle s'exerce ne convienne point à la nutrition du tout, il survient des troubles dans les actes de la vie, et la santé de l'individu se trouve menacée, ainsi que son existence. La même chose arrive quand il s'agit d'expulser du corps des matériaux devenus incapables de servir, et que la force vitale n'a point assez d'énergie pour accomplir cette opération.

La force vitale fait alors des efforts extraordinaires, et invoque le secours de l'organisme entier, pour parvenir à son but. Elle continue ces efforts jusqu'à ce qu'elle ait triomphé des obstacles, ou qu'elle ait succombé. Dans le premier cas, elle cherche à rétablir l'équilibre, et à ramener les fonctions à leur type normal; dans le second, elle demeure passive jusqu'à ce qu'elle ait recouvré assez d'énergie pour recommencer la lutte, ou bien elle s'éteint, et la portion matérielle de l'individu se résout en les atomes dont elle était composée.

Ces déploiemens répétés de la force vitale, contre les troubles survenus dans l'acte de la vie, que ceux-ci, d'ailleurs, proviennent de substances étrangères existantes dans le corps, ou qu'ils dépendent de l'affaiblissement d'une partie quelconque et, par conséquent, d'une perte d'équilibre, constituent les maladies. Une maladie est dite chronique quand elle dure un mois et plus, souvent plusieurs années : on l'appelle aiguë, lorsqu'elle se termine en quelques semaines, soit par la guérison, soit par la mort.

La force qui entretient le travail de la vie, dans l'état de santé, est aussi celle qui, dans celui de maladie, tend à rejeter hors du corps toutes les substances étrangères, impropres à sa conservation, et à rétablir le cours normal des fonctions. Elle trouve donc son aliment dans l'oxigène de l'air, tandis qu'elle emprunte aux trois règnes de la nature les matériaux nécessaires à la nutrition du corps et qu'elle cherche incessamment à assimiler.

C'est donc la même force à laquelle nous devons la conservation de notre vie, qui se charge de guérir les maladies, et de remettre le corps dans l'état de santé.

Tous les moyens qui mènent à ce but sont appelés remèdes. (1)

Le vulgaire a, de tout temps, commis la faute de prendre l'effet pour la cause, c'est-à-dire le médicament pour la force guérissante, et d'attribuer des vertus curatives particulières à tel ou tel spécifique,

(1) En médecine, on a coutume de n'appeler médicamens que les substances qui, impropres à nourrir le corps, contribuent, par l'excitation qu'elles déterminent dans l'organisme, à accroître le déploiement de la force vitale, et par là à écarter le principe des maladies. Cette acception est, sans contredit, trop restreinte, puisque les substances auxquelles seules on peut l'appliquer, sont précisément celles sur lesquelles on doit le moins compter et les plus dangereuses, celles dont l'hydriatrie et l'homœopathie tendent à resserrer le cercle d'application, et que l'hydriatrie a rendues superflues, pour la plupart.

en quelque sorte comme s'il y avait une force vivante
cachée dans chaque remède. C'est sur cette erreur que
repose la foi aveugle qu'on a en la médecine ; c'est à
elle aussi que tiennent les fausses idées qu'on se fait
des suprêmes effets de l'eau froide. Un remède peut
solliciter la force vitale à déployer plus d'activité, ou,
au contraire, la refréner lorsque, par excès d'énergie, elle compromet l'existence du tout, ou, enfin, lui
imprimer une meilleure direction ; mais il est absolument incapable de saisir le principe morbifique lui-
même, ou de l'écarter, ou d'accroître d'une manière
directe la somme de force vitale existante, quoique,
dans une foule de circonstances, on ne puisse douter
qu'il exerce une action dissolvante sur le principe
morbifique, comme il arrive, par exemple, à l'eau,
dans les cas de congestion et d'accumulation de mucosités.

La vie est entretenue par la douce stimulation continuelle que l'oxigène de l'air et les alimens exercent,
celui-là sur les poumons et la peau, ceux-ci sur les
organes digestifs. Qu'on interdise l'accès des poumons
à l'air, l'organe cesse d'être stimulé, le changement
du sang, qui en est la conséquence, n'a plus lieu, la
stimulation n'est plus transmise à tout le corps par
le liquide circulatoire, et la vie ne peut subsister.
Toute manifestation de force, dans le corps humain,
est la suite d'une stimulation. Quand celle-ci est douce
et proportionnée à la force existante, la partie mise
en action devient plus forte à l'issue de chaque lutte,
comme nous le voyons après les travaux de corps et
d'esprit, qui fortifient et délient les muscles ou l'in-

telligence : c'est ce que nous voyons également chez les personnes qui ont éprouvé des fatigues excessives, ou qui ont exercé leurs facultés intellectuelles outre mesure. Quand le corps ou l'esprit sort victorieux d'une lutte, il acquiert plus de force et d'énergie; quand il succombe dans cette lutte, il s'affaiblit et perd de son énergie.

De même que des alternatives d'occupation et de distraction, de travail et de repos, sont nécessaires, dans l'état de santé, au maintien et à la croissance de notre corps, qu'un travail et un repos continuels épuiseraient complètement, de même, dans les maladies, il convient de mettre en usage une méthode qui, procurant des intervalles de repos à l'organisme, lui laisse le temps de dissoudre les principes morbifiques, de se relever des atteintes qu'il a reçues, et de commencer efficacement la lutte, en supposant qu'il ne l'ait point encore fait, ou qu'il s'y soit livré avec trop d'ardeur.

Nous appelons réaction le déploiement de la force vitale contre les principes morbifiques. Suivant que cette force est douée d'une activité suffisante, ou qu'elle en a trop ou trop peu, la méthode de traitement doit être : 1° *expectante*, c'est-à-dire se borner à écarter les causes et les influences nuisibles; 2° *stimulante*, c'est-à-dire aiguillonner la force vitale et accroître la réaction; 3° *dérivative*, ou apaiser la réaction lorsqu'elle est trop vive.

La méthode expectante suffit seule dans la plupart des maladies, car le nombre n'est pas très considérable de ceux qui ont l'organisme affaibli au point qu'il ne soit plus possible à la force médicatrice de la nature de se débarrasser du principe morbifique, ou de rétablir l'équilibre. Le repos, l'attention d'éloigner les influences nuisibles, le soin de provoquer la transpiration par l'usage de l'eau froide, le séjour au lit, ou du moins dans la chambre, et un régime non excitant, favorisent les efforts de la nature, et accélèrent la guérison.

Si cette méthode ne suffit point, et que la force vitale n'ait pas assez d'énergie pour combattre le principe morbifique, il faut recourir à la méthode excitante, afin de stimuler cette force ; mais on doit, en même temps, l'aider dans ses efforts pour l'expulsion du principe morbifique. On remplit la première de ces deux indications par les bains froids, et la seconde par la sueur.

Enfin, la réaction est-elle trop forte, ou prend-elle une direction qui menace de compromettre un organe important, il faut la modérer, ou la détourner vers une partie moins essentielle, ce à quoi l'on parvient par l'enveloppement dans des linges mouillés, par des bains de siège, des pédiluves et autres bains partiels prolongés.

Au premier abord, il semble y avoir contradiction à admettre simultanément dans l'eau une propriété stimulante et une vertu déprimante. Pour la faire cesser, il suffit d'avoir égard aux effets primaires et consécutifs du bain froid, et à la manière totalement différente dont ce bain agit suivant qu'on le fait durer peu ou qu'on le prolonge.

L'effet primitif consiste en une suppression instantanée de la chaleur dans les parties touchées par l'eau froide. Mais cet effet dure peu; car la nature, pour réparer la soustraction, oblige toutes les parties du corps qui ne sont point exposées à l'action directe du liquide à envoyer de la chaleur vers celles qui en ont perdu. Cette affluence de chaleur dure autant que l'impression du froid, et même se prolonge au-delà. C'est ce qui explique pourquoi une partie qui est demeurée, pendant quelque temps, plongée dans l'eau froide, devient beaucoup plus chaude qu'elle ne l'était auparavant. L'eau froide ne communique point de chaleur au corps; loin de là même elle lui en soustrait; mais elle provoque dans la partie stimulée par le froid, une réaction en vertu de laquelle, dès que la soustraction de chaleur cesse, le calorique qui y afflue de toutes parts devient prédominant, tandis que le reste du corps, débarrassé de celui qui s'y trouvait en excès, se sent soulagé et plus libre. Voilà comment il se fait que les pédiluves froids, administrés avec précaution, échauffent les pieds et font cesser les maux de tête.

Mais, quand l'eau froide agit long-temps sur le corps, la force vitale s'épuise, l'irritabilité diminue dans la partie immergée, et la réaction cesse. De là vient que des affusions sur la tête augmentent la céphalalgie, tandis que des fomentations froides, entretenues durant plusieurs heures, la font disparaître. De là vient aussi qu'un bain à la glace de quelques instans fortifie et échauffe, au lieu que le même bain prolongée épuise les forces, laissant après lui une tension fébrile.

Ce n'est donc pas par leur durée illimitée que les bains froids procurent la guérison, mais par l'observation d'un juste rapport entre eux et la somme existante de force vitale. Ce n'est point en éteignant celle-ci, en la condamnant à une lutte dans laquelle elle doit succomber, qu'on la sollicite à déployer une réaction puissante, mais en proportionnant le combat à son degré d'énergie, afin qu'elle puisse toujours demeurer victorieuse. On conçoit sans peine que, dans le plus grand nombre des cas, la provocation de la sueur doit singulièrement favoriser l'action des bains, parce qu'elle débarrasse le corps de substances étrangères, résout les congestions, et contribue à rétablir l'équilibre, en accroissant l'effet stimulant du bain et rendant la réaction plus énergique.

Dans le traitement d'une maladie quelconque, la première chose à faire est d'éloigner les causes qui ont provoqué cette dernière ; puis, il faut débarrasser le corps des produits auxquels elle a donné naissance; enfin on doit ramener les fonctions à l'état normal.

En conséquence, celui qui a ruiné ses organes digestifs par des excès de boire et de manger, ne doit pas espérer de se rétablir par un traitement hydriatrique, à moins qu'il ne réduise ses alimens à la quantité que ses organes peuvent supporter sans en être lésés. Celui qui s'est attiré des hémorrhoïdes par les liqueurs alcooliques, les épices, la vie sédentaire, etc., ne guérira pas, s'il ne change point sa manière de vivre. Celui qui a débilité son système nerveux par l'excès du travail intellectuel ou par l'abus des plaisirs de l'amour, ne parviendra point à le ramener aux conditions normales, s'il continue de se livrer à la même intempérance, etc. D'après ces principes, qui sont à l'abri de toute contestation, on voit combien sont insensés les malades qui prétendent qu'on les guérisse dans un établissement hydriatrique, et qui, par exemple, s'y livrent aux plaisirs de la table avec plus d'ardeur même qu'ils ne faisaient auparavant. On voudrait que l'eau fît des miracles, qu'elle renversât les lois de la nature, et qu'elle finît par mettre en état de manger un bœuf entier celui qui n'avait pu jusquelà dévorer qu'un veau. Il en est de même des autres excès. Beaucoup de gens s'imaginent que l'hydriatrie doit les rendre aptes à commettre impunément toutes sortes de folies, et mettre leurs organes à l'abri de toute fâcheuse atteinte.

Ainsi donc, quand le genre de vie a été la cause de maladies, on doit le changer, et s'il n'est pas possible d'en adopter un tout différent, du moins doit-on chercher à diminuer les inconvéniens de celui que les circonstances imposent, en choisissant ses alimens, en réglant ses repas, en évitant tout ce qui est de nature à exercer une influence funeste sur la force vitale. Mais, dans les cas même où le genre de vie n'a point été la cause occasionnelle de la maladie, il n'importe pas moins de l'approprier à la nature de cette dernière et à la constitution du sujet, attendu que tel a besoin pour guérir d'une forte nourriture et d'un grand exercice, et tel autre de repos et d'alimens légers. On comprend d'après cela que tous les malades ne peuvent pas également supporter le lait pour déjeuner, et le cochon grillé, avec de la choucroute,

pour leur dîner. C'est donc une grande faute que d'a-
voir, comme il est d'usage dans presque tous les
établissemens hydriatriques, une même table pour
tous ceux qui viennent y chercher du soulagement à
leurs maux. Les institutions de ce genre devraient
avoir au moins trois régimes différens, et l'on ne
tarderait certainement pas à voir les heureux résultats de cette innovation, à moins que les malades, qui
semblent souvent n'être retenus que par l'attrait de
pouvoir manger sans la moindre contrainte, ne s'é-
loignassent avant la fin de leur traitement.

Après qu'on a écarté les causes des maladies, il
s'agit, comme nous l'avons déjà dit, d'expulser du
corps les principes morbifiques qui peuvent s'y trouver. Il n'y a certainement pas de meilleur moyen pour
cela que la méthode usitée à Graefenberg; car l'eau
froide que les malades boivent en abondance, dissout
les matières, la sueur les élimine au-dehors, le bain
froid provoque l'organisme à déployer son énergie
pour s'en débarrasser, et il ne lui laisse de repos que
quand tout ce qu'il renfermait d'étranger a été chassé.
Ce qui surtout est d'une haute importance à cet égard,
c'est de ne pas permettre, comme on le fait si souvent,
que les excès de manger renouvellent sans cesse les
mauvais matériaux dans le corps : autrement, les prétendues crises, c'est-à-dire, les ulcérations, les diarrhées, la fièvre, etc., ne cessent que quand l'organisme a perdu tout pouvoir de réagir, comme on le
voit fréquemment à Graefenberg et ailleurs, après les
traitemens tant vantés de l'hiver. J'ai connu à Graefenberg un officier autrichien qui se plaignait de ce

que ses crises ne cessaient point, malgré le long traitement qu'il avait subi durant l'hiver ; depuis quelque
temps, il se sentait faible et sans appétit, il avait toujours froid : le lendemain je le trouvai, dans une au-
berge, faisant un copieux déjeuner, qui m'aurait suffi
et au-delà, pour la journée entière. Ces cas ne sont
pas rares à Graefenberg ; on les y rencontre à chaque
instant. Du reste, on conçoit que, quand je parle de
tempérance durant les traitemens hydriatriques, je
n'entends pas cette abstinence affamante qui serait
hors de place ici, et tout-à-fait incompatible avec la
méthode qu'on emploie : si l'on éprouvait quelque embarras de savoir où il convient de s'arrêter pour ne
tomber ni dans l'un ni dans l'autre de ces deux extrêmes, je dirais qu'il vaut mieux ne pas manger assez
que manger trop, maxime que ne devraient surtout
jamais perdre de vue les malades qui sont atteints
d'affections du bas-ventre.

Quant au troisième point, celui de rétablir l'état
normal et l'harmonie de toutes les fonctions, nulle
autre méthode n'est aussi propre que l'hydriatrie à
remplir cette indication, puisqu'elle stimule uniformément l'organisme entier, qu'elle résout toutes les
congestions, qu'elle fait cesser la prédominance d'action des organes internes, qu'elle diminue l'afflux des
humeurs vers les organes essentiels, enfin qu'elle
exalte les fonctions de la peau, et favorise par conséquent l'élimination de tous les matériaux susceptibles
de nuire. Les avantages du traitement, sous ce rapport, sont incontestables, et la plupart du temps on
n'en pourrait espérer autant de la médecine ordinaire.

Cependant, c'est ici surtout qu'il faut avoir égard à
l'état des forces du malade; le traitement doit plus
consister dans le régime et l'exercice, que dans l'excitation des sueurs et l'emploi des bains.

De ce qui précède il résulte que l'hydriatrie remplit
toutes les conditions d'une bonne méthode curative,
qu'elle ne le cède à aucune autre, et que, sans recourir
à aucune de ces substances étrangères qui laissent si
souvent dans le corps les germes de maladies incurables, elle peut être appliquée avec succès à la plupart
des maladies, pourvu que les sujets qui en sont atteints possèdent encore assez de force vitale pour
lutter contre elles. Mais elle l'emporte sur la médecine
ordinaire, en ce qu'elle guérit des maladies qui sont
au-dessus des ressources de cette dernière, en ce qu'elle
en fait même disparaitre qui ont été occasionées par
celle-ci, entre autres l'hydrargyrose, qui joue aujour-
d'hui un si grand rôle. Cette assertion n'a pas besoin
d'être étayée de preuves; les médecins qui ont écrit
sur la méthode de Priesnitz conviennent tous qu'elle
est fondée, et j'en ai connu plus d'un à Graefenberg
qui était venu s'y faire guérir de la maladie mercurielle.

Les moyens dont la méthode se sert pour obtenir
ses heureux résultats sont :

1° LE RÉGIME.

Le régime est simple et léger ou très nourrissant,
selon que l'exige l'état de l'individu. Comme il s'agit
d'épargner les organes nobles, et surtout ceux de la
nutrition, on évite, en général, les alimens très chauds,

échauffans, acides et excitans. Le lait, le pain, la viande, les légumes, les fruits, tout peut être permis ; il faut seulement se garder de l'intempérance, à laquelle pousse l'accroissement extraordinaire de l'appétit pendant le traitement. Les alimens gras et flatulens sont nuisibles, surtout aux personnes malades du bas-ventre. Le café, le vin, le thé, la bière et autres boissons échauffantes nuisent doublement, d'abord parce qu'ils stimulent les organes digestifs, ensuite parce qu'ils augmentent la stimulation déjà très vive provoquée par le traitement, et peuvent donner lieu à des accidens dangereux.

2° L'EAU EN BOISSON.

Il faut boire de l'eau en abondance, mais non avec excès, et se régler à cet égard, d'après le genre de la maladie. Quand la digestion est bonne, et qu'il s'agit de chasser du corps une matière morbifique, on peut boire davantage ; un mauvais estomac exige que l'on boive moins souvent et moins à-la-fois. Le mieux est de boire le matin à jeun ; l'eau ne convient pas immédiatement avant de se mettre à table ; on doit aussi en user avec modération pendant le repas ; mais, prise alors en petite quantité, elle facilite la digestion. L'eau doit toujours être bue à la source même, ou, si la chose n'est pas praticable, conservée dans des bouteilles bouchées.

3° LA SUEUR.

On provoque la sueur, non à l'aide de remèdes échauffans, mais en enveloppant le corps d'une cou-

verture de laine, qui interdit tout accès à l'air et concentre la chaleur animale; cette chaleur accroît l'action de la peau, et détermine une transpiration poussée
jusqu'à la sueur, sans que les organes internes subissent de stimulation, ni qu'il s'ensuive une grande
fatigue. Par-dessus la couverture on place un lit de
plume, afin de s'opposer plus efficacement à la déper-
dition de la chaleur. Dès que le malade sue, on ouvre
la fenêtre, pour renouveler l'air dans la chambre. En
même temps, pour activer la sueur, et calmer la chaleur intérieure, qui alors se développe, on fait boire
une gorgée d'eau tous les quarts d'heure ou toutes les
demi-heures. Ces deux précautions sont d'absolue nécessité. Lorsqu'il y a beaucoup de chaleur à la tête, on
entoure celle-ci d'un linge mouillé, renouvelé de
temps en temps. Quand le malade a sué assez, on le
dépaquette, et, suivant que son état l'exige, on se contente de le laver, ou bien il prend un bain entier, un
demi-bain, ou un bain de pluie. Le passage de la sueur
à l'eau froide est absolument sans danger, car, dans
cette manière de suer, les organes internes ne sont
point excités, et il n'y a que la peau dont l'activité redouble. Le bain froid est nécessaire après la sueur,
pour fortifier la peau, et calmer en elle l'irritation ;
c'est pourquoi il faut y rester jusqu'à ce qu'on soit complètement rafraîchi. On ne peut fixer ni la durée de la
sueur, ni celle du bain, puisqu'elles doivent varier suivant le plus ou moins d'énergie vitale des individus. Si
l'on est incertain à cet égard, il faut mieux suer trop
peu que trop. Ce n'est pas sans frissonner que j'ai
vu certains directeurs d'établissemens hydriatriques,

croyant accélérer la cure, faire suer jusqu'à deux fois
par jour des malades déjà fort affaiblis par de longues
souffrances ou par d'autres traitemens : de tristes
exemples, trop connus, n'avaient pu leur ouvrir les
yeux.

4° LES BAINS ENTIERS.

On les prend dans de grandes cuves, où le malade
peut se mouvoir et se retourner librement. Quant à
la profondeur, elle doit être telle qu'un homme assis
y ait de l'eau jusqu'au menton. L'eau se renouvelle
sans cesse. Le malade se lave d'abord la tête et la poitrine, après quoi il se jette dans l'eau, ayant soin d'y
plonger la tête, pour éviter les céphalalgies qui pourraient naître de l'afflux du sang. Il se frotte activement, et sort du bain avant de ressentir du froid en
dedans, s'enveloppe d'un drap pour s'essuyer, s'habille, va se promener au grand air, pour se réchauffer
complètement ; et, en attendant le déjeuner, boit la
quantité d'eau qui lui a été prescrite. Il faut bien se
garder de rester trop long-temps dans le grand bain.

5° LES DEMI-BAINS.

Les demi-bains servent pour préparer aux bains
entiers, ou sont prescrits aux personnes qui ne peuvent supporter ces derniers. On les prend dans une
baignoire ordinaire, contenant six à dix pouces d'eau
dégourdie (à 14 degrés du thermomètre de Réaumur),
ou même d'eau froide. Il faut avoir soin d'y frotter le
corps et de l'arroser fréquemment. On y reste plus long-
temps que dans le grand bain ; une demi-minute à trois
minutes suffisent pour celui-ci, tandis que le malade

reste ordinairement cinq à dix minutes dans l'autre. Quand on en sort, on observe les mêmes précautions que pour le bain entier.

6° LES BAINS DE SIÈGE ET LES BAINS DE FLOTS.

Les bains de siège se prennent dans des vases assez profonds pour que la personne puisse avoir de l'eau jusqu'au nombril, et assez larges pour qu'elle y soit commodément assise. On y a recours dans deux buts différens. D'abord pour obtenir une dérivation ; alors il faut y rester jusqu'à ce que la partie malade soit complètement rafraîchie ; on les prolonge donc d'une heure ou deux, en ayant soin de bien frictionner les parties exposées à l'eau. Quand ils sont destinés à fortifier les parties, ils ne doivent pas durer au-delà de dix à vingt minutes. Des frictions sont également nécessaires ici pour entretenir la circulation. Les parties non atteintes par l'eau demeurent couvertes de leurs vêtemens. Dans les bains dérivatifs, il est bon d'avaler de temps en temps une gorgée d'eau, pour accroître l'effet rafraîchissant. Après le bain, on essuie soigneusement les parties, et on prend de l'exercice jusqu'à ce qu'on soit bien réchauffé.

Les bains de flots se prennent dans un courant rapide, par exemple à quelque distance des roues d'un moulin. Ils conviennent surtout dans les maladies abdominales de toute espèce. Leur durée varie de cinq à dix minutes, suivant le cas.

7°. LES BAINS DE PIEDS.

Ils servent ordinairement, comme ceux de siège, à

opérer une dérivation, et alors leur durée est à-peu-près la même. Le vase doit contenir assez peu d'eau pour qu'elle s'échauffe peu-à-peu, afin que la réaction se manifeste plus rapidement. En général, on fait quelque exercice avant de les prendre, pour bien s'échauffer les pieds ; jamais on ne plonge les pieds froids dans un bain froid. On les frotte pendant tout le temps qu'on y reste. Dans les bains de pieds dérivatifs, la profondeur de l'eau n'est que d'un à deux pouces ; dans ceux qui doivent exercer une action fortifiante, le liquide monte jusqu'aux chevilles, et au-delà. La durée du bain n'est alors que de dix minutes à un quart d'heure.

8° LES BAINS DE TÊTE.

On les prend dans un grand plat qu'on pose sur une table, près de laquelle on se tient assis, afin de pouvoir y plonger le côté de la tête, qu'on change an bout de quelques minutes ; ou bien on met ce plat à l'extrémité d'un matelas, sur lequel on se couche, de manière que la tête le dépasse. Le premier mode mérite la préférence dans les états congestionnaires, attendu que le second fait trop porter le sang à la tête. La durée est d'un quart d'heure environ, cinq minutes pour chaque tempe, et autant pour la nuque. Ces bains sont un moyen fort employé dans les maux de tête et d'yeux.

9° LES AUTRES BAINS PARTIELS.

Ceux-ci servent dans les maladies des diverses parties du corps, ou aussi à titre de dérivatif. Ainsi on peut baigner le coude dans le cas d'inflammation à la main, ou la main dans celui d'inflammation au coude. Lorsque ce bain a pour but de calmer les douleurs, l'eau ne doit pas être tout-à-fait froide, car alors l'intensité de la réaction rendrait les douleurs plus vives.

10° LES DOUCHES.

La douche consiste en un filet d'eau d'un pouce et demi à trois et même quatre ou six pouces de diamètre, qui tombe d'une hauteur quelconque, laquelle varie ordinairement entre dix et vingt pieds. Au-dessous de dix pieds, ce n'est plus qu'une simple affusion ; au-delà de vingt, le filet s'éparpille et perd son action. On peut établir une douche partout où l'on a de l'eau courante et une chute à sa disposition. Lorsque ces avantages manquent, on emploie une petite pompe à incendie, ou bien on élève l'eau dans un grand réservoir. Le but de la douche est de stimuler et de fortifier la peau, ce qui divise les principes morbifiques contenus dans le corps, et vivifie l'organisme entier. C'est ordinairement le moyen qui fait le plus de plaisir aux malades, quelque effrayant qu'il puisse sembler d'abord.

De même que dans tous les autres bains froids, on évite de s'exposer à l'action de filet quand on a froid ; il faut auparavant prendre un peu d'exercice, puis se déshabiller prestement, et s'exposer sans hésitation à l'eau qui tombe. On la reçoit d'abord sur les mains croisées au-dessus de la tête, puis on la laisse tomber sur le dos, les bras, les cuisses et les jambes. On a

grand soin que le filet ne frappe jamais la poitrine
perpendiculairement, cette partie du corps ne pouvant supporter la violence du choc. Lorsque l'excitation devient trop vive, on interrompt la douche. Certaines personnes ne peuvent la supporter. C'est un
moyen très propre à fortifier les jeunes gens. Les malades ne doivent en user qu'avec circonspection, et
ceux qui sont atteints d'affections de poitrine doivent
s'en abstenir.

11° LES AFFUSIONS ET LES IMMERSIONS.

On y a recours, avec beaucoup de succès, chez les
personnes qui ont la fièvre, lorsqu'il y a indication de
provoquer une réaction énergique. Les affusions ne
présentent pas la moindre difficulté. Quant aux immersions, on les pratique ordinairement en prenant
à deux le malade sous les bras et sous les genoux, et
le plongeant dans une cuve pleine d'eau, ou bien en
le couchant sur un drap dont quatre hommes tiennent les coins, et qu'on enfonce avec lui dans le liquide. L'immersion est plus ou moins répétée suivant
le cas.

12° LES BAINS DE PLUIE.

On les prend dans l'appareil de Schneider ; ou
bien, comme cet appareil est très compliqué, et qu'il
ne permet ni aux malades de se mouvoir, ni aux ser-
vans de les frotter, on se sert d'un vase en fer blanc,
à la base duquel se trouve un robinet percé de petits
trous par lesquels l'eau coule. Ces bains remplacent
les bains entiers chez les personnes atteintes de con-

gestions et qui ont les nerfs délicats, dans les maladies de poitrine, etc. C'est un moyen très efficace, que l'indolence du propriétaire de Graefenberg ne connaît pas.

13° LES SIMPLES LOTIONS.

Le malade se plonge la tête dans un vase plein d'eau, laisse couler celle-ci sur son corps, et se frotte activement. On peut y joindre des affusions. On peut aussi se faire envelopper d'un drap mouillé, avec lequel on se frotte également bien. Au besoin même, un linge mouillé, une éponge ou la main suffit. L'essentiel, dans tous les cas, est de se mouiller le corps avec assez de rapidité pour ne point se refroidir. Ensuite on prend, comme après tous les autres bains froids, un peu d'exercice, afin de s'échauffer les pieds et de rétablir la circulation.

14" LES EMBROCATIONS.

On étend un drap mouillé sur la couverture à suer; le malade se couche dessus, et on l'enveloppe avec assez de soin pour que le drap soit partout collé intimement à son corps ; puis, on l'entoure de la couverture, par-dessus laquelle on met le lit de plumes, et on le laisse suer. Quand la peau est inerte, ce moyen favorise la sueur, pourvu qu'on laisse le malade une demi-heure ou une heure dans le drap, jusqu'à ce que celui-ci soit échauffé, et qu'ensuite on l'enveloppe à sec. Les capillaires de la peau se ramollissent et se dilatent, les nerfs cutanés éprouvent une stimulation, et d'ordinaire le sujet sue ensuite facilement dans la couverture sèche. C'est une excellente méthode dans les cas d'aridité de la peau, de dartres et autres exanthèmes, de scarlatine, de rougeole, de variole, etc. On peut toujours l'employer sans crainte d'aucun danger, car l'impression du froid est trop faible, la concentration subséquente de chaleur trop considérable, pour que la réaction manque jamais de s'établir. On évite par là les dangers qui pourraient résulter des affusions et des autres manières d'appliquer l'eau. Dans ces divers cas, et en général, lorsqu'il y a de la fièvre, on doit changer le drap mouillé tous les quarts d'heure ou toutes les demi-heures, jusqu'à ce que la chaleur paraisse. Ensuite, le malade reste couché, soit jusqu'à la cessation de de cette dernière, soit jusqu'à ce qu'il ressente du malaise et de l'anxiété. On le débarrasse alors, et on le lave, ou on lui fait prendre un bain dégourdi. La médecine ordinaire ne possède pas d'antiphlogistique qui approche de celui-là. La fièvre inflammatoire la plus violente cède souvent en douze heures, et avec elle, par suite des sueurs abondantes qui sont provoquées, la maladie à laquelle elle devait naissance. Le seul point important est de renouveler les draps en temps opportun, et de ne pas permettre que la chaleur revienne au degré où elle était d'abord, ce qu'on reconnait aisément à la tête brûlante, au pouls des tempes, à la respiration, etc. Si les pieds du malade demeurent froids, ce qui augmente l'afflux du sang vers les parties supérieures, on ne les enveloppe pas dans le drap mouillé, et l'on se contente de les entourer de la couverture en laine. Les parties souffrantes sont en outre recouvertes de linges bien exprimés, afin de favoriser le renouvellement des matériaux, et de calmer l'inflammation.

15° LES FOMENTATIONS PARTIELLES.

Les fomentations partielles sont de deux sortes, les unes rafraîchissantes et les autres échauffantes ou stimulantes.

Pour les premières, on n'exprime pas beaucoup les linges, et on les change aussi souvent qu'ils commencent à s'échauffer. Leur action consiste en ce qu'ils soustraient de la chaleur à la partie sur laquelle on les applique, sans déterminer une vive réaction, à la manifestation de laquelle s'oppose le renouvellement continuel du froid. C'est pourquoi on les emploie, dans les congestions et les inflammations, sur l'endroit malade lui-même. Lorsqu'on a recours aux bains de siège dérivatifs, on leur associe ordinairement les fomentations rafraîchissantes, pour éloigner encore plus le sang de la tête ou des autres parties d'où l'on veut le détourner.

Les fomentations stimulantes ou échauffantes consistent, comme les précédentes, en des linges pliés en plusieurs doubles, mais qu'on a soin d'exprimer avec force, et qu'on couvre bien d'un autre linge sec, afin que l'air ne puisse pas les frapper. Par la même raison, ces linges doivent être intimement collés au corps, de peur qu'il ne s'introduise de l'air entre eux et les téguments. En exaltant l'action de la peau et provoquant une forte réaction, ces fomentations déterminent, dans la partie qu'elles couvrent, un surcroît de chaleur, qui dépasse de quatre ou cinq degrés

du thermomètre de Réaumur la température du reste
du corps; cette chaleur humide contribue à résoudre
les engorgemens sous-cutanés, et l'accélération du travail de la nutrition amène l'élimination des principes
morbifiques, ce dont on peut se convaincre par la
couleur laiteuse qu eprend l'eau dans laquelle on lave
les linges, par la diminution des douleurs, et par la
guérison des gonflemens et ulcérations. L'accroissement de chaleur auquel elles donnent lieu fait qu'appliquées sur la région épigastrique, elles constituent
un excellent digestif, à l'usage duquel se soumettent
presque tous les malades qui suivent un traitement
hydriatrique; cependant, lorsqu'on les continue pendant trop long-temps, elles finissent par perdre toute
influence à cet égard. Dans les maladies du foie et de
poitrine, elles ont une grande efficacité. Lorsque les
malades suent, on en couvre toujours les parties souffrantes, pour s'opposer à l'accroissement des douleurs
et de l'inflammation. Les fomentations autour du bas-
ventre, appelées *ceinture de Neptune* par quelques-uns
des habitués de Graefenberg, se composent d'une serviette ployée en quatre et mouillée, sur laquelle on en
applique une autre en double, couverte elle-même
d'une large bande de laine. On ne les change que
quand elles commencent à se sécher.

16° LES LAVEMENS ET AUTRES INJECTIONS.

L'on connaît l'utilité des lavemens: c'est un puissant
moyen contre les congestions, les obstructions, etc.
On les prend d'abord à l'eau tiède, puis à l'eau froide,
et on les renouvelle suivant le besoin.

L'emploi des autres injections, par exemple dans l'urètre, demande des précautions et de l'adresse.

17° LES LOTIONS DE LA BOUCHE ET DU NEZ.

Se rincer la bouche est un moyen de guérison beaucoup plus important qu'on ne pourrait le croire. Ces ablutions, non-seulement servent à fortifier la cavité orale et l'arrière-gorge, mais encore, en provoquant la salivation, elles contribuent au renouvellement des matériaux constituans de l'économie entière. Dans certains cas de goutte à la tête, elles réussissent très bien à diminuer les douleurs.

On se lave le nez en reniflant de l'eau. C'est un moyen utilement employé dans les affections scrofuleuses et autres de cet organe, ainsi que dans l'enchifrènement (où on l'associe aux fomentations sur le front), et les maux de tête.

Nous verrons plus loin comment ces divers moyens agissent dans les maladies aiguës. Ici nous appellerons seulement l'attention sur quelques phénomènes qui surviennent quand on emploie le traitement entier dans des maladies chroniques, et dont quelques-uns devraient engager les malades à se tenir sur leurs gardes, à renoncer au traitement lorsqu'il en est temps encore, de peur de déterminer une aggravation.

Avant tout, il ne faut pas oublier que le succès ou la durée du traitement dépend de la somme existante de force vitale, et que quand on veut appliquer l'hydriatrie d'une manière rationnelle, il faut ou renon-

cer à ses occupations ordinaires, ou du moins les
abandonner en partie, et éviter tout ce qui peut diminuer le capital de vitalité qui revient à chacun,
comme efforts d'esprit, chagrins, soucis, coït, passions et fatigues de toute espèce. Le bon air, l'exercice, la fréquentation de personnes gaies, l'espoir de
guérir, et toutes les influences, physiques et morales,
du même genre, doivent contribuer à assurer la cure.

Ensuite, on doit songer que, dans une maladie
chronique, le traitement commence par établir une
lutte entre l'organisme et la maladie, et que, jusqu'à
la fin de cette lutte, la santé est nécessairement moins
bonne encore qu'elle ne l'était auparavant. D'ordinaire, les malades sont plus dispos et plus forts durant les deux ou trois premières semaines; mais si
l'organisme est assez robuste pour entamer la lutte
contre les substances étrangères, ou si ces dernières
viennent à être mises en liberté, de manière à le provoquer, il survient des accidens de toute espèce, de
la fièvre, un abattement général, des douleurs dans
les parties souffrantes, du froid, de la chaleur, et une
foule d'autres symptômes. L'organisme parvient-il
alors à triompher d'une partie du principe morbifique? il l'élimine par des sueurs, des diarrhées, des
vomissemens, des furoncles, des urines, et autres
évacuations critiques, en un mot, par ce qu'on nomme
à Graefenberg des crises. Ces crises se répètent aussi
long-temps que le corps a la force de les supporter,
ou jusqu'à ce qu'il ne reste plus de matière morbifique. J'ai déjà dit qu'il faut bien prendre garde
de provoquer de fausses crises par l'intempérance,

2

qui ne fait qu'accroître la masse des matériaux hété-
rogènes.

Dans les crises, il s'agit, non-seulement de ne pas
les interrompre par un traitement inapproprié, mais
encore de les favoriser, et de leur procurer des déri-
vations lorsqu'elles menacent un organe important.
L'expérience et le tact pratique sont nécessaires pour
cela. Cependant un malade qui ne mange point avec
excès a rarement des dangers à redouter, tandis que
l'intempérance rend souvent les fièvres et les inflammations assez graves pour compromettre l'existence.

Tandis qu'on favorise les éliminations critiques par
l'eau bue en abondance, par la sueur, par des fomentations, etc., on évite, si l'excitation est grande, tous
les moyens capables d'accroître l'intensité des crises,
et d'expulser une plus grande quantité encore de matière morbifique, comme, par exemple, les douches, les
bains entiers, etc. On traite doucement le malade, en
se réglant selon l'urgence du cas, sans pour cela interrompre tout-à-fait le traitement. On continue
d'agir ainsi jusqu'à ce que le corps ait triomphé de la
crise et recouvré assez de force pour une nouvelle
lutte. Alors on reprend peu-à-peu les moyens plus énergiques, et on les continue jusqu'à ce que la maladie
ait entièrement cessé.

Il ne peut manquer de se faire qu'au milieu de l'excitation générale de l'activité vitale, au milieu de la
lutte dans laquelle l'organisme se trouve engagé pendant la crise, les organes faibles, ou qui avaient été
malades auparavant, recommencent à souffrir, et
qu'on voie survenir ici un mal de gorge, là une gonor-

rhée, ou qu'ailleurs une ancienne cicatrice se rouvre. La faute n'en est pas toujours à un principe morbifique niché dans le corps, mais fort souvent à la faiblesse des parties, que l'excitation générale sollicite à déployer un trop grand appareil de force; parfois cependant c'est le principe morbifique lui-même qui, remis en liberté par le traitement, fait renaître d'anciens symptômes, ainsi qu'on le voit souvent dans la syphilis.

Si un organe vient à être menacé d'une manière sérieuse pendant le traitement, celui-ci doit être dirigé de manière à modérer la réaction trop vive, c'est-à-dire qu'il faut l'interrompre, et favoriser les excrétions, afin de débarrasser cet organe en détournant l'activité vitale vers des parties moins nobles. Dès qu'on y est parvenu, on a soin d'épargner autant que possible l'organe susceptible, et de ne pas pousser les moyens curatifs jusqu'au terme où ils deviendraient dangereux pour lui. Avec cette circonspection on n'aura point à craindre que des malheurs ternissent la réputation de notre excellente méthode. On trouve réunis en elle tous les moyens propres à augmenter, comme à diminuer la réaction.

Ainsi, dès le début du traitement, on aura égard aux parties faibles, on les couvrira de fomentations, et on usera de dérivatifs si l'on voit survenir en elles la moindre aggravation. Mais il ne faut pas attacher d'importance à de petits accidens; car si, pour eux, on interrompait le traitement, on le ferait traîner trop en longueur, ou même on le rendrait impossible.

Quelque fondé qu'on soit à considérer comme l'annonce d'une terminaison heureuse les phénomènes critiques qui entraînent un dérangement de la santé; il ne faut toutefois pas désespérer quand ces phénomènes ne se manifestent point; car très souvent la nature éloigne le principe morbifique par les sueurs ou par des excrétions critiques insensibles, sans que le malade en soit notablement affecté. L'homme tempérant doit toujours moins compter sur de fortes crises que celui qui mange beaucoup.

Si, en terminant, j'invite à montrer une persévérance sans laquelle le traitement nuit souvent plus qu'il n'est utile, parce qu'il met la matière morbifique en émoi sans l'éliminer, et trouble l'équilibre des fonctions plus encore qu'il ne l'était déjà, je dois recommander, d'un autre côté, de ne commettre aucun abus, car c'est le moyen d'abattre la force vitale, au lieu de la relever, et de faire naître une foule d'accidens plus ou moins redoutables. Le cimetière de Freiwalde renferme plus d'un cas de ces prétendues guérisons qui ne sont rien moins que propres à fonder la réputation de l'hydriatrie. Mais ce n'est pas la méthode qui tue, c'est la mauvaise application qu'on en fait.

PREMIÈRE PARTIE.

MALADIES DES FONCTIONS VITALES.

Nous entendons par fonctions vitales celles qui appartiennent au cœur et aux vaisseaux sanguins. Les maladies des fonctions vitales sont donc celles qui se manifestent surtout dans ces organes et dans le sang qu'ils renferment.

I. FIÈVRES.

Toute lutte de la nature pour éloigner des choses nuisibles, internes ou externes, qui menacent l'intégrité de l'organisme humain, est un effort anormal, qui tantôt demeure borné à la partie attaquée, et tantôt met en jeu l'économie entière. L'économie rassemble ses forces (froid), puis elle ouvre le combat contre la cause morbifique (chaleur), et enfin elle se débarrasse de celle-ci par la sueur, l'urine, les selles, etc. (crise). C'est à cet ensemble de phénomènes qu'on donne le nom de fièvre.

La fièvre n'est donc autre chose que le plus fort de la lutte dans laquelle l'organisme entier se trouve engagé pour éloigner du corps ce qui peut lui nuire, et pour rétablir l'harmonie troublée. De là vient que, dans les maladies où on l'observe, elle est ordinairement le

2.

phénomène décisif, celui de l'issue duquel dépend souvent la guérison ou la mort du malade. Donc, considérée en elle-même, elle est moins une maladie qu'un moyen de faire cesser une maladie; c'est la plus puissante et la plus générale réaction contre le principe morbifique.

On commet donc une grande faute en voulant supprimer une fièvre par les émissions sanguines ou autrement : c'est empêcher la lutte de la nature contre la matière morbifique, c'est condamner le malade à une vie languissante, ou le vouer à la mort. Il s'agit bien plutôt, dans le traitement de la fièvre, de seconder les efforts de la nature, de favoriser les éliminations critiques, de diminuer la réaction quand elle est trop forte, ou de la dériver lorsqu'elle met en danger un organe important. L'hydriatrie y parvient, en portant la réaction à la peau par des applications de linges mouillés, et en même temps par celle du froid humide, à l'aide duquel elle soustrait la chaleur excédante d'où naît le danger.

Les linges mouillés et les demi-bains, les bains de siège, les bains de pieds, jouent donc le principal rôle dans toutes les espèces de fièvres. Il ne faut que choisir le moment opportun pour y avoir recours; dès-lors on est bien plus en droit de compter sur un bon résultat que si l'on avait fait usage d'une quelconque des méthodes de la médecine ordinaire.

Comme ce traitement ne peut pas être le même dans toutes les sortes de fièvres, nous allons en examiner successivement les principales espèces.

Les fièvres se partagent en trois grandes classes :

1º Les fièvres intermittentes, dans lesquelles le système nerveux contrebalance le système vasculaire, eu égard aux efforts curatifs de la nature, jusqu'à ce qu'enfin il parvienne à triompher de la cause morbifique contre laquelle il a à lutter.

2º Les fièvres nerveuses, dans lesquelles le système nerveux est opprimé, ou extrêmement stimulé, sans qu'il ait la force de provoquer une réaction suffisante pour vaincre l'ennemi.

3º Les fièvres vasculaires, où la maladie a principalement son siège dans le système des vaisseaux, qui est le théâtre de la lutte à laquelle la force médicatrice de la nature se livre, et qui l'annonce par l'énergie de sa réaction.

On pourrait comparer la fièvre nerveuse à une invasion dans laquelle l'ennemi, ayant pénétré jusqu'au cœur de l'état, paralyse tous les moyens de défense, tandis que, dans la fièvre vasculaire, ceux-ci se déploient librement. Il y a là lutte avec des forces épuisées, et l'on ne peut espérer le succès que d'un secours étranger, à moins que l'ennemi ne soit pas lui-même très puissant : ici, il suffit d'exciter les forces capables de résister, et d'ouvrir une retraite à l'ennemi pour qu'il ne combatte pas avec trop d'acharnement. Les secours du dehors, l'excitation à combattre, c'est l'action du froid ; la retraite est frayée par la sueur. Il faut donc employer l'eau froide, toutes les fois que le système nerveux a besoin d'être fortifié ; la sueur quand il y a nécessité d'expulser des humeurs de mauvaise nature.

1° FIÈVRES INTERMITTENTES.

Lorsque la nature ne peut point éliminer la matière morbide par un seul accès de fièvre, et qu'elle est forcée de renouveler ses attaques, qui se reproduisent à des époques déterminées, après qu'elle a recueilli ses forces, nous avons une fièvre intermittente.

Cette fièvre est appelée quotidienne, tierce ou quarte, suivant les intervalles du temps qu'elle laisse entre ses retours.

Le paroxysme de la fièvre se comporte à-peu-près de la manière suivante : après un sentiment de lassitude, avec propension à bâiller et à s'étendre, pâleur de la face, bleuissement des lèvres et des ongles, survient une sensation de froid, portée quelquefois au point d'ébranler convulsivement tout le corps ; la peau est froide, pâle et sèche ; les traits sont tirés, la bouche est sèche, la soif grande, le pouls petit, dur et fréquent, l'urine rare et claire comme de l'eau. Cette période dure depuis une demi-heure jusqu'à six heures et plus ; elle est remplacée par celle de chaleur, c'est-à-dire qu'une chaleur brûlante se répand par tout le corps, à partir du visage ; la peau rougit, le pouls est plus libre, plus plein, plus fréquent, mais toujours dur, la bouche est sèche, la soif va toujours en augmentant, l'urine est d'un rouge clair et limpide, souvent la tête est fortement entreprise, et les organes des sens sont très sensibles. Cette seconde période fait place à une troisième ; la peau devient peu-à-peu moite et molle, le pouls est onduleux, grand, plein, mou et parfois inégal dans les commen-

cemens ; une sueur chaude et d'odeur aigrelette suinte
de tout le corps : le malade éprouve un peu de soulagement, la soif diminue, la bouche s'humecte, l'urine
devient abondante, se trouble, et laisse déposer un
sédiment rougeâtre. Cette troisième période est généralement plus longue que les deux autres.

Les accès se renouvellent, comme nous l'avons dit,
à des époques variées, et se terminent enfin par le retour de la santé, ou, quand la nature n'a pu triompher
de la cause du mal, par la transition à d'autres maladies, par des affections hectiques ou par la mort.

Pendant la durée de l'état fébrile la langue est chargée, la bouche mauvaise et le bas-ventre tendu ; les
selles ont lieu d'une manière irrégulière. Peu-à-peu il
survient un malaise plus considérable, la peau prend
une couleur terreuse, les traits se décomposent, la
nutrition se fait mal ; il se déclare souvent des éruptions aux lèvres, des gonflemens de la rate et du foie,
des hydropisies, etc., ou bien la nature se débarrasse
de la matière morbifique par la sueur ou par des
urines d'un jaune de paille.

Les causes tiennent fréquemment aux émanations
malsaines de certaines contrées humides et basses ; à
ces circonstances se joignent la faiblesse de la digestion, les écarts de régime, les refroidissemens, les
affections morales, la suppression d'excrétions habituelles, comme la sueur des pieds et le flux hémorrhoïdal, etc. Les fièvres intermittentes sont très
communes dans les pays marécageux, et presque in-
connues, au contraire, dans les montagnes. Un de
mes amis en contracta une à Paris, où il avait été

obligé de se rendre pour assister au mariage de sa
sœur; trois mois après, il revint épuisé à Freiberg,
où quelques jours suffirent pour le guérir, sans nul
médicament; l'air de cette ville, située dans une con-
trée montagneuse, est fort pur.

Si mon hypothèse, que la nature répète l'accès dès
qu'elle a recueilli assez de force pour le faire, est
fondée, comme je l'espère, on doit en général compter
sur une issue plus heureuse dans la fièvre tierce;
car, dans la quotidienne, la cause morbifique agit
avec trop de violence pour laisser au corps le temps
de se reposer, et le type quarte annonce une constitution faible, qui n'a point assez de force vitale. Du
moins, l'expérience a-t-elle prouvé que les fièvres
tierces sont celles qui guérissent le plus vite et le
plus heureusement.

Dans le traitement, il faut d'abord s'attacher à un
régime sévère. Le malade ne doit prendre que des
alimens légers, tirés du règne animal, afin de ne pas
trop charger les organes digestifs, déjà fort affaiblis,
et de ne pas porter à la nutrition une atteinte plus
profonde, qui diminuerait encore la force de résistance contre la matière morbifique. La viande, le vin,
le poisson, le sucre, la pâtisserie, le pain tendre et
autres choses semblables, doivent nécessairement
être évités avec soin. Si l'humidité de l'habitation ou
le mauvais air a contribué au développement de la
fièvre, il faut y remédier, autant que possible, et
dans tous les cas observer la plus grande propreté. Le
malade portera des vêtemens commodes et qui ne
soient pas trop chauds; il s'entretiendra, au besoin,

le corps libre par des lavemens, surtout avant l'invasion des paroxysmes, et s'abstiendra aussi de toute
nourriture à cette époque. Sa boisson exclusive doit
être l'eau, prise en petite quantité à-la-fois, mais
souvent.

Si la maladie ne fait que de paraître, le malade sue
tous les matins régulièrement, pendant une heure environ, après quoi il se lave dans un bain froid ou dans
un demi-bain dégourdi, s'il est de complexion faible.
L'eau ne doit jamais avoir moins de dix, ni plus de
quatorze degrés du thermomètre de Réaumur. Le malade va ensuite se promener au grand air, en buvant
abondamment de l'eau fraîche. Le meilleur déjeuner
est celui qui consiste en du pain sec. Deux heures
avant de dîner, le malade prend un bain de siège, de
la durée d'un quart d'heure, et d'une température
égale à celle du demi-bain. A dîner, il mange une
soupe légère, qui ne soit pas trop chaude. Après le
repas, pour aider à la digestion, il s'applique sur le
ventre une fomentation échauffante, qui doit être soigneusement préservée du contact de l'air. Cette fomentation reste en place jusqu'à la sueur du lendemain matin; mais on change le linge toutes les fois
qu'il commence à se sécher. Les malades bien constitués d'ailleurs peuvent prendre encore un bain de
siège avant de se mettre au lit. Il ne faut point avoir
égard aux accès de la fièvre, si ce n'est qu'on doit
s'abstenir du bain de siège pendant la période de la
sueur; car on comprend qu'il convient d'entretenir
celle-ci en se tenant à une chaleur modérée.

Telle est la marche que Weiss, à Freiwalde, suit

pendant les quinze premiers jours. En agissant ainsi il se propose de contraindre la nature à une élimination régulière.

J'avoue franchement ne pas bien comprendre pourquoi il ne cherche pas de suite à favoriser les accès naturels de la fièvre, comme on le fait après l'écoulement de cette première période. Le seul motif que je puisse alléguer à l'appui de sa méthode, c'est que les petites crises artificielles qu'on provoque ainsi chaque jour affaiblissent peut-être moins le corps que ne le feraient celles moins fréquentes, mais plus violentes, de la nature.

Quand la fièvre ne cède pas en quinze jours à ces moyens, on emploie les suivans.

Le malade continue d'observer les mêmes précautions quant au genre de vie, et veille sans interruption à ce que son corps soit libre; pour cela, s'il en a besoin, il prend trois ou quatre lavemens chaque jour. A l'approche de l'accès, il attend le froid dans son lit, et dès que la chaleur se manifeste, il se fait envelopper d'un drap mouillé, puis d'une couverture de laine, afin de suer; il ne quitte cet attirail que quand la chaleur et l'excitation sont portées au point de devenir insupportables. Alors il prend un bain tiède, et va se promener. Pendant la sueur, il avale, pour favoriser la sueur, autant d'eau qu'il en peut supporter sans l'interrompre. Pendant les jours libres d'accès, il se lave plusieurs fois avec de l'eau froide, prend un ou deux bains de siège d'un quart d'heure, boit de l'eau, et se tient tranquille. Quand le temps est beau, il peut aller faire quelques tours de promenade.

Après la cessation de la fièvre, il faut, pour expulser toute la matière morbifique, continuer encore pendant quinze jours ou trois semaines de suer légèrement dans des linges mouillés, après quoi on prend des bains de plus en plus froids, et l'on termine, suivant les circonstances, par des bains froids entiers. En même temps, la nourriture devient plus substantielle, et l'on reprend graduellement son ancien genre de vie, mais en laissant de côté toutes les mauvaises habitudes.

Les circonstances obligent, sans contredit, de varier beaucoup cette méthode. Priesnitz fait un grand usage du froid; Schrott, au contraire, s'en abstient, mais insiste sur la sévérité du régime et sur les fortes sueurs dans des draps mouillés. Je vais rapporter deux cas de fièvres intermittentes, qu'on m'a dit, à Graefenberg, avoir été traitées par Priesnitz.

Une jeune fille, qui avait eu les fièvres dix-huit mois auparavant, et qui depuis lors était demeurée atteinte de fréquens vertiges et d'une grande irrégularité du flux menstruel, fut reprise de la fièvre après avoir été soumise au traitement pendant trois mois. Déjà autrefois elle avait ressenti des spasmes de poitrine, surtout à l'époque de la chaleur. Ce symptôme reparut aussi; un bain de pied d'une demi-heure, accompagné de rudes frictions, le fit disparaître; mais il fut remplacé par des frissons et des tiraillemens dans les membres (signe que le bain de pied froid avait supprimé la seconde période de la maladie, la chaleur). Priesnitz prescrit d'envelopper le corps dans des linges mouillés depuis les épaules jusqu'au

genou, et d'appliquer des fomentations autour de la
tête (on ne dit pas si la sueur eut lieu, ni combien
elle dura, mais la malade resta probablement enveloppée jusqu'à la fin de la période de la sueur). Le
lendemain, le paroxysme eut lieu deux heures plus tôt.
Dès que le froid commençait à se faire sentir, on
mettait la malade dans un bain dégourdi, d'environ
quinze pouces de haut; le froid y devenait beaucoup
plus violent, et le spasme de poitrine allait presque jusqu'à couper la respiration. Pendant le bain,
la malade était frottée par tout le corps, et [on
lui versait fréquemment de l'eau tiède sur la tête.
A mesure que le liquide s'échauffait, on en ajoutait
de froid. Au bout d'une heure, la malade se sen-
tant très bien, on la fit sortir de la baignoire. Priesnitz voulait qu'elle allât de suite se promener; mais
sa faiblesse et de grands frissons qui survinrent bientôt ne le permirent point. Elle se mit au lit, et on
lui appliqua une fomentation autour de la tête. Il
avait été prescrit qu'elle suât dans un troisième drap
mouillé; mais un mal de tête insupportable lui rendit
impossible de supporter la chaleur. On répéta donc le
bain tiède, avec les affusions. Le mal de tête continua
dans le lit, où elle avait été rapportée; c'est pourquoi
les fomentations autour de la tête furent reprises, et
renouvelées toutes les dix minutes. Au bout de quelque temps, elle prit encore un bain de siège d'une
heure, en s'y lavant bien le ventre et le dos. Le lendemain, qui était un jour sans fièvre, Priesnitz la fit envelopper dans un drap mouillé, qui fut changé au
bout d'une demi-heure, et dans lequel on la laissa

suer. Après une abondante transpiration, d'une couple
d'heures, elle fut lavée à l'eau tiède. L'après-midi,
elle transpira encore dans le drap, et prit un autre
bain tiède. Le lendemain matin, on la laissa une
heure dans un bain de siège, qui fut répété le soir. A
l'exception de la viande, tous les alimens lui étaient
permis. Le troisième accès vint deux heures plus tôt
que le second, ce que Priesnitz dit être de bon augure,
ajoutant que la fièvre avancerait toujours, et finirait
par revenir deux fois dans un jour. La méthode suivie
pendant ce troisième accès fut la même que durant le
second ; seulement, comme la fièvre était plus forte,
la malade demeura une heure et demie dans la baignoire. Le frisson la secouait avec tant de force, qu'à
peine pouvait-elle boire, et le spasme de poitrine reparut aussi avec beaucoup d'intensité ; cependant il
ne lui fut pas permis de quitter la baignoire avant la
cessation de ces deux symptômes. Priesnitz prescrivit,
si elle venait à perdre connaissance, de lui jeter de
l'eau froide à la figure, de continuer les frictions et les
aspersions, et de ne faire aucune attention à cet accident, qui n'eut point lieu. Quand le froid et le spasme
eurent cessé, on remit la malade dans des draps
mouillés, qu'il fallut changer toutes les dix minutes,
tant la chaleur était forte. A ce violent accès, il n'en
succéda pas d'aussi intenses, mais seulement deux
petits, pendant lesquels le traitement resta le même.
Après le dernier, la malade dut encore, durant quinze
jours, coucher dans des draps mouillés, se baigner
cinq minutes soir et matin, et prendre deux bains de
siège par jour. Au bout de quelque temps, elle cessa

3.

d'éprouver les violens vertiges dont jusque-là elle avait toujours continué d'être tourmentée, et les règles se régularisèrent.

Un homme de vingt-deux ans fut pris de fièvre intermittente, à la suite de maux de tête, avec lassitude et brisure des membres. D'abord, il éprouva du froid dans tous les membres; au bout d'environ trois quarts d'heure, la chaleur survint, avec une violente céphalalgie, qui dura plusieurs heures, et se termina par une sueur copieuse. Cette fièvre se reproduisit pendant huit jours, sous la même forme. Priesnitz ordonna de faire une fomentation autour du corps, et de renouveler les linges dès qu'ils seraient secs. Le matin, le malade sua pendant une heure environ, et prit un bain tiède, suivi de trois à quatre bains de siège froids, d'une heure chacun, avec de fortes frictions sur le ventre et sur l'estomac. Chaque fois que la fièvre (la chaleur sans doute) revenait, il se plongeait dans un bain de siège, et y restait jusqu'à ce que la chaleur fût passée, ce qui avait lieu plus promptement dans l'eau que dehors, et au bout d'une heure, il se trouvait ordinairement bien. Après quatre jours de ce traitement, la fièvre cessa pendant cinquante-quatre heures; le malade n'en continua pas moins de suer et de prendre des bains de siège chaque jour. Il n'avait pas d'appétit, et ne mangeait qu'un peu de soupe. Quand la fièvre reparut, elle ne débutait plus par le froid, mais de suite par la chaleur. Dès que celle-ci se manifestait, le malade se faisait envelopper de draps mouillés, qu'on changeait à mesure qu'ils s'échauffaient: puis, il prenait un bain de siège, et buvait beaucoup d'eau. La

fièvre cessa encore pendant quatre jours. L'inappétence continuait, avec des rapports désagréables. Cependant le malade, se croyant guéri, mangea de la
soupe. Bientôt après, il éprouva beaucoup de malaise,
et la fièvre reparut; le frisson dura une heure cette
fois. Priesnitz lui ordonna de boire de l'eau jusqu'à ce
qu'il vomît, ce qui eut lieu après qu'il en eut avalé environ quatre bouteilles; mais il continua de boire,
et eut trois vomissemens dans la journée. Le lendemain, comme il se sentait toujours mal, il but une
quarantaine de verres d'eau, qui lui firent rendre, à
plusieurs reprises, des mucosités jaunes et vertes. Dès
ce moment il fut guéri.

Je ne donne pas ces observations pour engager les
lecteurs à imiter la conduite qui a été tenue, mais
pour leur faire voir de combien de manières différentes la nature se laisse traiter avant de succomber aux
efforts qu'on lui impose. Plus on la stimule avec énergie, et plus elle amène promptement la fin de la lutte.
Le résultat, heureux ou malheureux, dépend beaucoup
de la constitution individuelle, et pour rien au monde
je ne voudrais employer les moyens dont je viens de
tracer le tableau, chez un sujet de complexion débile,
dans la crainte qu'il n'en fût la victime. Priesnitz connaissait trop bien les personnes pour ne pas savoir sur
quoi il pouvait compter. Un malade qui se hasarderait
à suivre la même méthode sur lui-même, s'en trouve-
rait probablement fort mal. Voilà pourquoi les observations recueillies à Graefenberg n'ont aucune valeur;
les cas sont rarement appréciés avec justesse, parce
que ceux qui les rapportent n'ont pas les connaissan-

ces nécessaires pour les juger. Priesnitz sait toujours ce qu'il veut, et son coup-d'œil exercé lui apprend de suite ce que tel ou tel malade est en état de supporter; mais tout le monde n'a pas cette perspicacité. D'ailleurs, les deux observations que j'ai relatées renferment beaucoup de choses dont on ne saurait donner une explication rationnelle : car on doit bien aider la nature dans ses tendances, mais il ne faut jamais la troubler, comme font par exemple les bains de siège à l'invasion de la chaleur ; suivant moi, des embrocations humides vaudraient mieux alors, parce qu'elles accéléreraient et favoriseraient l'apparition de la sueur, que la nature a en vue d'établir, au lieu que les bains la suppriment. Les bains de siège peu prolongés, pendant le froid, valaient peut-être mieux pour accroître la tension des nerfs et les solliciter à de plus puissans efforts. Boire beaucoup d'eau convenait sans doute aussi à un homme robuste, qui s'était probablement attiré la fièvre par son intempérance ; rien n'était plus propre à débarrasser l'estomac des matières saburrales qu'il contenait. Mais le traitement que j'ai décrit en tête des deux observations me semble bien préférable, parce qu'il vient réellement au secours de la nature, et que nul inconvénient n'en peut résulter, quand on l'applique avec circonspection.

Voici un autre cas de guérison, par l'eau, d'une fièvre intermittente, qui se rattachait peut-être à un rhumatisme déplacé. Il m'a été communiqué par le docteur Piutti.

Une femme de petite taille, assez replète, de bon teint, en apparence bien constituée, et âgée de cinquante-six ans, mariée depuis quarante, et mère de plusieurs enfans, fut atteinte, à sa dernière couche, d'une procidence de l'utérus, qui depuis ne reprit jamais sa place ordinaire. A dater de cette époque, qui remonte à quinze années, commença une violente douleur, partant de l'utérus, qui influait sur les nerfs du bassin, à tel point qu'instantanément la malade devenait hors d'état de faire un seul pas, et se voyait dans la nécessité de s'asseoir. Cet état persista pendant cinq années, sans le moindre changement, malgré les nombreux remèdes auxquels on eut recours. La malade fut alors atteinte d'une fièvre intermittente qui régnait épidémiquement dans la ville, et qui se manifesta de suite avec les caractères d'une fièvre quotidienne double. La douleur dans les parties génitales internes s'était déjà propagée, depuis quelque temps, vers le devant, et actuellement elle ne siégeait plus à la matrice, mais au col de la vessie. Pendant l'accès de fièvre, elles étaient continues et violentes; durant les apyrexies, elles disparaissaient en grande partie; parfois elles se montraient vives, et si également fortes dans toutes les attitudes, que la malade était obligée de rester deux ou trois heures immobile, le moindre mouvement faisant croître au plus haut degré les souffrances du côté de la vessie. Peu-à-peu, il s'y joignit une incontinence d'urine, qui obligeait la malade à vider sa vessie toutes les heures d'abord, puis bientôt tous les quarts d'heure, sous peine de s'attirer d'insupportables douleurs. Depuis sept ans, il y avait des maux de tête, des maux de dents, et des douleurs rhumatismales dans le bras

droit, qui alternaient ordinairement avec les douleurs de la vessie, et qui étaient sujets à de périodi-
ques exacerbations. Le mal de tête se faisait sentir
d'un seul côté, le gauche, et il avait parfois une
grande violence. Pendant quelques années, après que
les douleurs de tête avaient duré un quart d'heure,
il s'y joignait encore une vive douleur déchirante à
la vessie. Cet état de choses fut d'abord attribué à la
présence d'une pierre; la sonde constata qu'il n'y
avait pas de corps étranger, mais seulement déviation
du col vésical, et renversement de la vessie à gauche.
L'urine était claire, limpide, sans sédiment. Six ans
auparavant elle avait entraîné de petits caillots de
sang; mais cet accident ne s'était pas reproduit depuis. La douleur dans la moitié gauche de la tête et
de la face ressemblait beaucoup à celle du tic de
Fothergill; elle siégeait ou dans le nerf de la septième
paire, ou dans celui de la cinquième. La plupart du
temps elle montait au-dessous de l'oreille, se répan-
dait peu-à-peu sur la face et descendait vers le cou (1);
ou bien elle commençait sous l'œil, et y demeurait
fixée, ou se portait à la mâchoire inférieure. Pendant
trois années entières, la malade consomma une grande
quantité de quinquina en substance, de quinine, et
même de teintures arsénicales, sans le moindre résultat; la fièvre persista, sans changer le moins du
monde de type, ni de caractère. Quand enfin on re-
nonça aux médicamens, cette fièvre diminua, de telle
sorte qu'il n'en restait plus qu'une période de froid,

(1) Voyez, sur cette affection, l'ouvrage du docteur Valleix:
Traité des névralgies ou affect. doul. des nerfs. Paris, 1841, in-8.

d'une demi-heure à une heure de durée , et tout aussi intense que par le passé , mais sans chaleur ni fièvre ensuite. L'homœopathie ne réussit pas mieux que l'allopathie. Au moment où la malade se confia aux soins du docteur Piutti, elle éprouvait deux fois par jour , le matin entre neuf et dix heures, le soir entre trois et quatre , un froid violent, qui persistait pendant une demi-heure à une heure, avec tremblement, claquement de dents, et vive douleur à la région vésicale ; cette dernière précédait parfois l'accès de quelques minutes, mais quelquefois aussi ne survenait qu'après lui. Dès que la malade faisait quelques pas , ou montait un escalier, ce qui exigeait de grands efforts de sa part, il survenait des douleurs de vessie, qui cependant cessaient aussitôt que le corps redevenait immobile. Les accès de froid n'étaient suivis ni de chaleur, ni de sueur. L'urine , qui s'échappait forcément tous les quarts d'heure, était claire et de couleur normale, l'appétit faible et la digestion assez bonne. Depuis un grand nombre d'années, la peau était sèche et flasque ; la sueur avait lieu fort rarement, et toujours peu copieuse.

Le 24 avril , lotion avec de l'eau à 15 degrés. Sept verres d'eau à boire. Le 24, lotion à 10 degrés. Le soir, bain de siège de huit minutes. Dix verres d'eau.

Le 25 , enveloppement. Au bout de trois heures et demie, parut la sueur, qui coula une heure. Demi-bain tiède. Deux bains de siège de huit minutes. Régime sévère : point de graisse, peu de viande et de lait, alimens plus froids que chauds.

Le 26. Sueur au bout de trois heures. Demi-bain.

3..

Deux bains de siège. La malade fait une centaine de pas, sans trop souffrir. Depuis le premier bain, la douleur n'est plus aussi vive qu'elle l'était jadis dans ses momens de moindre intensité.

Le 27. Sueur au bout de deux heures et demie ; on la laisse couler une heure. Demi-bain à 10 degrés. Deux bains de siège de dix minutes. Fomentations échauffantes sur la région vésicale.

Le 28. La douleur diminue, mais le froid augmente. Léger mal de dents.

Le 29. Trois bains de siège de dix minutes.

Le 30. Sueur au bout de deux heures et demie. On la laisse couler une heure. Demi-bain à 7 degrés. La sensibilité reparaît un peu au bout des doigts.

Le 1er mai. Sueur pendant une heure. Grand bain froid. Trois bains de siège d'un quart d'heure. Fomentations. Seize verres d'eau. Amélioration. L'accès de froid du matin a moins d'intensité. La douleur de vessie est moins forte qu'elle ne l'a jamais été depuis dix ans. La malade fait, plusieurs fois dans la journée, trois ou quatre cents pas avant que la douleur se déclare.

Le 6. Sous l'influence du traitement indiqué, que l'on continue, l'amélioration fait des progrès surprenans. Plus d'accès de froid le matin. Celui du soir est très faible, et la douleur insignifiante. La malade fait un quart de lieue. Parfois un peu de céphalalgie, mais qui cède bientôt aux fomentations froides.

Le 7. Point d'accès de froid le matin. Maux de tête et de dents fort légers.

Le 9. Point de froid le matin. Accès insignifiant le

soir. Point de douleur à la vessie. La malade urine toutes les demi-heures, ou tous les trois quarts d'heure. La nuit, léger mal de tête, qui se dissipe promptement, après des fomentations froides.

Le 10. Point d'accès de froid le soir.

Le 14. Sueur pendant une heure et demie. Grand bain froid. Trois bains de siège d'un quart d'heure. Vingt verres d'eau. Amélioration. Toujours pas d'accès de froid. Pour la première fois, depuis dix ans, la fièvre a cessé tout-à-fait.

Le 16. La malade fait une lieue sans ressentir de douleurs; cependant il survient parfois quelques légers élancemens à la vessie. La fièvre intermittente ne reparaît pas. L'appétit est bon, les selles sont régulières; l'urine peut être retenue plus long-temps.

Le 21. L'urine est retenue pendant deux heures, et ne cause plus alors qu'une forte envie, sans douleurs violentes, comme par le passé.

Le 22. La douleur rhumatismale du bras, qui avait toujours persisté, diminue.

Le 24. Cette douleur a augmenté; la main gauche est engourdie pendant que la malade sue.

Le 25 et le 26. A quatre heures, oppression de poitrine, avec tristesse et abattement, qui dure jusqu'à huit heures du soir.

Le 27. A cinq heures du soir, mêmes phénomènes que la veille. Une lotion froide ne tarde pas à ramener le bien-être. A sept heures, bain de siège d'une demi-heure. Ceinture autour du corps. Fomentations échauffantes autour du bras et de la main du côté gauche.

Le 28. Les accidens reparaissent dans l'après-midi, mais un peu moins forts; ils cèdent de suite à une lotion. Sueur un peu plus prolongée.

Le 30. L'état d'excitation se reproduit. Le rhumatisme du bras et de l'épaule revient avec tant de force que la malade ne se souvient pas d'en avoir autant souffert depuis six ans.

Le 1er juin. Violente douleur rhumatismale dans le bras et l'épaule. Impossibilité de quitter le lit. On fait suer deux fois dans des draps mouillés; après quoi, lotion froide.

Le 6. Le rhumatisme va un peu mieux; mais la malade ne quitte point encore le lit. Elle peut retenir son urine pendant une heure et demie. Pas de douleurs à la vessie. Elle sue deux fois dans des draps mouillés. Deux bains de siège; fomentations.

Le 10. Le rhumatisme a tout-à-fait disparu. La malade quitte le lit.

Le 12, pendant la sueur, il revient encore des douleurs rhumatismales dans le bras, mais elles cessent complètement après le bain. Les gencives se boursouflent, et la bouche exhale une très mauvaise odeur. Au lieu de la sueur du soir, bain de flots de cinq minutes. Douleurs semblables à celles qui existaient huit ans auparavant. La maladie suit évidemment une marche rétrograde.

Le 16 juin. Le rhumatisme ne se fait plus sentir que rarement.

Le 18. Les gencives sentent très mauvais, comme au temps où la malade prenait du quinquina.

Celle-ci se sent beaucoup mieux qu'au commencement; elle a perdu une partie de sa corpulence. Son teint est normal. Elle fait de longues courses chaque jour, et peut garder deux heures son urine. Bain de flots de cinq minutes.

Le 26. Il n'a point encore paru de phénomènes critiques, et cependant tous les symptômes morbides ont disparu.

Le 1er juillet. Sueur pendant une heure et demie. Deux bains de siège d'une demi-heure. Bain de flots, alterné avec la douche.

Le 3. La douleur de vessie n'a pas reparu depuis cinq semaines. L'urine peut être retenue deux heures. La malade prend beaucoup d'exercice, et digère bien.

Le 4. Un peu de douleur rhumatismale à la cuisse droite.

Le 7. Quelques maux de tête, et quelques douleurs rhumatismales dans la jambe droite.

Le 12. Sueur pendant une heure et demie. Grand bain, bain de flots.

Le 27. Guérison complète.

2° FIÈVRES NERVEUSES.

L'état nerveux, dans les fièvres, ou se manifeste dès le début de la maladie, ou n'apparaît que quand la nature commence à être épuisée de sa lutte contre le principe morbifique. La vie s'exerce alors d'une manière anormale, et cette circonstance seule accroît le danger, non-seulement parce qu'il n'y a plus assez de force pour combattre, mais encore parce que les irrégularités survenues dans les fonctions vitales entraînent la production continuelle de mauvaises humeurs, qui exaspèrent singulièrement le mal, si l'on n'y remédie pas à temps. Les secours les plus efficaces sont ceux que l'on administre avant que l'état nerveux du malade ait pris le caractère d'une fièvre nerveuse en règle; souvent alors le danger cesse en peu de jours.

Cet état nerveux se reconnaît aisément : la tête est entreprise et lourde; il y a des douleurs dans les bras et les jambes; le malade ne dort pas, il délire, il a la bouche sèche, il éprouve une grande soif, etc.

J'ai eu dans mon établissement un homme de trente-quatre ans, qui vint s'y faire traiter d'un mal de tête nerveux, résultat de travaux excessifs. Son médecin me l'avait adressé comme étant atteint d'une céphalalgie rhumatismale, ce que je crus jusqu'au moment où il me révéla la vraie cause de ses souffrances, en sorte que je le soumis à la sueur, à la douche et aux autres moyens usités en pareil cas. Cependant l'impossibilité dans laquelle il était de supporter long-temps la sueur, et l'heureuse influence que les bains froids exerçaient toujours sur lui, m'avaient déjà fait plus d'une fois douter du caractère rhumatismal de sa maladie, qui me semblait plutôt goutteuse, étant accompagnée d'un assez mauvais état de la digestion. Le traitement développa des accidens tels que le malade craignit d'être atteint d'une fièvre nerveuse, comme il l'avait déjà été autrefois à Tœplitz. Sa faiblesse était telle qu'il pouvait à peine se tenir sur ses jambes, et il éprouvait en outre les plus vives douleurs. Je lui prescrivis un demi-bain de trois quarts d'heure, avec frictions et fréquentes ablutions : il y resta jusqu'au moment où il fut pris de tremblement et de claquement des dents. Après une heure de pro-

menade au grand air, il se trouva mieux, et les douleurs avaient totalement disparu. Le soir, il prit un
bain de siège d'une heure, puis il passa la nuit dans
des draps à demi mouillés. Le lendemain matin, il
prit un bain de pluie, puis un bain de siège d'une
heure et demie, avec fomentations fréquemment renouvelées sur la tête. Vers dix heures, un demi-bain;
à une heure, un bain de siège; à cinq, un autre demi-
bain, et à huit, un second bain de siège. La nuit, il dor-
mait dans des draps humides. Le troisième jour, un
demi-bain et deux bains de siège suffirent pour dissiper les dernières traces de la maladie. Sans cette application énergique du froid, il serait certainement
survenu une grave fièvre nerveuse, qui, par un traitement hydriatrique, aurait exigé quelques jours de
plus, et qui, par un traitement ordinaire, l'aurait peut-
être retenu au lit pendant plusieurs mois.

Cet état ou une fièvre nerveuse bien caractérisée
survient assez fréquemment, chez les sujets irritables,
pendant le cours du traitement, et il ne faut pas le
confondre avec la fièvre musculaire, qui exige des
moyens bien différens. Dans cette dernière, le pouls
est plein et fréquent, et la tête dans un état presque
inflammatoire; tandis que, chez les personnes atteintes d'un état nerveux, le système vasculaire réagit
beaucoup moins, et qu'il y a oppression ou diminution de l'activité vitale, d'où froid et pâleur de la peau,
petitesse du pouls et fraîcheur de la tête, malgré les
douleurs qui s'y font sentir.

Nous distinguons deux espèces principales de véritable fièvre nerveuse.

1º L'aiguë, ou celle avec éréthisme ;

2º La torpide.

Dans la première, le système nerveux est surexcité, tandis que, dans la seconde, il est comme frappé d'engourdissement. Les organes des sens surtout sont vivement stimulés; douleur aux yeux, bourdonnemens d'oreilles, vertiges, état d'exaltation, avec délire, grande soif, langue sèche et brune, peau sèche et chaude ou froide, selles dures, ou absence de déjections alvines, tels sont les symptômes ordinaires de la maladie. Un mauvais traitement peut amener la mort, ou des métastases qui entraînent la démence, la cécité, la surdité, la paralysie, etc.

Les causes se rattachent tantôt à une constitution naturellement nerveuse, tantôt à un genre de vie qui débilite le système nerveux, à des excès, à l'abus du travail intellectuel, aux sueurs, aux chagrins, à l'usage immodéré des boissons stimulantes, du thé, etc., quelquefois à des influences de climat, ou autres analogues.

Comme la faiblesse du système nerveux est la principale cause qui empêche les crises d'avoir lieu d'une manière régulière, pour expulser du corps les matières morbifiques et rétablir l'équilibre dans les fonctions, le traitement doit d'abord tendre à guérir cette faiblesse, à redonner du ton aux nerfs. On y parvient par l'usage de l'eau froide, et en tenant le malade plutôt au froid qu'au chaud, mais non en le bourrant de drogues, et l'enfermant dans une chambre close, dans un lit où il étouffe. De grands médecins avaient reconnu cette vérité long-temps avant

Priesnitz, et arraché ainsi à la mort.des malades qui eussent infailliblement succombé sous le traitement habituel de leurs confrères. Malheureusement il nous faut toujours avoir des exemples sous les yeux pour croire à la réalité d'un principe, et bien qu'on soit revenu de l'antique préjugé qui faisait entretenir une chaleur suffocante autour des malades, on se garde encore de recourir au froid, qui est cependant si utile, ou si on l'appelle à son secours, c'est lorsqu'il n'y a déjà plus de ressources, afin de se croire en droit d'accuser l'insuffisance de la méthode.

On a employé différens moyens pour tonifier et en même temps pour calmer le système nerveux. Weight et Currie se servaient d'affusions, Mylius et Reuss d'immersions, le père Bernard de cataplasmes de glace et d'eau à la glace. Tous ont obtenu de grands succès. D'après la méthode de Priesnitz, et d'après les observations que j'ai recueillies tant à Graefenberg qu'à Freywalde, voici quelle est la meilleure manière de se conduire dans le cas d'une fièvre nerveuse aiguë.

Avant de procéder à l'application de l'eau froide, on attend la période de la chaleur, et, autant que possible, le moment où cette dernière est au plus haut degré, où le malade va passer de l'état d'excitation à celui de détente et de collapsus : on le porte alors dans une vaste baignoire vide, où on l'arrose avec de l'eau froide, en ayant soin de le bien frotter chaque fois, pour faire entrer la peau en action. Il est bon que plusieurs mains soient employées à ces frictions, afin que l'opération ne dure pas trop long-temps et que la réaction s'établisse plus aisément.

Dès que la chaleur fébrile a disparu, que le pouls a repris de la régularité, que la respiration est redevenue plus libre, et que la connaissance est revenue au malade, on l'enveloppe dans un drap mouillé, et l'on attend que la sueur se déclare : si elle n'a pas eu lieu au bout d'une heure, il faut changer le drap, et attendre encore une heure ; si, loin que la sueur paraisse, la chaleur et la fièvre se renouvellent, on recommence l'opération première. On continue ainsi jusqu'à ce qu'une sueur copieuse et odorante décide la crise. Pendant tout le temps que le malade demeure enveloppé dans les draps mouillés, on lui couvre la tête de fomentations rafraîchissantes, qu'on change souvent. Quant aux pieds, pour les échauffer, et y favoriser la circulation, on les enveloppe à sec, en ayant soin de ne pas faire descendre les draps mouillés jusqu'aux chevilles. Lorsque la chaleur est très forte, il faut recommencer les bains toutes les heures. Le malade, s'il éprouve de la soif, l'éteindra avec de l'eau froide, qu'on lui donne à discrétion. On a des exemples de personnes qui, après avoir quitté leur lit sans qu'on s'en aperçût, pour avaler de l'eau froide et se coucher sur le carreau, ont parfaitement guéri.

L'emploi de l'eau froide doit être évité pendant la période du froid ; il s'opposerait au développement de la turgescence vitale. On ne doit non plus recourir ni aux affusions froides, ni au bain froid, pendant la sueur, qu'il faut, au contraire, chercher à entretenir, en couvrant bien le malade et lui faisant boire de l'eau. Après la sueur, et avant qu'il survienne une nouvelle excitation, on le lave avec de l'eau dégourdie, et on lui fait prendre, s'il le peut, quelque exercice au grand air, en évitant les rayons du soleil. S'il est trop faible, on le porte dans un lit propre, et on le couvre très légèrement. Renouveler l'air de la chambre, et changer fréquemment le linge, sont deux précautions de la plus haute importance quand la fièvre doit son origine à la contagion (typhus contagieux). La nourriture doit être facile à digérer et non stimulante. Le malade mange peu à-la-fois, et froid, autant que possible ; les alimens qui lui conviennent le mieux sont la soupe froide, le bouillon de poulet, le sagou, le gruau. Les fruits, sous quelque forme que ce soit, sont dangereux, à cause des diarrhées qu'ils déterminent, et qu'on doit toujours redouter dans les fièvres nerveuses : si la diarrhée survient on donne des lavemens à l'eau, dans lesquels on ajoute un peu d'amidon. Du reste, il faut veiller à entretenir la liberté du ventre, et employer à cette fin les lavemens froids. Pour modérer la chaleur qu'il éprouve dans la bouche, le malade y prend fréquemment de l'eau fraîche, qu'il recrache au bout de quelque temps. Il va sans dire qu'on évite tout ce qui pourrait affecter agréablement ou désagréablement son moral, et qu'on ne souffre pas beaucoup de monde autour de lui.

La fièvre nerveuse torpide annonce une atteinte plus profonde portée au système nerveux. Ici la force vitale est plus épuisée que dans la précédente ; aussi observe-t-on tous les symptômes qui doivent accompagner cet épuisement des forces : abattement profond, tristesse, indifférence complète, yeux troubles, fixes et ternes ; regard sans expression, difficulté

d'entendre ou surdité complète , parole embarrassée ;
réponses sans suite , délire calme , perte de connaissance , bouleversement des traits , peau sale et flasque,
chaleur inégalement répartie , bouche ouverte , narines largement distendues , lèvres fuligineuses , langue brune et crevassée, cavité buccale couverte d'un
mucus épais et visqueux ; pouls petit , faible , facile à
déprimer , comme pâteux , ordinairement très fréquent , mais parfois rare ; urine trouble , jumen-
teuse , etc. Un sommeil calme et réparateur , au sortir duquel le malade a repris connaissance , un meilleur état de la peau , des sueurs chaudes , un sédiment
dans l'urine , l'élévation du pouls , le nettoiement de
la langue, annoncent la crise, qui est souvent accompagnée d'ulcération et autres exanthèmes , et le malade
ne tarde pas à recouvrer la santé , si on le traite con-
venablement. Dans un très grand nombre de cas , la
mort a lieu par les traitemens ordinaires , tandis que
l'hydriatrie parvient encore à sauver des malades que
l'allopathie déclare désespérés.

Les causes , outre celles de la fièvre nerveuse aiguë ,
sont surtout la famine , les fatigues de la guerre , l'en-
tassement des hommes dans des lieux humides et
obscurs , les écarts de régime , etc.

En ce qui concerne le traitement , il n'est pas sans
ressemblance avec celui que nous avons indiqué contre la fièvre nerveuse aiguë ; seulement ici le froid doit
agir plus long-temps , et si le malade a perdu connaissance , on ne doit le réchauffer qu'après qu'il l'a recou-
vrée. C'est alors qu'on l'enveloppe dans les draps
mouillés , et qu'ensuite on pratique les lotions. Les

bains prolongés , avec fortes frictions , les affusions, les immersions , ont été employés avec d'éclatans succès. Si l'état s'améliore , on laisse le malade reposer sous une couverture très légère, jusqu'à ce qu'une aggravation oblige de recourir aux mêmes moyens, ou jusqu'à ce que ses forces lui permettent de supporter les enveloppemens , les bains de siège , etc. La propreté et la pureté de l'air sont plus nécessaires encore ici que dans la fièvre nerveuse aiguë. Si la fièvre est accompagnée d'accidens gastriques , ou si elle provient en partie d'écarts de régime , il est bon de commencer par faire boire de l'eau au malade jusqu'à ce qu'il vomisse. Du reste , les fomentations continuelles autour du ventre produisent alors d'excellens effets.

Quand la maladie est déjà fort avancée , il faut agir avec beaucoup d'énergie. Les simples linges mouillés font alors peu de chose ou rien. Il y a quelques années, j'ai été appelé auprès d'une jeune femme atteinte du typhus depuis plusieurs semaines déjà , et que les deux habiles médecins qui la traitaient avaient abandonnée. Je la trouvai avec tous les symptômes de l'état torpide au plus haut degré, et, bien que comptant peu sur le succès, je consentis à me charger du traitement, si les médecins de la maison ne s'y opposaient point. L'un d'eux fut appelé, et tomba bientôt d'accord avec moi d'essayer les enveloppemens ; mais il ne voulut pas prendre la responsabilité de moyens plus actifs, ce à quoi j'étais d'autant moins disposé moi-même, dans un cas si douteux , que le mari de la malade témoignait hautement son peu de confiance

dans cette nouvelle tentative. Nous enveloppâmes la
jeune femme dans des draps mouillés, qui, malgré
son insensibilité absolue, agirent sur elle avec assez
de force pour qu'elle se débattit; les draps furent
changés plusieurs fois, et amenèrent une sorte d'a-
mélioration. Je partis, en recommandant de continuer; mais, le lendemain, je trouvai la malade dans
un lit sec; le surlendemain, elle était morte. On comprend sans peine que, malgré la déclaration du médecin, quelques commères ne manquèrent pas d'attribuer la mort aux draps mouillés. Le mari, qui se
montra si ennemi de l'eau, a perdu depuis sa seconde
femme d'une fièvre puerpérale, que l'hydriatrie aurait
peut-être guérie sans la moindre difficulté.

Une jeune dame, sur le faible système nerveux de
laquelle des chagrins profonds avaient fait une grande
impression, était, depuis quelques jours, en proie à
une fièvre nerveuse torpide. L'hydriatre qui la soi-
gnait avait eu recours, mais sans succès, aux enveloppemens, aux draps mouillés et aux lotions. Je proposai des demi-bains prolongés, comme étant propres
à redonner du ton aux nerfs. On suivit mon conseil,
et la malade, après être restée trois quarts d'heure
dans l'eau, se trouva bien et en pleine connaissance.
On répéta donc les bains. En même temps, je fis ouvrir les fenêtres, et je défendis tout ce qui pourrait
échauffer. A la vérité, il survint encore quelques symptômes dangereux, comme des taches bleues sur les
cuisses, de la diarrhée, etc.; mais peu-à-peu la santé
se rétablit parfaitement. La malade conserva sa belle
chevelure noire. Je ne connais aucun cas dans le-

quel les femmes atteintes de fièvre nerveuse aient perdu leurs cheveux par le traitement hydriatrique.

Quelqu'un m'écrivait dernièrement qu'il avait, malgré l'avis du médecin, traité par l'eau froide et guéri sa femme d'une fièvre nerveuse. Le médecin reconnut ensuite qu'en ne se conformant pas à ses avis, il l'avait sauvée. Une autre lettre m'apprend qu'un homme attaqué de fièvre nerveuse était déclaré perdu par les médecins; ses parens le plongèrent dans un bain froid, à la suite duquel il fut pris d'une forte sueur, qui le sauva.

Le *typhus contagieux*, qui offre la plupart des symptômes de la fièvre nerveuse torpide, se traite de la même manière qu'elle. Ici toutefois il faut que l'action de froid, au lieu d'être prolongée dans le commencement, soit, au contraire, passagère, mais énergique; on emploie ensuite les draps mouillés, qui déterminent une crise heureuse par les sueurs. Les affusions doivent avoir lieu dans la période de chaleur. Avant l'infection, le meilleur moyen de s'en préserver est de s'arroser tous les jours le corps entier d'eau froide, et de se tenir dans un air frais.

La *peste d'Orient* a de l'affinité avec le typhus, et elle cèderait certainement à un traitement bien appliqué par l'eau froide, puisque celle-ci est le meilleur moyen d'éloigner promptement le poison de la maladie et d'exalter l'action vitale. La marche à suivre devrait être la même que dans le typhus contagieux.

Floyer rapporte le cas d'un pestiféré qui, étant allé se jeter dans un marais, y passa la nuit entière dans

l'eau : le lendemain matin, on le trouva guéri. Sa-
moïlowitz a guéri plusieurs malades, pendant la peste
de Moscou, par des frictions avec la glace et des lotions
avec l'eau à la glace.

Quelques observations viendront à l'appui de ce
qui a été dit précédemment sur le traitement des fièvres nerveuses par l'eau froide.

Un homme fut pris de fièvre nerveuse, avec absence
d'esprit. Après son souper, il sentit des ardeurs d'estomac, qui dégénérèrent bientôt en nausées. Il prit
un bain de siège, et comme ce moyen, loin de le soulager, causait des maux de tête, et augmentait le
mal, il avala coup sur coup plusieurs verres d'eau,
qui le firent vomir, ce qui le soulagea un peu. Au
bout d'une heure cependant, le mal de tête augmenta
au point que la perte de connaissance s'ensuivit. Priesnitz ne fut informé de l'évènement que fort tard le lendemain, et il se rendit en toute hâte auprès du malade.
Il le trouva les yeux fermés, la bouche ouverte, la langue dure et brune. Aussitôt il le fit mettredans un bain
de siège, qui le ranima en quelques instants. Pendant
une demi-heure, on lui frotta les extrémités avec de
l'eau, puis on l'enveloppa dans un drap mouillé, qui,
durant une heure, fut changé toutes les dix minutes,
jusqu'à ce que la sueur commençât à s'établir. On lava
bien ensuite la sueur, on appliqua un nouveau drap,
et on continua de même. Vers le soir, le malade était
entièrement revenu à lui, et se sentait fort soulagé. Il
passa la nuit dans ses draps mouillés, qui furent renouvelés le lendemain matin : il sua encore, fut lavé avec
de l'eau dégourdie, et resta ensuite quelque temps hors

du lit. Vers midi, il prit quelques alimens, et le reste
de la journée s'écoula assez bien. Le soir, on le remit
dans le drap mouillé, où il passa la nuit entière, et
le matin il prit un bain tiède. L'enveloppement et la
sueur furent répétés au bout de quelques heures, et
il en fut de même pendant trois jours. Le troisième
jour, le malade essaya de se baigner dans la grande
cuve; mais il éprouva quelques élancemens dans la
tête, et fut encore obligé de s'en tenir au bain dégourdi. Peu de jours après, il était parfaitement rétabli.

Un prêtre s'était rendu à Graefenberg pour s'y faire
traiter d'un gonflement de la rate, avec affection des
autres viscères du bas-ventre. Appelé auprès d'un
jeune Polonais, pour lui administrer le viatique, il
éprouva un frisson par tout le corps; à son retour
chez lui, son état s'aggrava rapidement, et tous les
symptômes d'une fièvre nerveuse éclatèrent. Le malade perdit connaissance; sa respiration était difficile
et chaude, ses jambes raides, ses bras croisés sur sa
poitrine, ses extrémités froides, quoique la peau du
reste du corps fût très chaude. Priesnitz fit d'abord
faire des frictions sur les jambes; mais, voyant qu'elles
demeuraient sans résultat, il prescrivit d'asseoir le malade dans un demi-bain dégourdi, où cinq hommes lui
frotteraient vigoureusement tout le corps. En même
temps, on lui versait de l'eau tiède sur la tête. Au bout
d'une heure, il fut en état de se frictionner lui-même;
seulement la partie supérieure du corps était encore
raide : la respiration devint plus lente et plus profonde. Priesnitz lui faisait boire de temps en temps
de l'eau froide, et lui versait toutes les dix minutes

4

plusieurs vases pleins de cette même eau sur la tête.
Au bout d'une heure et demie, le haut du corps recouvra la liberté de ses mouvemens. Le quatrième
jour, la santé était parfaite. Pendant tout le temps
du traitement, la croisée demeura ouverte, avec un
rideau tiré pour modérer la force du vent.

3º FIÈVRES VASCULAIRES.

Nous distinguons deux espèces de fièvres vasculaires:
la *putride*, dans laquelle le sang a de la tendance à se
décomposer; et *l'inflammatoire*, dans laquelle il y a
disposition aux congestions actives, aux inflammations. Cette dernière est celle que l'on rencontre le
plus fréquemment; elle se déclare quelquefois aussi
pendant le cours du traitement, par l'effet de la vive
excitation.

Dans la fièvre putride, qui se rapproche beaucoup
du typhus contagieux, il y a diminution des forces vitales, tendance à la dissolution des parties solides,
tandis que, dans la fièvre inflammatoire, il se développe une réaction excessive, et que le corps se trouve
pour ainsi dire tout en feu. De cela seul, il suit que la
première exige un traitement plus long, et qu'elle est
plus difficile à guérir, tandis que la dernière n'oppose
que de légères difficultés à la méthode de Priesnitz,
qui triomphe sûrement d'elle.

Faire boire beaucoup d'eau, donner des bains froids,
auxquels il faut substituer des bains tièdes quand la
maladie est très développée, appliquer des fomentations sur les parties qui peuvent être le siège d'une af-

fection spéciale, envelopper le corps entier, ce qu'on répète plus ou moins suivant l'état de la température extérieure, faire prendre des bains de siège, des lavemens, etc., tels sont les principaux moyens à mettre en usage. Currie cite plusieurs exemples de fièvres putrides qui ont été guéries par des affusions froides. Il faisait mêler l'eau douce avec l'eau de mer, ce qui serait peut-être fort convenable. Cette maladie ne s'observe jamais dans les traitemens hydriatriques.

La fièvre inflammatoire commence par un léger froid, auquel succède une chaleur brûlante, qui s'élève jusqu'à un degré extraordinaire, avec mal de tête insupportable. La face est très rouge, les yeux étincellent, la peau est rouge et tendue; le malade éprouve beaucoup de soif; il a la bouche sèche; les selles sont dures ou supprimées, l'urine est d'un rouge de feu et claire, le pouls plein, grand et dur, le sommeil agité ou nul. Souvent le malade ressent une vive douleur dans les cuisses. Les sueurs, quand il en survient, procurent du soulagement. La fièvre ne dure souvent pas plus de vingt-quatre heures; mais, dans certains cas, elle se prolonge quinze jours et plus; alors elle affaiblit singulièrement le malade, et dégénère fréquemment en fièvre hectique.

Elle est plus ordinairement compliquée que simple, et alors dépend d'états bilieux ou gastriques, d'inflammations locales, d'exanthèmes aigus; toujours elle accompagne ces derniers (variole, scarlatine, rougeole, etc.).

Si elle n'inspire pas de craintes sérieuses à la médecine, elle est absolument un jeu pour l'hydriatrie, et, quand on la traite bien, n'entraîne pas le moindre danger. Le traitement est d'ailleurs fort simple; on peut l'appliquer à tous les sujets, sans distinction d'âge ou d'autres circonstances semblables.

Le malade est enveloppé dans un drap mouillé, où il reste depuis un quart d'heure ou une demi-heure, même trois quarts d'heure, jusqu'à ce que la fièvre, qui se calme dans le premier moment, commence à redevenir vive, le pouls des tempes plus fort et plus fréquent, et la chaleur plus intense. Alors on change le drap, et si les circonstances l'exigent, on couvre encore la tête de linges médiocrement exprimés, qu'on peut renouveler tous les quarts d'heure. Au bout de trois quarts d'heure à une heure, quelquefois moins, on débarrasse le malade, on l'arrose d'eau froide (ou dégourdie s'il est faible), on le frotte bien, et on l'enveloppe dans un nouveau drap. Il est bien entendu qu'on doit toujours l'entourer d'une couverture de laine et d'un lit de plumes. Si la sueur n'éclate pas au bout d'une heure ou d'une heure et demie, et qu'au contraire la chaleur s'accroisse encore davantage, on continue de changer le drap jusqu'à ce qu'enfin le malade sue. Lorsque la peau est très rigide, on pratique dans l'intervalle une lotion ou une affusion froide, en ayant soin de frotter vigoureusement les membres. Dès que la sueur paraît, on fait boire de l'eau au malade, auquel on n'a d'ailleurs pas dû en refuser auparavant s'il en a demandé; et quand la sueur cesse de couler, ou qu'il reparaît de la chaleur sèche, on débarrasse le malade de ses enveloppes et on le lave. Suivant l'état dans lequel il se trouve alors, on lui fait prendre aussi un demi-bain ou un bain de siège. L'eau ne doit pas être tout-à-fait froide, afin de ne point provoquer une nouvelle réaction. S'il y a encore beaucoup de céphalalgie, on prescrit un bain de siège dégourdi, suivi d'un peu de mouvement, après quoi le malade se met au lit et reste tranquille : ou bien si la fièvre annonce de la tendance à se reproduire, on reprend le drap mouillé, qui d'ordinaire cette fois la fait céder définitivement. A ce dernier enveloppement doit toujours succéder une bonne lotion ou un léger bain. Le malade se tient encore en repos pendant quelque temps, s'abstient de viande, ne prend qu'une petite quantité d'alimens faciles à digérer, s'enveloppe encore une ou deux fois dans des draps mouillés, et prend des bains de siège : tous les symptômes qu'il pouvait éprouver ne tardent pas à se dissiper.

Quand la fièvre survient pendant la durée du traitement, il va sans dire que la douche et tous les autres moyens énergiques doivent être suspendus jusqu'à sa cessation ; on ne les reprendra même plus tard qu'avec de grandes précautions.

Les simples affusions froides ont été employées avant Priesnitz contre cette fièvre, avec beaucoup d'utilité ; mais, à coup sûr, elles ne l'ont jamais été d'une manière aussi certaine et aussi exempte de danger que l'enveloppement dans des draps mouillés. En effet, lorsque le sujet est débile, la réaction peut bien plus facilement manquer dans la première de ces deux méthodes que dans la seconde, où le froid s'applique sur tout le corps à la vérité, mais momentanément et avec beaucoup de modération, outre que la couverture de laine qui y succède ne tarde pas à concentrer autour du corps la chaleur qui s'en échappe, et par conséquent à favoriser beaucoup la réaction. Mais la méthode de Priesnitz a encore un autre avantage ; elle stimule l'action de la peau, elle en dilate les petits vaisseaux, et elle ouvre la voie aux matières morbifiques. Il se produit autour du malade une espèce de bain de vapeur, qui pénètre jusqu'aux moindres capillaires, dissolvant et diluant tout ce qu'il rencontre.

Lorsque la chaleur est fort intense, et que la réaction, beaucoup trop forte, menace d'entraîner du danger, on a recours aux bains de siège et aux demi-bains, comme dérivatif.

Après m'être, sans connaissance suffisante de la méthode, traité pendant trois ou quatre mois de la goutte par l'eau froide, à la Oertel, tout en continuant, à la Priesnitz, de manger comme à l'ordinaire, je fus atteint d'une fièvre vasculaire inflammatoire, avec douleurs rhumatismales à l'occiput. Plein de confiance dans les vertus curatives de l'eau froide, je pris des bains froids prolongés, je bus de l'eau avec excès, et je finis par me faire envelopper d'un drap mouillé : mais tous ces moyens n'eurent aucun résultat ; il fallut, n'ayant alors rien de mieux à faire, recourir au médecin ordinaire, et me faire appliquer des vésicatoires, qui bientôt me réduisirent à ne plus pouvoir quitter le lit. Une nuit cependant, ayant trop pris de purgatifs, il me fut impossible de garder le lit, car j'étais obligé de me présenter à chaque instant à la garde-robe. Je serais entraîné trop loin et je fatiguerais la patience du lecteur, si je voulais raconter tous les traitemens auxquels je fus soumis. Il me suffira de dire qu'après être descendu aux portes du tombeau, je parvins, par la vigueur de mon tempérament, à triompher de la maladie et des remèdes, et à me rétablir dans l'espace de deux mois ; mais il m'était impossible d'écrire une lettre, et mes traits annonçaient combien ma constitution était épuisée ; à peine avais-je la force de marcher sans appui, et il me fallait ensuite rester des heures entières étendu sans mouvement. On ne me permettait, pour tout restaurant, qu'une tasse de café, un petit verre de vin, une soupe au chocolat, ce qu'alors je recevais avec beaucoup de reconnaissance, mais ce qui aujourd'hui me semble souverainement absurde ; je ne comprends pas comment, malgré la soif qui me dévorait, on pouvait m'interdire l'usage de l'eau fraîche, pourquoi on repoussait les fomentations que l'instinct me portait à demander, pourquoi on me défendait d'ouvrir ma fenêtre, sous peine de mourir; en un mot, pourquoi on faisait précisément tout ce qui était propre à augmenter la chaleur fébrile, et proscrivait tous les moyens dont la nature elle-même nous indique l'usage. Il va sans dire que, malgré les sueurs critiques ou non critiques, dont je fus encore assailli pendant plusieurs semaines après l'extinction de la fièvre, la guérison de ma goutte n'avait pas fait le moindre progrès. Durant le cours de cette année, je fus huit mois hors d'état de me livrer à mes occupations, rançonné d'ailleurs et par le médecin et par l'apothicaire. Sur les derniers temps j'eus plusieurs discussions avec le médecin, qui ne voulait pas entendre parler de l'eau, parce que jusqu'à ce moment elle ne m'avait été d'aucun secours contre ma goutte. Cependant, comme ses ordonnances ne me procuraient non plus aucun avantage, que, loin de là, je devenais chaque jour plus souffrant et plus faible, je pris congé de lui et me dirigeai vers Graefenberg. Là, pendant les trois premiers jours, je fus repris de ma fièvre, vraisemblablement par suite du voyage, du traitement, des repas très copieux et de l'inquiétude. Je la remarquai dès le matin, et en peu d'heures elle acquit tant d'intensité que les douleurs dans les cuisses me permettaient à peine de rester debout, et que le mal de tête m'empêchait presque d'ouvrir les yeux. Plein de confiance dans l'art de Priesnitz, et en quelque sorte pour éprouver jusqu'à quel point on peut compter dessus, je dînai copieusement, répondant à mon voisin, qui m'engageait à me modérer, que je voulais voir comment Priesnitz s'y prendrait avec une pareille fièvre. Après le repas, je consultai ce dernier, qui me conseilla un bain de pieds. Le pédiluve ne servit à rien. Il me fut ensuite prescrit un bain de siège, qui demeura également sans résultat. La chaleur augmentait de moment en moment, et j'avais un mal de tête affreux ; en même temps, je ressentais du froid dans le dos, et, ne pouvant plus rester sur mes jambes, je me mis au lit. Vers neuf heures du soir, Priesnitz vint me voir ; il me fit envelopper dans un drap mouillé. L'impression fut très désagréable, mais changea sur-le-champ mon état : la tête se dégagea, la respiration devint moins gênée, et les douleurs cessèrent dans les cuisses. Au bout d'une demi-heure on changea le drap, opération fort désagréable, mais qui fut suivie d'un plus grand soulagement encore. Je restai une heure dans ce second drap, après quoi on me lava, et l'on m'empaqueta de nouveau. Je dormis ensuite un peu, comme Priesnitz me l'avait prédit. Le matin, survint une sueur abondante, qui mit fin à mes douleurs et à mon anxiété. Quand elle fut terminée, je pris une lotion froide, puis me fis envelopper dans un drap mouillé, et plus tard, je pris un bain entier dans la grande cuve. Dès-lors je fus guéri. Pendant tout le traitement, on m'avait fait boire abondamment de l'eau fraîche, pour étancher ma brûlante soif. Les forces n'avaient subi aucune atteinte. Le lendemain je sentis encore quelques maux de tête, que deux bains de siège enlevèrent.

Ainsi, cette seconde fièvre ne dura que neuf jours, et non deux mois comme la première, et elle ne laissa après elle aucune trace de faiblesse : car, au bout de trois semaines ou d'un mois, j'avais recouvré toute mon énergie musculaire, tandis que la première fois il m'avait fallu un mois avant d'essayer de marcher. On ne sera donc pas surpris de ce qu'à partir de ce moment je devins un partisan zélé du traitement par l'eau, et ne voulus même plus entendre parler de toutes les subtilités des médecins, qui cherchaient à me prouver par les règles de la logique que l'hydriatrie est une déception, que Priesnitz et Oertel sont des charlatans, des ignorans, qui n'entendent rien, ni aux maladies, ni à leur traitement. Quant à ce qui est du point de comprendre, de savoir, ces messieurs pouvaient fort bien avoir raison, pensais-je en moi-même ; car la science de quelques-uns d'entre eux était vraiment

surprenante. Mais en ce qui concerne l'art de traiter ;
l'art de guérir, je demeure convaincu que Priesnitz l'entend mieux qu'eux, et qu'il ne faut pour cela ni grec,
ni latin, ni bonnet doctoral, ni belles théories. L'expérience pratique peut seule donner de la valeur au
savoir, et celui qui en manque n'est point médecin,
quelque savant qu'il soit d'ailleurs; il ferait mieux
d'enseigner le grec ou le latin que de traiter des malades. Voilà ce que je pensais alors, et je continuai mon
traitement avec une confiance inébranlable. A la vérité j'ai reconnu depuis que tout n'est pas parfait à
Graefenberg, et que les méthodes hydriatriques demandent elles-mêmes certaines réformes; je me suis mis un
peu plus au courant de la médecine, et j'ai acquis tout le
respect qu'on doit avoir pour les progrès qu'ont faits
l'anatomie, la physiologie, la pathologie et autres parties de cette science; j'ai appris à comprendre qu'il
n'était pas aussi facile qu'on se l'imagine de devenir un
bon médecin. Mais en ce qui touche aux médicamens
et à leur emploi, j'en suis encore au même point que
par le passé, et j'aurai bien de la peine à changer
d'avis, quelques efforts que fassent certains médecins
modernes pour démontrer que les hydriatres sont en-
tichés d'une erreur grossière, et qu'à eux seuls il appartient d'employer l'eau dans les maladies. Puissent-
ils effectivement s'en servir, c'est mon vœu le plus ar-
dent : mais qu'ils se montrent plus habiles que tant
d'autres ne l'ont été avant eux ! S'ils écrivent sur l'eau
de plus beaux livres que les nôtres, cela prouve seulement qu'ils connaissent mieux l'art de faire les livres;
or, on apprend cet art en lisant, tandis que celui qui

traite des malades apprend à les traiter, comme nous en voyons un exemple chez Priesnitz, qui n'a jamais lu et qui guérit beaucoup.

Je pourrais citer ici en foule les exemples de fièvres inflammatoires guéries par la méthode de Priesnitz, car cette fièvre survient fréquemment pendant le cours du traitement, et on ne manque jamais de la guérir parfaitement. Je me contenterai toutefois d'en rapporter un encore, qui prouve que la fièvre provoquée par les méthodes hydriatriques doit être en général considérée comme une crise heureuse, et qu'il n'y a rien à en redouter.

Un homme subissait le traitement dans mon établissement pour une affection du foie, compliquée d'hémorrhoïdes et de quelques symptômes d'une maladie provoquée par les médicamens à l'usage desquels il avait été soumis. Il éprouvait surtout des douleurs de poitrine, qui ne se rattachaient point à l'état du poumon, puisqu'il continuait de jouer d'un instrument à vent sans en être incommodé. Vers la fin du premier mois du traitement, survint une fièvre inflammatoire, dont je le débarrassai en deux jours et une nuit. Cette longue durée annonçait déjà que la fièvre était critique, et qu'il existait un principe morbifique dont on devait provoquer l'élimination, si l'on voulait la faire cesser. Le résultat fut obtenu à l'aide des sueurs, d'évacuations muqueuses abondantes, et enfin de crachats légèrement teints de sang. Le malade se croyait menacé de phthisie pulmonaire, et ne voulait pas ajouter foi à ma parole quand je lui disais que cette expuition était critique, et le résultat d'un effort critique déterminé par le trai-

tement. Les médecins que j'appelai pour le rassurer ne
purent pas non plus dissiper ses frayeurs. J'eus toutes
les peines du monde à obtenir qu'il continuât de se
laisser traiter, et cependant au bout de huit jours, il
partit parfaitement guéri.

Il ne faut pas se laisser entraîner par de semblables
évènemens à interrompre le traitement : on doit le
continuer, mais avec les restrictions et les modifications que peuvent commander les circonstances.

II. INFLAMMATIONS.

Comme la fièvre inflammatoire est un effort extrême
de l'organisme entier pour expulser du corps un principe morbifique qui a établi son siège principalement
dans la masse des humeurs, de même, l'inflammation
est un effort partiel de la force médicatrice de la nature pour éliminer un principe morbifique par un organe. A cette fin, elle pousse une grande quantité
d'humeurs vers la partie irritée, et cherche à envelopper le poison, ou à l'entraîner violemment au-dehors.
Si cet effet n'a pas lieu bientôt, et si des bornes ne
sont point imposées à l'inflammation, ce qui doit
toujours avoir lieu quand elle envahit un organe noble, à moins qu'on ne veuille exposer celui-ci à des
chances de destruction, la partie enflammée passe à
la suppuration, et alors tantôt elle guérit, après l'expulsion de la matière morbide, tantôt elle est détruite
par un pus de mauvaise qualité.

Nous avons un exemple du travail de l'inflammation
dans tous les abcès, dans tous les furoncles. Un point
de la peau rougit d'abord, puis suppure, et ensuite

se cicatrise, ou parfois dégénère en un ulcère de mauvais caractère. Si cet état de choses arrive dans un
organe noble, le poumon, le foie, le cerveau, la gorge,
les viscères du bas-ventre, etc., les phénomènes sont
à-peu-près les mêmes, mais naturellement le danger
est plus grand. Il s'agit alors de dériver la matière
morbifique vers la peau, pour en débarrasser l'organe
menacé; mais on doit commencer par calmer assez
l'inflammation, dans ce dernier, pour qu'il n'ait rien à
craindre d'elle.

Ici encore l'hydriatrie a une prééminence décidée
sur la médecine ordinaire : car, pendant tout le traitement, elle ne choisit que la peau pour organe de
dérivation; un simple bain de siège est, pour combattre une inflammation, un moyen plus puissant
que tout l'appareil antiphlogistique de l'allopathie.
En effet, celle-ci affaiblit le malade par des saignées,
et elle arrête la réaction destinée à expulser la matière peccante, qui reste long-temps dans le corps, où
elle alimente la maladie; tandis que l'eau froide
enraie la réaction toutes les fois qu'elle est trop forte,
dirige l'inflammation vers une partie moins essentielle à la vie, et élimine la matière morbifique par
les sueurs subséquentes, sans que le malade perde une
seule goutte de sang, sans que ses forces subissent la
moindre diminution.

Le traitement d'un organe enflammé peu important exige donc surtout qu'on détermine le principe
morbifique à s'échapper au dehors. Pour cela, le malade doit suer dans des draps mouillés, qu'on change
en raison de la fièvre qui accompagne la phlegmasie;

on couvre la partie enflammée de fomentations excitantes, et on cherche à modérer la trop grande chaleur par des linges mouillés, ou par des bains à quatorze degrés environ. Ces bains peuvent être, ou locaux,
ou mieux encore généraux, bains de siège, bains de
pieds, etc. Si l'inflammation passe à la suppuration,
comme il arrive dans les furoncles auxquels donne
souvent lieu le traitement, on se borne à couvrir ces
abcès de fomentations humides, et ils guérissent d'eux-
mêmes. Le malade sue en même temps dans des
draps mouillés, pour assurer d'autant mieux l'élimination des principes morbifiques, et il évite toutes les
méthodes trop actives, comme les grands bains et la
douche, aussi long-temps qu'il y a quelque danger.

Lorsqu'une partie noble est atteinte d'inflammation, le traitement doit avoir d'abord pour but de
diminuer la réaction, et de détourner le mal de la
partie qu'il menace : on prescrit donc des bains locaux
de parties peu essentielles à la vie, bains de siège,
de pieds, de mains, etc., et demi-bains dégourdis,
en ayant soin de bien frotter les extrémités, afin d'y
mieux attirer le sang. En même temps, l'organe malade est couvert d'une fomentation qu'on a peu expri-
mée ; on l'arrose fréquemment avec l'eau du bain, et
l'on emploie tous les moyens propres à rétablir l'équilibre de la circulation et à stimuler l'action de la peau.
L'eau des bains dérivatifs et rafraîchissans doit ne pas
être d'abord tout-à-fait froide, parce qu'alors elle
déterminerait une trop forte irritation, et pousserait
le sang en plus grande quantité encore vers la partie
enflammée. Peu-à-peu on ajoute de l'eau froide. A me-

sure que le sang se rafraîchit, son volume diminue, car on sait que la chaleur dilate les corps, et que le froid les resserre. La masse du sang commence donc à circuler avec plus de facilité. Enfin, le plus haut degré de froid provoque un frisson fébrile, qui rétablit complètement l'équilibre de la circulation, et débarrasse l'organe enflammé de l'excès du sang qu'il contenait. La matière peccante se répand avec le sang dans les autres parties du corps, d'où la sueur et les ulcères qui surviennent la font sortir.

Il faut donc, après le rétablissement de la circulation, s'occuper de provoquer une sueur abondante, qui aide à expulser la matière morbifique. On y parvient en enveloppant le corps dans des linges mouillés, à l'exception des pieds, avec lesquels on ne met que la seule couverture de laine en contact, afin d'y maintenir la circulation. Quant à l'organe souffrant, on le couvre, au contraire, de fomentations, qu'on renouvelle plus ou moins fréquemment, selon les circonstances, parce qu'il doit toujours s'y trouver plus de sang et de matière peccante que dans les autres parties du corps. Survient-il une sueur abondante, tout danger cesse. Le malade attend qu'elle s'arrête, puis il se lave dans de l'eau dégourdie, et prend encore, au besoin, un bain de siège; après quoi il fait un peu d'exercice, s'observe sur le manger, ne consomme que des alimens de facile digestion, et continue encore pendant quelque temps de se faire envelopper dans des draps mouillés, où il sue deux fois par jour. Ordinairement la cure est achevée en deux ou trois jours, à moins qu'il n'existe quelque vieille affection

5.

qui résiste plus long-temps, ou que les secours n'aient été administrés trop tard.

Quand l'inflammation est fort légère, les linges mouillés et les fomentations suffisent souvent. Si la cure se prolonge, on continue toujours de la même manière. Le malade passe la plus grande partie de la journée dans des draps mouillés.

Pendant le traitement, on fait boire de l'eau fraîche, et l'on administre des lavemens froids, pour entretenir le corps libre. Dans les phegmasies du poumon, l'eau de la boisson doit avoir été exposée à l'air pendant quelque temps, et il ne la faut avaler que par petites gorgées.

Quoique le traitement de chaque espèce d'inflammation soit facile à déduire de ces principes généraux, j'en vais cependant examiner quelques-unes, à l'occasion desquelles j'indiquerai les règles à suivre et rapporterai un certain nombre d'observations.

1. INFLAMMATIONS DE POITRINE.

Cette phlegmasie est ou une pneumonie ou une pleurésie. Comme l'une et l'autre sont assez difficiles à distinguer par leurs symptômes, et que le traitement est le même pour toutes deux, je les réunirai ensemble.

La pneumonie se déclare ordinairement chez des sujets qui y ont une prédisposition naturelle, dont la poitrine est étroite, l'accroissement rapide, etc. Elle survient à la suite de grands mouvemens, auxquels succède un refroidissement, après avoir parlé ou chanté long-temps, après avoir respiré des vapeurs irritantes, etc. Les personnes dont la poitrine est faible font donc très bien, quand elles se soumettent au traitement hydriatrique, de ne pas trop suer, de le faire toujours dans des draps mouillés ou à l'aide de fomentations sur le thorax, d'avaler une gorgée d'eau froide avant de prendre le bain froid, ou plutôt avant de se dépaqueter, d'aller lentement à ce bain, ou mieux de remplacer la grande cuve par le bain de pluie ou le demi-bain, d'éviter la douche, ou tout au moins d'en garantir soigneusement la poitrine; en un mot, de fuir toute excitation vive. C'est parce qu'on n'observe pas ces précautions, ou parce qu'on n'a point assez égard aux maladies antérieures de poitrine, que les inflammations de cette portion du corps sont si communes dans les établissemens hydriatriques; elles n'y présentent pas de danger, à la vérité, et cèdent en peu de temps, mais elles n'en prolongent pas moins toujours le traitement.

La pleurésie survient ordinairement chez les personnes atteintes d'affections rhumatismales, ou après la répercussion d'exanthèmes, de sueurs aux pieds, etc. Porter une fomentation sur la poitrine, et se conformer aux précautions qui viennent d'être prescrites, sont les moyens de la prévenir pendant le traitement.

Une grande oppression, avec gêne de respiration, toux, fièvre inflammatoire, douleur plus vive dans la pleurésie que dans la péripneumonie, respiration chaude, et crachats striés de sang, tels sont les premiers symptômes des inflammations de poitrine. La maladie marche rapidement; il ne faut donc pas perdre de temps , mais lui opposer le plus tôt possible le moyen propre à la combattre. Si l'on hésite , et qu'il survienne encore des circonstances aggravantes, la suppuration du poumon et la phthisie pulmonaire peuvent en être les conséquences. Un de mes amis , qui s'était fait traiter homœopathiquement, fut mis à deux doigts de la mort par un abcès , à la suite duquel resta une fistule dont l'issue répondait entre deux côtes ; cependant, avec le temps, son état s'est amélioré , sous l'influence du traitement par l'eau.

Quand l'inflammation n'éclate pas avec beaucoup de violence, ou qu'elle est de nature catarrhale, il suffit de se tenir chaudement au lit, de s'envelopper dans des draps mouillés, depuis la poitrine jusqu'aux genoux , de boire modérément une eau qui ne soit pas trop froide, d'observer le repos, et de prendre des alimens légers et adoucissans. On aurait tort alors de recourir à des moyens plus énergiques. Si le mal diminue après quelques jours de tranquillité, pendant lesquels on change souvent les fomentations, on peut suer un peu dans les draps mouillés ; mais il faut cesser dès que l'état semble s'aggraver , et en revenir aux simples fomentations, qu'on n'interrompt d'ailleurs point durant la sueur. Les lotions, si on y a recours , doivent être tièdes , et surtout faites dans une chambre dont la température soit à quatorze degrés. En pareille circonstance, on se gardera bien de perdre patience, et de s'abandonner hors de toute raison aux dérèglemens d'une véritable hydromanie.

Un de mes amis, grand partisan de l'eau, fut pris de la grippe, dont il s'inquiéta si peu qu'il entreprit un voyage de huit lieues sur un cheval qu'il montait alternativement avec son fils. En chemin, il mangea beaucoup ; la nuit il dormit les fenêtres ouvertes, et le matin il n'attendit pas la fin d'une sueur qui s'était manifestée, parce que ses affaires l'appelaient impérieusement dehors. Le lendemain il avait une extinction de voix complète : sans prendre souci de ce nouveau symptôme, il revint chez lui de la même manière qu'il en était parti. A son arrivée, il présentait tous les caractères d'une légère inflammation de poitrine, qu'il exaspéra encore par l'usage intempestif des bains froids. Il crut alors se guérir en suant beaucoup ; mais son état ne fit que s'aggraver. Ayant été appelé auprès de lui, je lui conseillai de renoncer à l'enveloppement, et de n'avoir recours qu'à des fomentations sur le tronc et la poitrine, de boire avec modération, et de garder le lit. Il suivit mes avis, et guérit en dix ou douze jours, après avoir éprouvé une violente fièvre inflammatoire. Sa poitrine a tellement souffert qu'aujourd'hui encore, au bout de trois années, il ne peut supporter ni la pluie, ni la marche précipitée, ni le trot du cheval. Pendant plus d'une année, il se plaignit de douleurs dans la poitrine, qui ont fini par disparaître ; mais il a renoncé aussi à ses opinions exagérées et fausses sur les effets de l'eau froide.

J'ai rapporté ailleurs l'exemple d'un vigoureux jeune homme qui fut victime de sa confiance aveugle dans les effets fortifians du froid ; il sortait poitrine nue, et avec des vêtemens d'été, au milieu d'un hiver rigoureux. Cette manie lui coûta la vie : Priesnitz ne put le sauver. N'oublions pas que la nature accorde aux animaux eux-mêmes un pelage épais pendant l'hiver, et ne méprisons jamais l'instinct qui nous porte à nous garantir autant que possible de l'influence du froid.

Si, au contraire, la maladie débute avec le caractère aigu, de manière que le danger soit imminent, c'est le cas d'appliquer le mode de traitement que j'ai fait connaître à l'occasion des inflammations en général. On porte le malade dans une grande cuve contenant quelques pouces seulement d'eau dégourdie; on lui couvre la poitrine de fomentations et d'un peignoir qui garantisse le cou et le dos du refroidissement, on frotte vivement les extrémités, et l'on cherche à rétablir la circulation. Les fomentations sur la poitrine doivent être renouvelées souvent; on peut aussi, quand la chaleur a diminué un peu, pratiquer des affusions, avec un verre ou avec le creux de la main, sur le cou, la nuque et la poitrine, qu'on recouvre ensuite d'un linge mouillé. Après que le malade a laissé passer dans le bain le frisson, qui y survient ordinairement, que la chaleur interne a diminué, que la respiration est devenue moins chaude, que la douleur s'est calmée, ainsi que les autres symptômes, on l'enveloppe dans un drap mouillé, tout en continuant de couvrir la poitrine de fomentations, et l'on attend la sueur. Si elle ne se décide point, on change le drap; ou bien, si l'inflammation semble reprendre, on recommence comme la première fois. Survient-il des spasmes dans les jambes pendant les demi-bains, on remplace ceux-ci par des bains de siège; et si les bains de siège ou les demi-bains occasionent quelques douleurs dans le bas-ventre, il faut élever un peu la température de l'eau. Ordinairement, les spasmes annoncent qu'elle était trop froide. Après que la sueur a eu lieu, les lotions, les bains de siège et les fomentations autour de la poitrine terminent le traitement, qui n'exige souvent qu'une demi-journée, et qui dure rarement plus de trois jours. En continuant les lotions froides, les fomentations et le repos, on prévient le retour de l'inflammation, tandis que les sueurs journalières dans des draps mouillés entraînent au-dehors la totalité du produit de la maladie.

Une jeune dame, âgée de dix-neuf ans, fut atteinte, pendant la nuit, d'élancemens dans le côté gauche de la poitrine ; le lendemain matin, elle prit un lavement, et comme la douleur persistait, elle se fit frotter avec de l'eau froide, puis appliquer des fomentations, qu'on renouvela souvent. Priesnitz, absent, lui fit savoir qu'elle eût à continuer. Elle prit donc trois bains de siège ; mais les douleurs augmentèrent. Priesnitz prescrivit alors un bain dégourdi d'une heure ; la malade fut frictionnée vivement, surtout aux jambes, qui néanmoins furent prises aussitôt de spasmes, et devinrent raides. On enveloppa la malade dans des draps mouillés, pour la faire suer ; la sueur ne venant pas, on eut recours à un second bain dégourdi d'une heure, pendant la durée duquel on versa continuellement de l'eau sur la nuque, avec un verre. Le lendemain matin, les élancemens étaient plus forts : on employa les draps mouillés, enveloppés d'une couverture de laine. Cette fois la sueur se

5..

déclara. La malade alla ensuite au bain froid, puis on
l'empaquetta ; après qu'elle fut réchauffée, elle sua
encore un peu, et prit un nouveau bain. Les douleurs
avaient diminué, et le lendemain, après une nuit tranquille, il n'en restait plus aucune trace. Priesnitz déclara que l'inflammation de poitrine, car c'est ainsi
qu'il désigna la maladie, avait cessé dès le premier
jour ; il permit à la jeune femme de sortir, ce qu'elle
fit, malgré le mauvais temps, après quoi elle prit un
bain d'un quart d'heure. On cessa dès-lors de l'envelopper, et les bains furent ensuite éloignés de plus en
plus. Dès que les douleurs ne se firent plus sentir, elle
recouvra toutes ses forces. Le quatrième jour, elle était
en pleine santé. Les fenêtres avaient été constamment
ouvertes, même pendant le bain. Priesnitz lui assura
qu'ayant été guérie par l'eau de sa maladie, elle n'aurait plus désormais d'inflammation de poitrine, et qu'il
était inutile qu'elle prît des précautions à cet égard.
Je ne sais sur quoi il fondait ce pronostic : peut-être
croyait-il que la sueur avait enlevé toutes les matières
morbides cachées dans les poumons, et que l'eau
froide avait diminué la prédisposition à la maladie.
Mais, quelque fondé qu'il pût être à présumer qu'une
inflammation de poitrine ne devait pas être une affection commune chez une personne jeune, bien
constituée et jouissant d'ailleurs d'une bonne santé,
il eut au moins grand tort de ne pas lui recommander
de se mettre en garde contre les causes de récidive.
Pour ma part, je conseille à tous ceux qui ont eu une
inflammation de poitrine d'éviter à l'avenir tout ce
qui pourrait en faire naître une nouvelle chez eux,

parce qu'en général on est en droit de soupçonner une prédisposition plus ou moins prononcée, et que la prudence ne saurait jamais nuire.

Il existe encore une inflammation lente de poitrine, qui s'annonce par une douleur légère, mais fixe, en un point déterminé de la poitrine, la gêne de la respiration, une petite toux sèche et des mouvemens fébriles, le soir surtout. Celle-là menace de dégénérer en une affection très dangereuse. Elle cède peu-à-peu à un régime simple et non irritant, à la modération, à de légères sueurs dans des draps mouillés, à des fomentations sur la poitrine et l'estomac, à l'usage modéré de l'eau en boisson, au soin d'écarter toutes les influences pernicieuses, comme les corsets, les habits trop étroits, la pipe, les efforts violens, la chasse, les instrumens à vent, etc. Si la cause tient à une suppression de la menstruation ou d'un flux hémorrhoïdal, il faut chercher à rétablir l'écoulement.

On ne confondra pas avec une phlegmasie lente et chronique les douleurs rhumatismales qui se fixent dans les muscles de la poitrine, et qui exigent un tout autre traitement, sur lequel je reviendrai ailleurs.

2. ANGINE.

Les angines sont des inflammations du larynx et du pharynx, de la trachée-artère et de l'œsophage, ou simplement de l'arrière-gorge, qui entraînent une difficulté douloureuse de respirer et d'avaler. On les divise, d'après leurs caractères en franchement inflammatoires, putrides, muqueuses et rhumatismales. Elles sont tantôt seules et tantôt accompagnées d'autres maladies, par exemple, la rage et la syphilis ; fréquemment elles se terminent par la suffocation du malade.

Ici, comme dans toutes les inflammations, l'eau froide est le remède le plus certain. Cependant, l'imminence du danger fait que, pour l'employer avec succès, il faut avoir une connaissance suffisante et de ses effets et du cours de la maladie. Le docteur Harder, après avoir inutilement employé tous les moyens connus, parvint, avec le secours des affusions froides, auxquelles il eut recours en désespoir de cause, à sauver la vie de sa fille, qui deux fois déjà avait été atteinte du croup.

Les fomentations rafraîchissantes, fréquemment renouvelées, et associées à l'enveloppement dans des draps humides, qu'on change aussi souvent que la chaleur l'exige, sont moins dangereuses que les affusions froides; les bains de siège ou les demi-bains dégourdis, dans lesquels on frotte vivement les extrémités, contribuent également, dans certains cas, à modérer l'inflammation. Si les circonstances le permettent, le malade fera bien de se rincer souvent la bouche avec de l'eau dégourdie, ou même d'en avaler un peu.

Dans l'automne de 1839, un cas de ce genre s'est présenté à Graefenberg. L'enfant fut, d'après la prescription de Priesnitz, enveloppé d'abord de draps mouillés, qu'on renouvelait toutes les dix minutes. Après que la chaleur fut apaisée, et que le malade eut un peu transpiré (et pendant ce temps on lui avait appliqué, toutes les cinq minutes, des fomentations rafraîchissantes autour du cou), on le lava avec de l'eau dégourdie, et on le remit au lit. Comme il témoignait de l'envie de dormir, on le laissa tranquille, le sommeil étant naturel : si le visage eût été rouge, il n'aurait pas fallu le laisser dormir, parce que c'eût été un signe d'accroissement de l'inflammation, qui s'exaspère encore pendant le sommeil. Les enveloppemens furent répétés plusieurs fois, et enfin on attendit la sueur, à laquelle succéda un bain dégourdi. Dès-lors l'enfant fut hors de danger.

Priesnitz fit remarquer qu'en général ce moyen ne suffit pas, et qu'il faut de suite employer un demi-bain ou un bain de pieds dégourdi, suivant que les pieds sont chauds ou froids. Le demi-bain refroidirait encore davantage les pieds, troublerait la circulation plus qu'elle ne l'est déjà, et augmenterait le mal. Dans les deux cas, on frotte le corps entier, en arrosant fréquemment la tête et la nuque. Le bain peut durer une heure à une heure et demie. L'enfant doit y rester jusqu'à ce qu'il tremble de froid. Alors on le retire, et on l'habille rapidement, en lui donnant autant de mouvement que l'on peut : puis on le couche, on lui frotte les pieds pour les réchauffer, on lui applique une fomentation échauffante autour du cou et sur le bas-ventre, et on le laisse transpirer. Au bout de quelque temps, on le démaillotte, et on le lave avec de l'eau dégourdie. On lui donne deux ou trois lavemens par jour. Si la maladie dure déjà depuis quelques heures, on ne saurait renouveler trop souvent les fomentations autour du cou. Les bains se répètent deux à trois fois par jour, suivant l'état du malade.

Si l'on employait toujours à temps les linges mouil-

lés, le danger ne deviendrait jamais si grand qu'il
l'est dans une foule de cas.

On peut prévenir la maladie en n'énervant pas les
enfans, et en ne les faisant pas coucher dans des lits
trop couverts, et trop souvent encore bassinés, en
leur lavant tous les jours le corps entier, et surtout le
cou, avec de l'eau froide, en ne les gorgeant point de
boissons chaudes, en leur donnant toujours de l'eau
froide à boire, et en leur faisant prendre de l'exercice
au grand air, quelque mauvais que soit le temps. La
régularité du genre de vie est pour eux le meilleur de
tous les médecins, avant la maladie.

Chez les adultes, l'angine est aiguë ou chronique.
La première doit également être traitée par des demi-
bains dégourdis, prolongés, auxquels on fait succéder l'enveloppement dans des draps mouillés, des
fomentations souvent renouvelées et des sueurs légères. Si la maladie est de nature rhumatismale, la
sueur devient indispensable.

Les angines chroniques exigent un traitement complet. On fait suer légèrement tous les jours, en couvrant le cou et la poitrine de fomentations, après quoi
on prescrit un bain entier ou un demi-bain, puis un
bain de siège ou un bain de pieds, l'eau en boisson,
et l'exercice. Ces moyens suffisent d'ordinaire pour
dissiper promptement le mal. Qu'on se garde bien
surtout de négliger ce dernier, car il en pourrait résulter la phthisie trachéale, contre laquelle on invo-
querait en vain la puissance de l'eau.

Un homme était atteint depuis dix ans d'un mal de
gorge qui avait résisté à tous les moyens mis en

usage. Il lui fallait souvent rester des semaines entières au lit, au milieu des tisanes, des sangsues, des
vésicatoires, et à peine sortait-il que l'inflammation
reparaissait. Cet homme, marchand de profession,
passait sa vie dans un comptoir humide et inaccessi-
ble aux rayons du soleil; l'action de la peau était donc
supprimée chez lui, et une foule de substances étrangères s'étaient accumulées dans son corps. Le hasard
lui ayant fait tomber entre les mains mon ouvrage
sur Graefenberg, il voulut essayer l'eau. En conséquence, il sua trois jours de suite, porta ensuite jour
et nuit des fomentations autour du corps, prit quelques bains de pieds, et se délivra ainsi pour toujours
de son angine. Depuis cette époque, il a contracté
l'habitude de se laver le corps entier à l'eau froide,
et l'eau est devenue sa boisson journalière.

3. GLOSSITE.

L'inflammation de la langue est traitée de la même
manière. Les fomentations autour du cou et à la nuque, l'enveloppement dans des draps mouillés, l'eau
dégourdie tenue dans la bouche, les lavemens et les
bains de pieds froids, de très longue durée, sont les
principaux moyens.

4. CARDITE.

On la traite comme l'inflammation de poitrine,
seulement ici il faut user avec plus de circonspection
encore de la sueur. Les fomentations sur la poitrine
doivent être plus froides et plus fréquemment renouvelées. Dans les cas graves on les change toutes les

deux minutes. On n'emploie non plus que de l'eau dégourdie pour les bains et les lotions ; mais on fait boire de l'eau froide.

5. GASTRITE.

Dans le traitement de cette inflammation, il importe d'avoir égard aux causes, en raison desquelles on modifie les moyens à employer.

Les causes sont des poisons, des vomitifs violens, des boissons échauffantes, des alimens trop chauds, des corps étrangers, une compression exercée du dehors par le corset, le refroidissement des pieds, les métastases de la goutte, de l'érysipèle, des exanthèmes, l'abus des amers dans les états gastriques, etc.

Si l'on a sujet de soupçonner la présence d'une substance âcre, irritante, corrosive, vénéneuse, dans l'estomac, il faut gorger d'eau le malade, jusqu'à ce qu'il vomisse, et continuer de même jusqu'à ce que les envies de vomir cessent. Pour aider aux efforts de l'estomac pendant le vomissement, on plonge en même temps le malade dans un bain de siège dégourdi, qui s'élève au-dessus de l'ombilic : on lui recommande de se frotter et de se masser le ventre. Quand le vomissement s'arrête, on applique une fomentation autour de l'abdomen, en la renouvelant à mesure qu'elle s'échauffe, et on fait boire de l'eau; en même temps, on favorise les déjections alvines par des lavemens. Enfin le malade sue dans des draps mouillés, sans interrompre ni les fomentations ni les bains de siège. Boire beaucoup d'eau contribue à la guérison.

Les corps étrangers doivent être repoussés vers le bas par des liquides oléagineux et mucilagineux, à moins que les secours de la chirurgie ne deviennent nécessaires.

On agit de la même manière dans les cas de métastases vers l'estomac ; seulement alors il faut employer simultanément les méthodes dérivatives, et chercher à détourner la maladie, en la ramenant vers son ancien siège ou vers des parties moins importantes. Les bains de pieds et la sueur dans des draps mouillés sont indiqués en pareille circonstance.

Il va sans dire que les alimens doivent être adoucissans : du sagou, du salep, du gruau, des jaunes d'œufs, du lait ; on ne doit pas les donner chauds, et il faut éviter avec soin toute compression agissant du dehors.

La gastrite chronique exige un régime non moins sévère, des fomentations continuelles, des sueurs fréquentes dans les draps mouillés, des bains de siège, des bains de pieds, et le soin de boire souvent de l'eau, mais en petite quantité à-la-fois. L'eau destinée à la boisson ne doit pas être froide.

6. ENTÉRITE.

Cette redoutable maladie se reconnaît à une douleur fixe, térébrante ou incisive, augmentant beaucoup lorsque le malade remue ou prend des alimens ; à une constipation opiniâtre, qui peut aller jusqu'au vomissement stercoral ; à une grande anxiété, avec gêne de la respiration, vomissement de tous les alimens pris quelques heures auparavant, froid aux extrémités, hoquets et autres symptômes analogues. S'il reste des doutes sur la nature inflammatoire du mal, la petitesse et la dureté du pouls, et l'altération des traits de la face, quand on appuie la main avec force sur le bas-ventre, les dissipent bientôt.

Les causes peuvent être les mêmes que celles de la gastrite; mais il faut y joindre encore les hernies étranglées, les constipations opiniâtres, les hémorrhoïdes borgnes, les purgatifs drastiques, etc.

C'est d'éloigner la cause qu'il s'agit également ici tout d'abord. Le canal intestinal renferme-t-il des matières âcres, corrosives, on fait boire de l'eau en abondance, on donne de nombreux lavemens dégourdis, on entoure le bas-ventre de fomentations, et quand la détente s'est opérée, on prescrit l'usage de substances mucilagineuses. On peut aussi accélérer la guérison en ayant recours à un bain de siège dégourdi, et au frictionnement des jambes, pour faciliter la circulation.

Si un corps étranger, parvenu dans les intestins, est la cause de l'inflammation, il faut chercher à l'envelopper par des lavemens émolliens, mucilagineux, huileux, en même temps que l'on combat l'inflammation par des fomentations fréquemment renouvelées, auxquelles on peut encore ajouter un bain de siège à dix-huit degrés. Il convient également de frictionner avec force les extrémités inférieures. L'eau en boisson peut aussi contribuer à calmer l'inflammation, et même, dans certains cas, aider à l'expulsion du corps étranger.

Quand la cause se rattache à une hernie engouée, il faut d'abord réduire cette dernière, puis la couvrir de fomentations, que l'on renouvelle de temps en temps, suivant l'intensité de l'inflammation, à laquelle on oppose aussi l'eau en boisson et en lavemens.

La maladie dépend-elle de flatuosités, d'hémorrhoïdes, le meilleur moyen est le bain de siège, qu'on peut faire prendre un peu plus froid, ou qu'on donne d'abord tiède, en y ajoutant peu-à-peu de l'eau froide. Les vents ne manquent jamais de s'échapper par le bas, et les hémorrhoïdes se dissipent par la constriction des vaisseaux. Ici également on doit terminer par des lavemens et des fomentations.

On continue les fomentations pendant quelque temps encore, après la cessation de l'inflammation; le malade sue une ou deux fois par jour, dans des draps mouillés; pour compléter la cure, il prend journellement deux à trois bains de siège, avec autant de lavemens, et se tient tranquille. Il faut, durant un certain laps de temps, éviter l'eau tout-à-fait froide, du moins à l'extérieur.

Un homme avait l'habitude d'avaler, en mangeant, toutes sortes de corps durs, os, noyaux, arêtes de poisson, etc., sans réfléchir aux dangers auxquels il s'exposait par là. Son imprudence lui attira une entérite, qui bientôt fut portée au plus haut degré. Tous les moyens qui sont du ressort de l'hydriatrie furent mis en usage, sans pouvoir le sauver. Alors l'homœopathie et l'allopathie tombèrent à qui mieux mieux sur la nouvelle méthode, et attribuèrent la mort du malade à l'eau froide. L'autopsie vint démontrer que cette mort avait été causée par des os, dont le malade avait les intestins farcis, et qui provenaient d'un plat de petits oiseaux qu'il avait mangés peu de temps auparavant.

7. HÉPATITE.

L'inflammation du foie suppose ordinairement une prédisposition, qui, elle-même, se rattache la plupart du temps à des influences endémiques. Un tempérament bilieux et mélancolique, la propension aux accès de colère, les soucis, les chagrins, la haine concentrée, l'habitude d'un régime animal fortement épicé, celle des boissons alcooliques, la surcharge de l'estomac, un grand refroidissement des pieds, des diarrhées ou des hémorrhoïdes supprimées, la goutte, l'érysipèle, etc., en sont fréquemment les causes. Souvent elle se déclare, pendant le cours du traitement hydriatrique, chez les personnes qui, en ayant été atteintes jadis, avaient été traitées par le mercure.

On la reconnaît à une douleur vive et fixe au-dessous des côtes droites : l'hypocondre de ce côté est sensible au toucher, ou même tuméfié ; il y a fièvre inflammatoire, avec trouble d'autres fonctions, affection de l'œil droit, constipation ou diarrhée, etc.

Le traitement est à-peu-près celui de l'inflammation de poitrine. L'eau bue en abondance hâte la guérison. Il en est de même des lavemens, lorsque le malade a de la constipation. Ceux qui ont été atteints autrefois d'une hépatite font bien, pendant qu'ils subissent le traitement hydriatrique pour une autre maladie, de tenir l'hypocondre droit constamment couvert de fomentations, et de ne pas manger trop de viande.

La splénite et l'inflammation du pancréas se traitent comme les autres phlegmasies des viscères abdominaux.

8. NÉPHRITE ET CYSTITE.

Les causes ordinaires sont les calculs rénaux ou vésicaux, l'abus des diurétiques, une gonorrhée mal traitée, une rétention d'urine prolongée, les refroidissemens, les troubles du flux hémorrhoïdal et menstruel, la répercussion des exanthèmes, la goutte, etc.

On reconnaît ces deux inflammations aux douleurs brûlantes et lancinantes ou tiraillantes que le malade éprouve dans la région des reins ou de la vessie, à l'urine rouge, sanguinolente, ou très pâle, dont la sortie cause de la douleur et de l'ardeur, aux douleurs, avec tension, à la région hypogastrique, à la rétraction des testicules, à une forte fièvre inflammatoire, etc.

Dans le traitement, on a soin que le malade reste couché plus sur le côté que sur le dos. On ne lui donne que des alimens mucilagineux, et en petite quantité; on enveloppe le corps, depuis la poitrine jusqu'aux genoux, avec des linges mouillés, qu'on change souvent; on couvre les parties malades de fomentations, qui doivent être renouvelées toutes les deux à cinq minutes; on donne des lavemens, et on fait boire de l'eau, peu à-la-fois, mais souvent. Pour ne pas mouiller le lit, les linges doivent être peu exprimés, et on étale un morceau de taffetas ciré sur le drap. Les bains de siège tièdes, quand le malade peut en prendre, accélèrent la guérison, et achèvent le traitement.

9. MÉTRITE.

Ordinairement la suite d'un accouchement laborieux, ou de couches qui n'ont pas eu lieu d'une manière régulière, la métrite s'observe plus rarement hors l'état de grossesse, à l'époque de l'apparition ou de la cessation des règles, et quelquefois par l'effet d'un mauvais traitement de la leucorrhée. Elle réclame les mêmes moyens que les autres inflammations du bas-ventre : seulement, il faut ou renoncer aux bains, ou du moins ne les administrer qu'avec la plus grande circonspection, et chercher à arriver au but par des fomentations, ainsi que par l'eau en boisson. Les fomentations autour du tronc entier ne nuisent pas, comme on le croit faussement, lorsqu'elles ont été faites avec les précautions convenables, car il faut les garantir du contact de l'air. En général, une fomentation échauffante ne peut jamais nuire chez les femmes en couches; elle diminue la chaleur, et prévient toute inflammation; seulement il faut exprimer les linges avec force, et les changer fréquemment. Ce qui fait que les accoucheurs et les sages-femmes ne veulent point en entendre parler, c'est qu'ils ne savent pas distinguer une fomentation rafraîchissante d'une fomentation échauffante, qui, tout en prévenant l'inflammation par son humidité, finit cependant par développer de la chaleur. Hahn rapporte plusieurs cas de femmes enceintes, chez lesquelles l'eau froide a été employée avec succès; mais il a grand soin de recommander la prudence. Voici ses propres paroles : « Le bain froid peut être conseillé, même aux femmes enceintes, surtout à celles qui sont prédisposées à l'avortement. Floyer le regarde comme un des meilleurs moyens de fortifier la matrice, et d'empêcher les

fausses couches, surtout lorsqu'on le prescrit le soir,
et qu'on tire un peu de sang quelques jours auparavant. Je puis affirmer que les femmes enceintes
ne sont pas les seules à qui les lotions froides soient
utiles, et qu'elles rendent également de grands services dans de graves maladies du sexe. Il n'y a pas
long-temps qu'une dame mit au monde un enfant
mort ; le délivre ne voulant point sortir, on n'é-
pargna les spiritueux, ni à l'extérieur ni à l'intérieur,
mais les syncopes qui s'ensuivirent prouvèrent qu'ils
avaient été loin d'exercer une influence salutaire. On
avait perdu presque tout espoir, lorsque, sans consulter le médecin, on s'avisa de bassiner les parties avec
de l'eau fraîche. La femme recouvra bientôt ses sens,
et peu de temps après le délivre sortit. »

10. MYÉLITE.

Les signes de l'inflammation de la moelle épinière
sont une douleur fixe, qui augmente par les mouvemens du corps, mais non par des attouchemens, et
qui s'étend plus ou moins vers le haut ou vers le bas.
Le point douloureux se reconnaît en passant une
éponge humide le long des apophyses dorsales, et re-
marquant l'endroit où la pression du doigt cause une
sensation désagréable. Il y a, en outre, fièvre inflammatoire et d'autres symptômes qui varient suivant
que le siège de la maladie est plus ou moins élevé :
mal de gorge et paralysie des extrémités supérieures ;
asthme sans toux, anxiété, maux d'estomac, envies
de vomir, vomissemens et autres désordres de la digestion, colique, constipation, rétention ou incon-

tinence d'urine, paralysie des extrémités pelvien-
nes, etc.

La myélite est tantôt aiguë, et alors égale l'encéphalite en rapidité; tantôt chronique, et dans ce cas
se cache sous la forme d'affections rhumatismales ou
autres des viscères. On sait qu'elle se termine par une
paralysie incurable des extrémités, soit les inférieures, soit plus rarement les supérieures; du moins les
établissemens hydriatriques reçoivent-ils toujours
quelques malades de ce genre, qui sont venus réclamer trop tard le bénéfice de l'eau.

Les causes tiennent fréquemment à des affections
rhumatismales, aux scrofules, à la goutte, à la syphilis, à la suppression de la sueur des pieds, du
flux menstruel et des hémorrhoïdes, à la répercussion
d'exanthèmes. Souvent aussi la maladie est la suite
de lésions mécaniques, ou d'inflammations des parties
voisines.

Le traitement par l'eau froide consiste en bains de
siège, demi-bains prolongés, fomentations autour
du tronc entier, et applications sur les parties malades, qu'on doit renouveler souvent. Les fomentations rafraîchissantes sur les parties naturelles, les
lavemens, et plus tard les affusions sur le dos avec
de l'eau dégourdie, font aussi beaucoup de bien.
Quand les symptômes ont disparu, le malade sue encore pendant quelque temps dans des draps mouillés,
outre qu'il prend des demi-bains et des bains de
siège.

11. ENCÉPHALITE.

Les symptômes de cette maladie sont assez connus : pesanteur de tête, dégénérant bientôt en une douleur fixe, qui n'augmente pas par la pression, mais bien par l'effet des impressions sensorielles vives et des travaux d'esprit ; chaleur à la tête, qui s'enfonce dans l'oreiller ; yeux rouges, étincelans, fixes ou roulans dans les orbites ; artères de la tête battant avec force ; fièvre violente ; peau sèche et chaude ; urine rouge ou très pâle, etc. Le malade ne tarde pas à être pris du délire ; il est tantôt d'une vigueur extrême, et tantôt plongé dans une sorte d'engourdissement. Il meurt ou il guérit ; et, dans ce dernier cas, il recouvre ou non l'exercice de ses facultés intellectuelles.

Les causes sont les lésions extérieures, l'abus des boissons spiritueuses, la grande chaleur ou le grand froid, les travaux excessifs de cabinet, des métastases, la répercussion de l'érysipèle à la face, des croûtes de lait, de la goutte, une maladie catarrhale ou exanthématique (scarlatine, rougeole) mal traitée, etc.

Les dérivatifs et antiphlogistiques que nous avons indiqués dans le traitement des inflammations en général doivent être appliqués ici avec vigueur et en toute diligence. Si la maladie est survenue dans le cours d'une scarlatine, d'une rougeole, ou d'une fièvre catarrhale, on commence par envelopper le malade dans des draps mouillés (en supposant que l'inflammation n'ait point acquis un trop haut degré), puis on lui fait prendre un bain de siège ou un demi-bain dégourdi, dans lequel on le frotte avec force, principalement sur les extrémités inférieures jusqu'à ce que la circulation soit rétablie et que

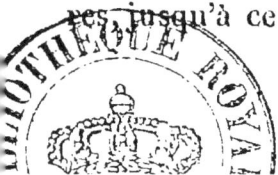

la tête se sente rafraîchie. Pour accroître l'effet du bain, on couvre la tête de linges mouillés, qu'on renouvelle fréquemment, ou bien on y verse souvent de l'eau avec un verre. Quand on remet le malade dans un drap mouillé, on couvre encore la tête de fomentations, et on cherche à provoquer la sueur, ce qui exige plusieurs enveloppemens successifs du corps entier.

L'inflammation étant portée à un haut degré, on plonge de suite le malade dans un demi-bain dégourdi; on le frotte vivement, et on lui arrose sans cesse la tête. S'il s'écoule un long temps avant que la chaleur diminue, on enlève une partie de l'eau qui s'est échauffée, et on la remplace par de la froide. Dès que la tête devient fraîche, et que les symptômes diminuent, on enveloppe le malade, comme de coutume, dans un drap mouillé, et, si les circonstances l'exigent plus tard, on recommence.

Les secours de la chirurgie sont fréquemment nécessaires dans les lésions mécaniques de la tête. Ici l'on doit répéter fréquemment les fomentations froides sur cette partie du corps, et aider à leur action par des bains dérivatifs.

Les lavemens froids rendent aussi de grands services, parce qu'ils dérivent et qu'ils vident les intestins; ils contribuent à rétablir la circulation.

Le régime doit être léger et nullement excitant. Il ne faut pas non plus tenir le malade dans une chambre trop échauffée. Au contraire, on laisse, autant que possible, les fenêtres ouvertes, même pendant les bains, à moins que le froid extérieur ne soit trop

vif, auquel cas il convient de chauffer un peu la
chambre, et d'en porter la température jusqu'à huit
degrés du thermomètre de Réaumur.

En 1836, Priesnitz m'a raconté l'heureuse guérison
d'un cas grave, qui m'a également été confirmée par
plusieurs témoins oculaires. Un homme tomba sur
une pierre, qui lui brisa le crâne et endommagea le
cerveau ; bientôt il fut réduit à l'extrémité, malgré
les secours qu'un chirurgien lui prodiguait. Le docteur Harder, de Saint-Pétersbourg, qui étudiait alors
l'hydriatrie à Graefenberg, saisit avec empressement
l'occasion de l'essayer dans un cas si grave. Il allait
faire plonger le malade dans une cuve contenant dix à
douze pouces d'eau froide, lorsque Priesnitz, qui survint, blâma ce moyen, et fit ajouter de l'eau chaude
à la froide : on fit de fortes frictions et des affusions.
Le malade, qui était dans un délire furieux, se calma ;
on l'enveloppa d'un drap mouillé, et l'on répéta l'opération chaque fois que la chaleur reparut. Pendant
le séjour au lit, la tête était continuellement couverte
de fomentations froides. Dès le lendemain, la connaissance était revenue, et bientôt la guérison fut complète. On employa d'abord le bain dégourdi, parce
que l'eau froide aurait trop fait porter le sang à la tête
et aggravé par là l'inflammation.

Un enfant de onze ans, bien portant, quoique d'une
complexion un peu scrofuleuse, et sujet aux congestions vers la tête, se plaignit un soir de céphalalgie,
se coucha aussitôt, et commença à délirer dès qu'il
fut endormi. Comme il avait passé une grande partie
de la journée sur la glace, le père crut à un grand

refroidissement ; après le réveil de l'enfant, il pratiqua une lotion avec de l'eau froide, et fit boire
quelques verres d'eau. Le malade ne tarda pas à se
rendormir ; mais, au bout d'une demi-heure, il fut
repris du délire ; le père lui donna encore de l'eau
froide à boire, ce qu'il continua jusqu'à l'apparition
d'une sueur légère, qui enleva la chaleur fébrile. Le
lendemain matin, le malade était à-peu-près guéri.
Une lotion froide termina le traitement. L'enfant
passa une journée à la maison, puis fut envoyé à
l'école ; mais il profita de l'occasion pour aller passer
quelques heures sur la glace, par un vent piquant de
l'est et un froid de seize degrés. Le soir, il se mit au
lit, sans se plaindre de rien, mais, en venant voir
comment il se trouvait, les parens le trouvèrent en
prise à un délire affreux, jetant les hauts cris, et le
pouls si fréquent qu'on n'en pouvait compter les pul-
sations. Bientôt des spasmes survinrent, les traits du
visage se déformèrent, et les bras furent retirés en
arrière. Après avoir essayé en vain des fomentation
froides sur la tête, et administré un lavement froid,
qu'indiquaient la chaleur brûlante et le gonflement
du ventre, on appliqua un sachet de glace pilée sur
la tête, et on enveloppa le corps d'un drap mouillé.
Le malade passa la nuit entière dans cet état : on
changeait la glace à mesure qu'elle fondait, et on renouvelait les linges mouillés toutes les demi-heures.
Cependant l'état s'aggrava ; l'enfant avait le regard
fixe, et ne reconnaissait plus personne ; le resserrement spasmodique de la gorge ne permettait pas non
plus qu'il avalât de l'eau, et la décomposition des

traits de la face allait toujours croissant. Alors on plongea le malade dans une baignoire pleine de neige, avec laquelle on le frotta. La violence du froid supprima d'abord toute réaction ; mais , au bout de dix minutes, on enveloppa le corps d'un drap trempé dans de l'eau à la glace, par-dessus lequel on mit une couverture de laine et un lit de plumes. Trois quarts d'heure après environ , la pâleur mortelle de la face fit place à un peu de coloration, et le pouls des artères temporales commença à battre régulièrement et lentement sous le bonnet de glace, qu'on n'avait point retiré. L'enfant ouvrit les yeux ; une sueur générale se déclara, on enleva le bonnet de glace, et on vit la tête toute fumante, puis de grosses gouttes de sueur coulèrent sur le front. La chaleur de la tête était presque naturelle. L'enfant dormit deux heures d'un sommeil calme, et se réveilla en demandant à manger. On le démaillotta, on le mit dans une cuve, et on l'arrosa d'eau dégourdie ; tout le dos était couvert d'une éruption miliaire. On lui fit boire ensuite un verre d'eau, et il se rendormit dans un lit sec. En peu de temps la sueur se manifesta de nouveau. Le petit malade passa encore deux jours alternativement levé et couché ; il but modérément, mangea beaucoup, et fut guéri.

III. CONGESTIONS.

Les congestions sont l'afflux morbide du sang vers certaines parties, ce qui trouble la circulation , dérange les fonctions de l'organe dans lequel le liquide s'est accumulé, ou le paralyse totalement, tandis que les autres manquent de sang, et souffrent par conséquent du froid.

Quelquefois une congestion qui a duré long-temps est suivie d'une hémorrhagie : ainsi on observe le saignement de nez après celles vers la tête, le flux hémorrhoïdal après celles vers le bas-ventre, etc. Dans certaines circonstances, la congestion passe à l'inflammation, ce qui arrive surtout quand le sang est de mauvaise nature, et que la partie malade se trouve continuellement surexcitée par des épices, des boissons échauffantes, etc.

Les causes des congestions sont : 1° une pléthore générale ; 2° des obstacles à la circulation, tels que lésions organiques du cœur, corset trop serré, etc.; 3° de trop grands efforts d'une partie, par exemple, du cerveau, du bas-ventre ; le premier par l'étude ou la colère, le second par une nourriture mauvaise ou surabondante ; 4° la faiblesse d'un organe, dont les vaisseaux ne résistent pas assez à l'afflux du sang ; ce qui fait qu'on observe fréquemment les hémorrhoïdes chez les personnes qui ont débilité leurs organes abdominaux par l'abus des plaisirs de l'amour.

A ces causes des congestions, il faut encore ajouter diverses circonstances qui tiennent au développement du corps, ou à certaines fonctions et certaines maladies, comme la dentition chez les enfans, l'établissement et la cessation du flux menstruel, la grossesse, les alimens irritans, les médicamens, la chaleur, les affections morales, un genre de vie sédentaire, etc. Lorsque des congestions actives durent long-temps, les parties malades deviennent faibles, les vaisseaux se distendent, et la congestion prend le caractère qu'on appelle passif, c'est-à-dire qu'elle persiste alors même que la cause à laquelle elle devait naissance a cessé.

Les principaux moyens de traitement, dans les congestions, sont un régime sévère et simple, l'attention d'éviter toutes les causes, autant que cela dépend du malade, un exercice modéré au grand air, les lotions froides, et les bains froids, qui agissent à-la-fois comme dérivatifs et comme fortifians; les fomentations autour de la partie malade, les lavemens d'eau froide; enfin une sueur modérée, pour rétablir la circulation et éliminer du sang les parties âcres, irritantes, qu'il contient. Les grands bains froids ne doivent être employés qu'avec circonspection, car ils entraînent souvent le déplacement de la congestion ou l'augmentation de l'afflux du sang : il faut donc préférer les bains partiels, qui, lorsqu'on attend d'eux un effet dérivatif, doivent durer long-temps, tandis qu'on les rend très courts, mais qu'on les répète fréquemment, quand on veut qu'ils fortifient.

1. CONGESTIONS VERS LA TÊTE.

Après une prédisposition naturelle, les principales causes de l'afflux du sang vers la tête sont les travaux d'esprit prolongés, la propension à la colère, les excès vénériens, l'habitude de manger beaucoup et de rester long-temps à table, le sommeil trop long, une attitude qui oblige à rester long-temps baissé, des vêtemens trop étroits, des cravates trop serrées;

enfin quelques maladies, comme la toux, la fièvre
nerveuse et les troubles de l'appareil digestif.

Le traitement se dirige en partie vers les causes,
qu'on doit naturellement commencer par écarter.
Avant tout, on prescrit un régime simple et modéré;
le malade ne doit boire que de l'eau, même à ses repas,
sans craindre de porter atteinte à la digestion (comme
semble le redouter un fort habile médecin, qui m'a été
d'un grand secours dans la rédaction de la partie pathologique de ce traité, et qui cependant, chose singulière, approuve l'eau sucrée); j'entends toutefois
qu'on ne boive pas avec excès, et que l'eau soit de
bonne qualité. Les alimens sont plutôt froids que
chauds. On évite la trop grande chaleur du soleil et
des appartemens; on se promène souvent et lentement à l'ombre, la tête couverte d'un chapeau de
paille ou d'un bonnet léger de couleur claire, ou
même la tête nue. On évite de gravir les montagnes,
de monter des escaliers élevés; on fuit les affections
morales, la lecture prolongée et les autres travaux
d'esprit; on cherche à entretenir constamment la tête
fraîche, les pieds chauds et le ventre libre.

Le matin on sue un peu, et, s'il est possible, dans
un drap mouillé, en se faisant couvrir la tête de fomentations. Après la sueur, on prend un bain de
pluie, ou l'on se fait arroser la tête, en se frottant bien.
L'arrosement ne doit pas durer assez long-temps
pour causer de la douleur; il faut l'interrompre de
temps en temps, pour se frotter la tête. Lorsque le
froid agit trop long-temps et trop soudainement, les
vaisseaux se resserrent sur eux-mêmes; ils ne per-

mettent plus au sang accumulé de refluer ; une nouvelle irritation s'établit, et la congestion augmente,
Après le bain, on prend un bain de siège d'une demi-
heure ou de trois quarts d'heure, en se tenant toujours la tête couverte de fomentations très froides,
qu'on renouvelle souvent. A la suite du bain de siège,
on prend de l'exercice, mais avec modération, et l'on
boit de l'eau, ce qu'on doit faire aussi pendant la
sueur, pour éviter l'excitation. Vers midi, on prend
un second bain de siège, d'une heure et plus. L'a-
près-midi, si les extrémités sont froides, on se fait
administrer une légère douche, dont le filet ne doit
être reçu que sur les bras et les jambes, la plante
des pieds surtout. Le soir, on prend encore un long
bain de siège, après lequel on se promène jusqu'à
ce qu'on soit complètement réchauffé, et que la tête
soit devenue fraîche aussi ; alors on se met au lit, et
l'on s'y couvre très légèrement.

S'il existe des désordres de la digestion, les lavemens froids, pris soir et matin, produisent d'excellens effets ; joints aux lotions froides, aux bains de
siège et à un régime approprié, ils suffisent souvent
seuls pour rétablir parfaitement la santé.

On comprend sans peine qu'entrer dans la grande
baignoire immédiatement après la sueur, comme
l'usage en est admis à Graefenberg, doit plutôt nuire
qu'être utile dans les congestions ; car le sang se
trouve refoulé de la surface du corps et des parties
externes vers l'intérieur, et la congestion doit naturellement augmenter. Les bains de pluie et les affusions froides stimulent aussi la peau, sans le moindre

doute; mais ils ne refoulent pas violemment le sang
vers les parties internes, ainsi que le font le froid
très intense, et surtout la pression de la grande
masse d'eau contenue dans la cuve. Il est facile de
concevoir aussi que des sueurs excessives et une alimentation copieuse ne peuvent contribuer en rien à
la guérison.

L'expérience m'a appris que la plupart des malades
atteints de congestions quittent Graefenberg sans
être guéris, que chez plusieurs même l'état a empiré
au point que Priesnitz s'est vu forcé souvent de les
renvoyer promptement, en leur recommandant de continuer le traitement chez eux. J'en pourrais citer un,
entre autres, chez lequel, malgré des bains de siège
prolongés pendant deux heures, il survint enfin des
accidens apoplectiques qui embarrassèrent beaucoup
Priesnitz. Je ne comprends pas qu'un homme aussi
sensé que lui ait pu persévérer si long-temps dans son
ancienne méthode de traiter les congestions. On m'as-
sure qu'aujourd'hui il y a introduit des modifications
considérables. Le malade dont je viens de parler, et
un autre encore, qui partirent de Graefenberg fort
mécontens et en moins bonne santé qu'ils n'y étaient
venus, ont continué chez eux le traitement d'une manière plus douce, le second surtout par des lavemens, et
ils ont obtenu ainsi guérison. Quelque faible idée qu'on
ait de la nature des congestions, on n'aura pas de peine
à sentir qu'un traitement hydriatrique déployé dans
toute son intensité est ici hors de place, et qu'on ne
peut que nuire par des sueurs forcées, des douches
énormes et de grands bains froids.

Une dame, qui repose maintenant dans le cimetière
le Graefenberg, fut la victime de cet imprudent emploi des grands bains après la sueur. Elle était très
sanguine, d'un âge où les règles ont coutume de cesser,
et atteinte de quelques-uns des accidens qui surviennent communément vers cette époque, entre autres de
fortes congestions vers la tête. On lui fit subir le traitement ordinaire, et un jour on la retira de la grande
cuve foudroyée par une attaque d'apoplexie. Je pourrais encore citer une autre dame et un officier prussien
ou polonais qui eurent le même sort.

Mon intention, en rapportant ces exemples, est
d'empêcher que de pareils malheurs se reproduisent,
et de rendre les personnes atteintes de congestions
plus circonspectes à l'égard de la sueur, des grands
bains et du régime.

2. APOPLEXIE.

On donne le nom d'apoplexie à un afflux soudain du
sang vers la tête, qui paralyse les fonctions du cerveau,
fait perdre connaissance, et se termine souvent par la
mort. La paralysie de la langue en est parfois la conséquence ; plus rarement celle des extrémités, qui la
plupart du temps n'a lieu que d'un seul côté du corps.

Frotter vivement les extrémités, surtout les jambes,
appliquer des fomentations froides sur la tête, peut-
être aussi administrer des bains de pieds, et donner
des lavemens, tels sont jusqu'ici les moyens qui ont
réussi quelquefois.

Les personnes sujettes aux congestions vers la tête
doivent, pour éviter l'apoplexie, suivre le régime in-

diqué dans le paragraphe précédent, ce qui est beaucoup plus sûr que d'être obligé de recourir aux moyens
qu'on peut employer contre l'apoplexie déclarée.

Ma bonne mère, âgée de soixante et dix ans, fut
prise d'apoplexie à la suite des fatigues d'un voyage
de plusieurs jours. De fortes frictions, des bains de
pieds, des bains de siège, des fomentations, la rétablirent promptement, et quoiqu'elle n'ait pas voulu
renoncer à son cher café, elle s'est toujours bien portée depuis; mais elle boit beaucoup d'eau, et au moindre symptôme elle a recours aux bains de pieds et de
siège.

Quiconque a déjà eu une attaque d'apoplexie doit
s'observer sous le point de vue du régime, éviter les
grands mouvemens, et s'abstenir de toute excitation.
Le premier accès est en quelque sorte un avertissement,
et le second annonce l'approche de la mort, qui arrive
ordinairement au troisième.

3. ASTHME.

L'asthme est un afflux du sang vers la poitrine,
qui gêne la respiration. Outre qu'il accompagne diverses maladies, il survient parfois seul, et alors il
affecte la forme, tantôt d'une simple congestion, dépendante de la pléthore, tantôt de ce qu'on appelle
l'angine de poitrine.

Les moyens à mettre en usage dans la *simple congestion de poitrine* sont ceux qui conviennent aux congestions en général. Le grand bain doit être laissé de côté,
puisque ordinairement le malade ne peut déjà plus
respirer dans le bain de pluie. Il faut donc que l'eau

soit d'abord tiède, et qu'on ne passe que peu-à-peu à une température de dix degrés. Il est nécessaire de recourir aux fomentations sur la poitrine, et pendant la nuit sur tout le tronc; de transpirer légèrement, dans des draps mouillés, qui n'enveloppent ni les bras ni les jambes; de prendre des bains de pieds plus ou moins prolongés, suivant que le malade peut les supporter; de suivre un régime maigre (point de lait, ni de beurre, un peu de soupe froide, le matin et le soir, et des légumes sans viande à dîner); d'éviter les grands mouvemens; de ne point monter; de ne pas parler beaucoup, etc. S'il y a constipation, les lavemens froids doivent être employés. Indépendamment des fomentations sur la poitrine, on fait bien de laver fréquemment cette dernière avec une éponge imbibée d'eau très froide. Les fomentations doivent également être faites avec de l'eau bien froide.

Si l'on plongeait le malade en sueur dans la grande cuve d'eau froide, on risquerait de déterminer une hémorrhagie, c'est-à-dire une rupture de vaisseaux, et un épanchement de sang dans les poumons, et d'amener ainsi la suffocation. J'en connais un exemple, qui a eu lieu à Graefenberg, chez une jeune personne.

L'*angine de poitrine*, plus rare que la simple congestion, se traite comme le mal de gorge, toutefois en ayant égard à la différence des parties affectées. On emploie un régime sévère, des fomentations renouvelées souvent, des bains de pieds prolongés, l'eau en boisson, l'enveloppement dans des draps mouillés, où l'on peut essayer de faire suer le malade, ce qui est surtout nécessaire quand il souffre de la goutte, à une

7

métastase de laquelle on se croit en droit de rapporter les accidens qu'il éprouve.

Voici un exemple d'asthme traité par l'eau à Grae-fenberg. Un homme de quarante-trois ans, que la délicatesse de sa constitution avait engagé ses parens à ménager beaucoup pendant son enfance, fut atteint d'asthme à l'âge de treize ans. En 1818, il éprouva un accès de goutte aiguë, pour laquelle il eut recours aux eaux de Warmbrunn, qui le soulagèrent prompte-ment. Deux ans après reparut un très fort accès d'asthme, qui ne tarda cependant pas à cesser, mais qui se reproduisit encore au bout de deux années, et cette fois céda à l'emploi de la pommade d'Autenrieth. Le sujet recouvra alors des forces et de l'embonpoint; menant une vie sédentaire, mangeant beaucoup, et passionné pour le jeu, il résistait souvent à d'impé-rieux besoins d'uriner, pour ne pas se lever de table. En 1830, il eut le choléra, dont l'homœopathie le gué-rit, mais qui laissa, pendant long-temps, un grand mal de tête à sa suite. L'année suivante, un refroidis-sement fit naître un accès de goutte, qui reparut, en 1832, avec des symptômes d'asthme. En 1834, l'asthme récidiva avec beaucoup d'intensité, et on chercha à le combattre par des émissions sanguines abondantes et répétées. Depuis lors, le sujet ne recouvra plus ni ses forces, ni sa santé. En 1837, il alla aux eaux de Kissingen, pour s'y débarrasser de congestions dans la poitrine, accompagnées de bâillemens fatigans, avec gonflement des organes abdominaux et propension aux coliques. En 1838, pendant l'hiver, une attaque d'hypocondrie fut combattue par les lavemens de

Kaempf et l'assa fœlida, qui ne firent qu'accroître le
malaise. L'urine était rouge, et déposait un sédiment
jaune ; l'estomac ne pouvait supporter les alimens les
plus légers ; cependant les selles avaient lieu d'une
manière régulière. Au mois de mai, le malade se rendit à Graefenberg. Pendant les trois premiers jours,
il prit des demi-bains d'eau dégourdie, dans lesquels
on l'arrosait avec de l'eau à la même température ; et
durant les premiers quinze jours, il fut mis à l'usage
des bains de pieds. Ensuite Priesnitz lui prescrivit,
pendant six semaines, de suer deux fois par jour, et
de prendre deux bains de siège d'une demi-heure ; sa
sueur était extrêmement visqueuse. Le septième jour,
après le commencement de la sueur, il passa aux
douches, dont la plus petite fut employée durant six
à huit minutes, pendant six semaines, après quoi il
put se soumettre à l'action des autres. Plus tard, on
ne le fit suer qu'une seule fois par jour, et enfin la
sueur fut de nouveau répétée deux fois chaque jour.
Après le bain, il éprouvait ordinairement un sentiment de froid dans le dos et à la région du foie. Le
onzième jour du traitement, l'urine devint trouble,
verdâtre, et déposa un sédiment abondant blanc. Les
selles étaient tantôt dures et tantôt liquides. La
sixième semaine du traitement, s'établit une diarrhée
critique, avec fièvre, qui dura trois jours, entraînant
beaucoup de bile et de mucosités. On interrompit les
douches. Puis les crises semblèrent se porter vers les
urines, dans lesquelles, pendant près de deux mois et
demi, se formèrent des dépôts jaunes, bleus ou verdâ-
tres, qui cessèrent tout-à-coup. Dans la neuvième se-

maine, apparurent, aux cuisses surtout, de gros furoncles, qui durèrent un mois environ. Il en revint ensuite d'autres, qui furent suivis de nouveaux dépôts
dans l'urine. Dès ce moment le malade put être considéré comme guéri.

4. HÉMORRHOIDES.

Les hémorrhoïdes sont un afflux du sang vers le rectum, qui s'annonce quelquefois aussi par des douleurs
dans d'autres parties du corps, et qui est accompagné,
la plupart du temps, d'un état de pléthore, surtout du
bas-ventre, ce qui fait que la digestion se trouve souvent dérangée, et que le malade éprouve des coliques,
des démangeaisons à l'anus, etc.; fréquemment aussi
il y a des douleurs à la tête, à la poitrine et au sacrum,
qui, de même que les autres symptômes, s'exaspèrent
d'une manière notable sous l'influence des alimens
excitans, des boissons échauffantes et des repas trop
copieux.

Quand la maladie est plus développée, on aperçoit
des boutons hémorrhoïdaires à l'extrémité et à la face
interne du rectum. Ces boutons ne sont autre chose
que des dilatations de vaisseaux, dans lesquelles s'a-
masse, en général, un sang très âcre, et qui souvent
causent beaucoup de douleur, empêchent de s'asseoir, etc.

Si ces boutons s'ouvrent et laissent échapper du
sang, on dit que les hémorrhoïdes sont fluentes. Les
divers symptômes de la maladie, aussi long-temps
qu'il ne s'est point encore développé de boutons,

portent également le nom collectif d'accidens hémor-
rhoïdaux.

Les hémorrhoïdes fluentes affectent fréquemment,
comme les menstrues des femmes, une périodicité
assez marquée ; le sang surabondant ou altéré trouve
alors une issue, ainsi que les humeurs âcres, et le malade ressent toujours un grand soulagement. Une fois
que le corps s'est accoutumé à cette évacuation, il
devient dangereux de la troubler, parce que les mauvaises humeurs se jettent alors sur d'autres parties,
et y provoquent des accidens de toute espèce,
comme il arrive chez les femmes dont les règles sont
dérangées. Les refroidissemens, ceux surtout des
pieds, les commotions morales, etc., peuvent amener
cette suppression du flux.

Lorsqu'au lieu de sang, ce sont des mucosités qui
coulent du rectum, les hémorrhoïdes prennent l'épithète de muqueuses. Quelquefois des écoulemens semblables ont lieu par les voies urinaires ; ils constituent
les hémorrhoïdes vésicales, plus difficiles à guérir que
les autres. Comme les femmes sont sujettes à un autre flux périodique, les hémorrhoïdes s'observent plus
rarement chez elles que chez les hommes.

Les hémorrhoïdes cachées se dénotent parfois d'une
manière très saillante par des douleurs dans la poitrine et la tête, surtout à l'occiput ou à la nuque, par
des désordres divers de la digestion, comme constipation, prurit et ardeur à l'anus et au périnée, par un
sentiment de plénitude dans le bas-ventre, etc.

Les causes sont, après la prédisposition innée ou
existante déjà dès l'enfance, un genre de vie trop sé-

dentaire, des alimens trop abondans et trop épicés, le café, la pâtisserie, l'abus des drastiques et des lavemens irritans, l'affaiblissement des vaisseaux du bas-ventre par l'onanisme ou les excès vénériens, les vêtemens trop étroits, etc. La maladie hémorrhoïdale est fréquemment associée à la goutte, aux dartres, ou à d'autres éruptions et maladies, et, dans le traitement, il faut avoir égard à ces complications.

Le premier point du traitement doit être de faire disparaître les causes. Le malade mène un genre de vie simple sous tous les rapports; il évite tout ce qui irrite, échauffe, ou engendre des vents; il prend beaucoup d'exercice, mais sans y mettre de précipitation. Ses alimens consistent en substances faciles à digérer, provenant plutôt du règne végétal que du règne animal. Il se couvre peu la nuit. Il entretient la liberté du ventre par des lavemens froids, ou tièdes pendant le flux. Il sue une ou deux fois par jour; il prend des bains de siège et des bains de flots. Il reçoit des douches au besoin. En un mot, il emploie le traitement dans toute sa latitude, mais avec les modifications qui peuvent être rendues nécessaires par l'individualité ou les maladies concomitantes. On doit bien se garder de faire disparaître les hémorrhoïdes par une application mal calculée de l'eau, car de graves inconvéniens peuvent surgir de là. Il y a une dizaine d'années, je me traitai de mes hémorrhoïdes, suivant la méthode du docteur Backer, par des bains de rivière, sans rien changer à mon genre de vie, qui cependant avait plus contribué qu'autre chose à me les attirer. L'hiver suivant, je fus pris d'une violente ophthalmie, qu'on eut beaucoup de peine à guérir, et pour laquelle on me donna du mercure ; je fus dix semaines entières sans voir, et il fallut plus d'une année encore pour que je recouvrasse l'usage de mon œil, qui est demeuré plus faible que l'autre.

Quiconque veut se guérir des hémorrhoïdes doit commencer par changer son genre de vie, et boire de l'eau en abondance. On évite les lits trop chauds et les habitudes trop sédentaires ; on se lave, soir et matin, le corps entier avec de l'eau froide ; et si le mal n'est pas déjà très avancé, ces moyens suffisent presque à eux seuls pour le faire disparaître. Une fois bien préparé par un régime convenable, on peut prendre sans danger des bains de siège, à l'action desquels on aide par des lavemens.

Si la maladie est fort avancée, la sueur devient indispensable. Elle écarte les inconvéniens qu'on pourrait redouter de la part des bains froids, puisqu'elle entraîne au dehors les matières de mauvaise qualité, et prévient la métastase de la goutte. Du reste, le traitement est assez facile et sans danger ; il faut seulement ne point le forcer, et prendre patience, car parfois il dure long-temps.

J'ai vu un cas fort intéressant d'hémorrhoïdes cachées chez un jeune homme de dix-huit ans, que des maux de tête affreux, revenant presque périodiquement tous les mois, avaient forcé de renoncer à ses études. On ne savait que faire contre ces douleurs, qui ne manquaient jamais de cesser à époque fixe. Ce fut précisément leur caractère périodique qui me porta à soupçonner qu'elles pouvaient fort bien dépendre d'un état hémorrhoïdal. Le malade avait d'ailleurs un excellent appétit, il était d'une humeur gaie, et ne se plaignait d'aucun autre symptôme. Il employa le traitement, tel à-peu-près que je l'ai indiqué, et surtout les bains de flots. Le jour auquel ses douleurs devaient reparaître approchait, et il attendait avec anxiété des souffrances dont il me faisait une peinture terrible. Elles ne vinrent point, et furent remplacées par une pesanteur au rectum, avec des déjections teintes de sang, qui continuèrent pendant quelques jours. Je suis persuadé que la maladie, bien qu'elle date de plusieurs années, finira par se dissiper entièrement.

Un homme était atteint d'hémorrhoïdes borgnes, avec douleurs arthritiques, qui se manifestaient surtout au sacrum. Ces douleurs étaient parfois assez violentes pour l'obliger à se rouler spasmodiquement, et pendant long-temps elles ne lui permirent de se tenir debout qu'à l'aide d'un bâton passé en travers du dos et soutenu par les deux bras. La maladie datait déjà de quinze années. Après les premiers essais pour le faire suer et lui faire prendre des bains froids, bien qu'on ne lui eût donné qu'un bain de pluie à quatorze degrés environ, il fut pris de spasmes tels, que je fus obligé de le tenir enveloppé huit jours entiers dans des draps mouillés, et de me borner à des lotions tièdes, auxquelles je joignis de temps en temps un bain de siège. Le malade ne voulait plus entendre parler de l'eau froide, et il me fallut recourir à de sérieuses remontrances pour le décider à prendre le bain de siège dégourdi. Il survint plusieurs accès, qui du reste diminuèrent peu-à-peu d'intensité, et finirent par cesser. Insensiblement le malade s'accoutuma à l'eau froide, et lorsque les sueurs eurent purifié la masse de ses humeurs, il put supporter la douche, le grand bain et le bain de flots. Après cinq ou six semaines de traitement, apparut une violente diarrhée, qui dura plus d'un mois, entraînant des mucosités vertes et sanguinolentes, et qui porta une grande atteinte aux forces. Cependant, comme la constitution était robuste, je ne changeai presque rien au traitement : des fomentations continuelles furent faites sur le bas-ventre, et les bains de siège pris sans interruption. Plusieurs furoncles survinrent aussi. Enfin la diarrhée s'arrêta, et avec elle cessèrent tous les symptômes de la maladie. Au bout de trois mois, le sujet quitta mon établissement en pleine santé, et depuis il a continué de se bien porter, quoique mangeant toujours beaucoup.

Au lieu d'accumuler ici les observations, je me contenterai de rapporter la relation détaillée d'un cas d'hémorrhoïdes qui ont été traitées et guéries à Graefenberg.

Depuis vingt ans, le malade était atteint d'hémorrhoïdes, la plupart du temps non fluentes, qui lui occasionaient de grandes douleurs dans le bas-ventre, et ne lui permettaient pas d'aller à la selle sans le secours des laxatifs. Las enfin de toujours souffrir, il entreprit de se traiter lui-même par l'eau : avant tout, il se mit à un régime très frugal, renonçant aux épices, au vin, à la bière, au café, au thé, et buvant chaque jour une grande quantité d'eau fraîche. Le matin, en sortant du lit, il prenait un bain froid, en s'arrosant la tête et se frottant bien tout le corps, puis un bain de siège de dix minutes à un quart d'heure. Au bout d'un mois parut une éruption insignifiante, qui cessa bientôt. Deux mois après, le changement était notable; le malade allait à la selle tous les deux jours au moins, et il jouissait d'un bon appétit, lorsque tout-à-coup la bouche devint brûlante, avec congestion du sang vers la tête, grande faiblesse, suppression des déjections alvines et grande soif. Le malade but beaucoup d'eau, prit un bain de pieds le soir, se couvrit bien pendant la nuit, et le matin, étant en sueur, se plongea dans un bain froid, en ayant soin de se verser de l'eau sur la tête, et de se frotter vivement tout le corps, autant du moins que sa faiblesse le lui permettait; puis il fit une promenade au grand air. Les accidens durèrent cinq jours, pendant lesquels le traitement fut continué.

Le 8 février, au matin, comme le malade se rendait au bain, il se sentit mieux; la tête était dégagée et l'appétit assez bon; il y eut ce jour-là quatre selles, qui se répétèrent le lendemain, et qui furent suivies d'un grand soulagement. Dès-lors le malade résolut d'aller à Graefenberg, pour y rétablir complètement sa santé. Priesnitz l'y traita de la manière suivante:

Le 6 mai, au sortir du lit, il fut lavé pendant quelques minutes dans une cuve d'eau dégourdie. De là il passa dans la grande cuve froide, où il ne resta qu'un instant; puis on le lava de nouveau avec de l'eau tiède, après quoi il s'habilla rapidement, et alla faire un tour de promenade. L'après-midi il prit un bain de siège d'un quart d'heure, puis se promena encore, en buvant plusieurs verres d'eau.

Le 7 et le 8 mai, le traitement fut le même. Il ne changea pas non plus du 9 au 12, si ce n'est qu'on prescrivit une douche de deux à cinq minutes.

Du 13 au 16, la douche fut de cinq à six minutes.

Le 17, il parut tout-à-coup, dans la hanche gauche, un spasme très violent, qui dura plusieurs heures, causant des douleurs assez vives pour arracher des cris continuels. Pendant trois jours pleins le malade ne put se remuer, et fut obligé de rester étendu sur le dos; le dégoût l'empêcha aussi de prendre autre chose que de l'eau.

Le 20, il y eut un peu de diminution des douleurs. Le malade fut arrosé d'eau dégourdie, et frictionné légèrement, puis replacé dans son lit. Un second bain, pris dans la journée, le soulagea beaucoup. Il appliqua ensuite une fomentation sur la partie souffrante, but beaucoup d'eau, et prit deux lavemens.

Le 21, aux deux bains entiers on joignit un bain de siège de vingt minutes. Le soir, il y eut de vives coliques, qui nécessitèrent des fomentations froides autour du corps, un bain de siège d'une demi-heure, et des lavemens froids; d'abondantes évacuations s'ensuivirent.

Le 22, à la suite d'un lavement, toutes les grandes douleurs cessèrent, et l'appétit revint.

Le 23, on commença le traitement par les sueurs, et le malade fit quelques pas autour de son logis, pour prendre l'air.

Le 24, deux bains de siège, chacun d'un quart

d'heure. Le sommeil fut bon durant la nuit; l'amélioration se prononça d'une manière sensible, et il devint possible au malade de se coucher sur l'un et
l'autre côté.

Du 25 au 30, continuation du même traitement.
La santé se fortifie de jour en jour, mais la faiblesse
ne cède point encore dans le côté gauche.

Le 31, retour du spasme au même endroit; le malade, éprouvant d'aussi vives douleurs que la première
fois, est obligé de se tenir sur le dos.

Le 1er juin, quelque peu de soulagement.

Le 2, on essaie un bain dégourdi, et on prescrit
deux lavemens froids, qui n'ont aucun résultat. La
nuit est assez tranquille.

Le 3, nouveau lavement, suivi d'une selle énorme
et d'un soulagement très prononcé. Deux bains tièdes
de cinq minutes; un lavement froid le soir.

Le 4, même traitement que la veille.

Le 5, douleur au genou, sur lequel on applique
une fomentation. Deux bains dégourdis; fomentations
jour et nuit sur le bas-ventre; le soir, deux autres
bains, chacun de cinq minutes, qui enlèvent la douleur.

Le 6, le traitement est le même.

Le 7, les douleurs sont un peu moins fortes. Le matin, un bain dégourdi de cinq minutes; plus tard, un
bain de siège d'un quart d'heure; ensuite, un grand
bain de cinq minutes; et enfin, le soir, un bain de
siège d'un quart d'heure.

Le 8, même traitement. Le malade essaie de faire
quelques pas devant la maison.

Du 9 au 11, même traitement. On continue les lavemens journaliers.

Le 12, rien de changé au traitement. Promenade
légère; un lavement avant de se mettre au lit.

Du 14 au 16, on enveloppe le malade dans la couverture, et après qu'il a sué légèrement, on le lave avec de
l'eau dégourdie, puis on le plonge un instant dans la
grande cuve, et de là dans l'eau tiède. L'après-midi,
un bain de siège d'un quart d'heure.

Le 17, même traitement que la veille.

Le 18, même traitement. Le malade éprouvant un
violent mal de tête, et ayant les yeux enflammés, on
l'enveloppe dans un drap mouillé, puis dans la couverture, ce qui est répété le soir, après un lavement.

Le 21, les douleurs continuent. Même traitement,
avec un bain de siège d'un quart d'heure.

Le 25, une douche de deux minutes. L'appétit revient peu-à-peu.

Le 27, la tête étant parfaitement dégagée, on supprime le drap mouillé.

Le 28, on enveloppe le malade dans la couverture,
d'où il passe dans l'eau tiède, puis dans l'eau froide,
et de nouveau dans l'eau tiède; il va faire ensuite
un tour de promenade, et boit quelques verres d'eau.
Plus tard, un bain de siège d'un quart d'heure, et le
soir, une douche de deux minutes.

Du 29 juin au 13 juillet, même traitement.

Le 14, on renonce à l'eau dégourdie. Le malade
passe immédiatement de la couverture dans l'eau
froide. Douche de cinq à six minutes.

Le 7 septembre guérison complète.

J'eus occasion de faire connaissance avec le sujet
de cette observation. Je le trouvai fort satisfait des résultats du traitement. Toutefois, il se plaignait encore
de quelques irrégularités dans la digestion. Je conclus
des détails dont il me fit part, que la violente crise
qu'il avait éprouvée était plutôt l'effet d'un traitement
trop actif, que celui d'un effort de la nature pour expulser les matières existantes. Du moins, me paraît-il
certain qu'on employa trop tôt la douche, et qu'on
aurait pu arriver à la même fin sans provoquer d'aussi
vives douleurs. Peut-être suis-je dans l'erreur ; mais
je ne pourrais jamais me résoudre à agir avec tant d'é-
nergie et si brusquement sur un vieillard affaibli par
une longue maladie. On a vu, par le fait qui précède
celui-ci, avec quelle promptitude ce traitement,
même modéré, peut déterminer des phénomènes
spasmodiques chez un sujet atteint d'une affection
hémorrhoïdale fort ancienne. En général, on ne saurait apporter trop de circonspection dans les cas de ce
genre ; il faut même mettre pendant long-temps le malade à l'usage des bains tièdes, avant de se hasarder à
prescrire les froids. Une personne que j'ai connue fut
plongée trop tôt dans les bains de siège froids ; il résulta de là que les spasmes abdominaux s'accrurent au
point de mettre sa vie en danger, et Priesnitz, après
avoir eu recours inutilement aux bains de siège dégourdis, fut obligé de la renvoyer sans espoir, pour
ne pas courir le risque de la voir succomber. A la vérité, on ne peut pas prévoir d'avance que les effets d'un
bain froid seront si violens et si pernicieux ; mais c'est
précisément pour cela que je me suis fait une loi de

commencer toujours très doucement, lorsqu'il s'agit d'un sujet faible et irritable, et de n'activer que peu-à-peu le traitement. Le seul inconvénient qui puisse résulter de là, c'est de faire perdre quelques jours.

5. DÉSORDRES DE LA MENSTRUATION.

Les désordres de la menstruation reconnaissent presque toujours pour cause la faiblesse et l'inaction du système utérin, qui font que le flux menstruel devient trop abondant, ou qu'il se reproduit à des époques, soit trop rapprochées, soit trop éloignées, ou enfin qu'il ne s'effectue pas, que le sang ne coule point en assez grande abondance, et que son excrétion est accompagnée de douleurs. Quelquefois, la faiblesse générale et une excessive irritabilité contribuent à faire naître ces accidens (1). Dans tous les cas, il s'agit de fortifier le corps entier, de répartir uniformément la masse du sang, et de rétablir l'état normal de l'appareil utérin, soit en fortifiant ce dernier par des bains locaux, soit en atténuant et purifiant la masse des humeurs par l'eau qu'on fait boire abondamment, en même temps qu'on excite la sueur et qu'on applique des fomentations autour du bas-ventre.

Il faut donc établir cette distinction dans le traitement, que l'excès d'abondance et le retour trop fréquent des règles cèdent principalement à l'action du froid, tandis que leur rétention doit être combattue à-

(1) L'Académie royale de Médecine vient de couronner sur ce sujet un travail intéressant de M. Brierre de Boismont: *De la menstruation; influence de cette fonction sur les maladies et celle qu'elle en reçoit* (Mémoires de l'Académie royale de Médecine, Paris, 1841, t. IX, pag. 104).

la-fois et par des diluans à l'intérieur et par des stimulans à l'extérieur. Lorsque la menstruation est trop abondante, il faut éviter les excitations débilitantes locales, comme la fréquence du coït, les chaufferettes, les bains de pieds et autres bains chauds. Si l'on n'y remédie pas, l'hydropisie et la phthisie peuvent en devenir les conséquences. Des bains de siège fréquens, de dix minutes à un quart d'heure, et répétés trois ou quatre fois par jour suivant le cas, des vêtemens légers, un régime sobre, avec soin d'éviter tous les alimens acides, et un exercice modéré au grand air, le matin surtout, en été, sont les meilleurs et les plus sûrs moyens pour arriver au but.

S'agit-il, au contraire, d'une menstruation arrêtée ou incomplète, il convient d'abord d'appliquer des fomentations autour du bas-ventre, de faire boire beaucoup d'eau, de faire suer dans des draps mouillés, et de prescrire des bains de siège prolongés (d'une heure), pour provoquer une réaction vive et durable, diluer les humeurs, et ranimer l'action du système utérin. Un grand exercice, les danses, l'équitation, la natation, et un régime analeptique, même un peu tonique sans toutefois être excitant, contribuent puissamment à la guérison. Si la menstruation est accompagnée de douleurs, on doit, quelques jours avant l'apparition du flux, appliquer des fomentations excitantes autour du bas-ventre. Hahn recommande les bains de pieds froids dans la suppression des règles, et cite plusieurs cas où ils ont suffi à eux seuls pour rétablir le flux. Du reste, on doit agir avec tous les ménagemens qu'exigent les circonstances, et n'accroître que peu-à-peu l'énergie des moyens, quand il devient nécessaire de le faire. Une impression trop brusque du froid détermine souvent des accidens spasmodiques prolongés et douloureux, qu'il n'est pas facile de faire cesser quand on n'a point une grande habitude de manier les méthodes hydriatriques.

Un homme qui avait fait prendre des bains à sa jeune épouse, d'une complexion un peu délicate, m'écrivit qu'elle avait été atteinte de spasmes assez violens pour faire craindre qu'elle suffoquât, et que même un simple bain de mains avait déterminé un accès d'hystérie, avec forte envie de pleurer, qui n'avait cédé qu'à l'exercice et au grand air.

Une jeune fille, enflée de tout le corps par suite d'une suppression de ses règles pendant plusieurs mois, et que les médecins regardaient comme perdue sans ressource, fut parfaitement rétablie par un traitement hydriatrique; les menstrues reparurent avec la même régularité que par le passé.

Une autre jeune fille de dix-huit ans, dont je vais rapporter l'histoire, me fut présentée quelque temps après avoir été traitée à Graefenberg; il ne lui restait plus de sa maladie qu'une très légère rougeur au bas de la jambe. Je suis persuadé qu'elle aurait été guérie beaucoup plus facilement et doucement si Priesnitz, moins confiant en sa constitution robuste, avait agi avec plus de modération dans les premiers temps, et consacré les premières semaines à la préparer aux traitemens plus énergiques qu'elle devait subir. C'est une nouvelle preuve à l'appui de ce que j'ai déjà dit, qu'il vaut toujours mieux n'employer de prime abord

que des moyens doux, dont on accroît peu-à-peu l'intensité. Cette jeune personne fut atteinte, en 1836, d'une
fièvre muqueuse, que l'on traita allopathiquement;
plus tard, elle vit apparaître sur ses jambes, depuis
les mollets jusqu'aux chevilles, une rougeur bleuâ-
tre, qui, du reste, ne lui causait pas la moindre
gêne, et n'influait en rien sur sa santé. Les médecins
allopathes déclarèrent que cette rougeur était insignifiante, et qu'avec le temps elle disparaîtrait d'elle-
même. Depuis le mois d'avril jusqu'au mois de no-
vembre 1838, les règles ne parurent pas; on eut
recours à des lotions froides et à des bains de siège,
dont le troisième ramena l'écoulement. Le 5 mai 1839,
la jeune personne arriva avec son père à Graefenberg.
Dès le lendemain on commença le traitement. Au
sortir du lit, elle fut mise, pendant cinq minutes,
dans le bain tiède, d'où elle passa dans la grande
cuve, où elle plongea la tête, puis elle revint dans la
baignoire d'eau dégourdie, où elle resta cinq minutes, et alla faire ensuite une petite promenade. L'a-
près-midi, elle prit un bain de siège dégourdi, d'un
quart d'heure, et se promena encore, en buvant
quelques verres d'eau. Des fomentations bien expri-
mées furent appliquées sur les taches rouges des jambes, et enveloppées de linges secs.

Du 7 au 15 mai, elle sua dans la couverture, pendant une heure, fut lavée ensuite dans la grande
cuve, et prit un bain de siège d'une demi-heure. Depuis le 16 mai jusqu'à la fin de juin, on continua le
même traitement, en y joignant une douche de sept
à huit minutes. Les points rouges se couvrirent d'une

éruption insignifiante, avec taches jaunes, qui dura peu. Comme il est d'usage à Graefenberg que les femmes n'interrompent pas le traitement pendant leurs règles, celles de la jeune personne ne parurent qu'un seul jour, chaque fois en mai et en juin, et s'arrêtèrent ensuite.

Le 1ᵉʳ juin, la malade éprouva du malaise, et dans l'après-midi elle fut prise d'un spasme tétanique. On la porta sans connaissance au bain dégourdi, où pendant tout le paroxysme, qui dura deux heures et demie, quatre personnes furent occupées à lui frictionner fortement tout le corps, en lui versant continuellement de l'eau sur la tête, et renouvelant le liquide à mesure qu'il s'échauffait. Elle revint enfin à elle, et éprouva un grand froid, après lequel on la remit dans son lit, et on la couvrit bien pour la réchauffer. Pendant toute la durée du spasme, les deux poings restèrent constamment fermés. La nuit fut assez tranquille, à l'exception de quelques spasmes dans les mains. A la sortie du bain, on avait appliqué des linges humides, bien exprimés, sur la poitrine et sur la tête.

Le 2, le spasme reparut, d'abord aux mains, puis par tout le corps. Le traitement fut le même que la veille. L'après-midi, il n'y eut plus de spasmes, si ce n'est aux mains; cependant on fit prendre encore un bain dégourdi, avec frictionnement général pendant cinq minutes; la malade fit ensuite quelques tours dans la chambre, et fut couchée couverte de linges mouillés. Le spasme ne lui permit de boire que quelques gouttes d'eau.

Le 3, après un bain dégourdi de cinq minutes, s'établit un froid intense, mais de courte durée, qui fut suivi d'un état tétanique, avec perte de connaissance, pendant un quart d'heure. Le spasme se reproduisit plusieurs fois durant la journée, mais seulement aux mains, qui, comme dans les accès précédens, s'ouvraient dès qu'on les frottait.

Le 4, le spasme reparut aussitôt après le bain, et dura sept minutes. L'après-midi, bain de siége dégourdi de cinq minutes, puis bain de pieds froid, d'un quart d'heure, avec frictionnement très vif des pieds.

Le 5 et le 6, le spasme dura sept à neuf minutes. Même traitement que la veille.

Le 7, deux lotions, de huit minutes chacune, dans le bain dégourdi. A la première succéda de suite le spasme, qui dura neuf minutes. Pour la première fois, la malade fut portée hors de sa chambre, sous des arbres, où on lui donna fréquemment de l'eau fraîche à boire.

Le 8, le spasme dura sept minutes. Même traitement que la veille. La malade sortit pendant quelque temps le matin et le soir.

Le 9 et le 10, le spasme dure huit à dix minutes. Rien de changé au traitement.

Le 11 et le 12, on interrompt le traitement. Ces deux jours-là le spasme revint à huit heures du matin. Cependant, le 12, il n'existait qu'aux mains.

Le 13 et le 14, le spasme dure vingt minutes le matin.

Le 15, le spasme dure un quart d'heure; on lave

la malade avec de l'eau froide, après quoi on la remet au lit.

Le 16, le spasme dure un quart d'heure. On continue la fomentation autour de la tête.

Le 17, le spasme dure treize minutes. Quand il est passé, on pratique des lotions froides. Un violent mal de tête fait prescrire trois bains de tête, chacun de dix minutes.

Le 18, le spasme dure un quart d'heure.

Le 19, le spasme dure douze minutes.

Le 20, le spasme dure treize minutes.

Le 21, le spasme dure dix-huit minutes. Les maux de tête ont diminué un peu.

Le 22, trois bains de pieds jusqu'aux chevilles, chacun d'un quart d'heure, avec fortes frictions.

Le 23, le spasme dure douze minutes. A midi, les règles paraissent un peu. La malade interrompt les bains de pieds. Le spasme revient le soir, pendant six minutes, puis plus tard encore, et cette fois dure trois quarts d'heure.

Le 24, le spasme du matin dure vingt-deux minutes. Les bains de tête sont continués. La malade prend autant d'exercice qu'elle peut au grand air, et boit seize verres d'eau. Le soir, spasme pendant douze minutes; plus tard, autre accès, mais léger.

Le 25, trois bains de tête et autant de bains de pieds. Le spasme se reproduit plusieurs fois. Le soir, perte de connaissance, faiblesse extrême. On prescrit des fomentations autour de la tête, du cou et de la poitrine. Le spasme dura jusqu'à près de minuit, sauf de très petits intervalles. Le reste de la nuit fut assez tranquille.

Le 26, même état spasmodique que la veille : parole inintelligible. On continue les fomentations, et on donne un lavement. Vers midi, la malade perd entièrement la parole, la langue devient incapable d'exercer aucun mouvement; à peine est-il possible d'avaler quelques gouttes d'eau. Dans l'après-midi, on fait prendre un bain dégourdi de cinq minutes, avec légères frictions et fortes affusions. La malade fut mise dans l'eau et retirée sans connaissance. Elle revint à elle après avoir été replacée dans son lit. Deux autres bains tièdes dans le restant de la journée. Le spasme se reproduit plusieurs fois, toujours avec perte du sentiment.

Le 27, le spasme revient comme la veille, précédé d'un grand froid. Le matin deux et le soir trois bains dégourdis, avec frictions durant cinq minutes. Le spasme reparaît deux fois dans la soirée. On donne un lavement à la malade avant qu'elle s'endorme.

Le 28, le spasme reparaît à sept heures du matin, et dure cinq minutes. A huit heures on enveloppe la malade dans la couverture, et on l'y laisse suer un peu, puis on la lave pendant cinq minutes dans de l'eau dégourdie, lotion qui est répétée au bout d'une heure et demie. Incapable de parler, la malade fait savoir par écrit qu'elle éprouve des douleurs dans les deux bras. L'après-midi, elle sue encore un peu dans la couverture, et on la lave trois fois avec de l'eau dégourdie. Le spasme reparaît deux fois dans la soirée; on donne un lavement à la malade avant qu'elle s'endorme. Elle se plaint de douleurs par tout le corps.

Le 29, dans la matinée, le spasme revient deux fois, et dure trois à quatre minutes. La malade sue deux fois dans la couverture, après quoi on la lave avec de l'eau dégourdie. Elle prend, en outre, trois bains dégourdis. Une petite éruption se montre sur le corps. Les fomentations restent les mêmes que par le passé. Le spasme reparaît deux fois dans l'après-midi. La malade ne peut prendre que du laitage.

Le 30, la malade éprouve un accès de spasme dans la matinée. Même traitement que la veille. A la suite de chacun des deux bains du soir, le spasme se renouvelle. Un lavement froid avant de s'endormir.

Le 31, trois accès de spasme. Le traitement ne change pas; seulement la malade est obligée de suer pendant une heure avant qu'on pratique les lotions ordinaires.

Le 1er août, la faculté de parler revient. Même traitement que la veille. Deux accès de spasme.

Le 2, la malade n'est lavée à l'eau dégourdie que le matin et le soir, après la sueur. Le spasme revient trois fois.

Le 3, même traitement. Deux accès de spasme, qui durent quatre à cinq minutes. La malade se lève un peu.

Le 4, même traitement. Un seul accès de spasme, pendant quatre minutes.

Le 5, même traitement. Pour la première fois, la journée se passe sans spasmes; mais il paraît une nouvelle douleur au talon, sur lequel on applique une fomentation. La malade ne peut marcher.

Le 6, même traitement. La douleur au talon est la même.

Le 7, même traitement. De plus, un bain de pieds froid jusqu'aux chevilles, pendant un quart d'heure. Une petite éruption apparaît sur le pied.

Du 8 au 10, rien de changé au traitement.

Le 11, même traitement. La malade sort pour la première fois.

Le 12, après avoir sué, la malade passe dans le bain dégourdi, puis dans le bain froid, et revient au bain dégourdi. Vers midi, bain de pieds froid, de douze minutes, jusqu'aux chevilles, avec frictions rudes. Le soir, après la sueur, le bain comme ci-dessus.

Le 13 et le 14, même traitement.

Le 15, la malade tousse un peu; on supprime le bain froid : du reste, le traitement reste le même.

Le 16 et le 17, même traitement.

Le 18, les règles paraissent en abondance. La malade n'en continue pas moins le même traitement; elle passe du bain tiède dans le froid, et de celui-ci dans le tiède.

Le 19, les règles continuent de couler. La malade à un grand rhume de cerveau. Même traitement.

Le 20, les règles coulent toujours. Même traitement.

Le 21, les règles coulent encore. Priesnitz prescrit de suer dans un drap mouillé, à cause du coryza. Le reste du traitement est le même.

Le 22, les règles continuent de couler. Mêmetraitement.

Le 23, Priesnitz annonce qu'il n'y a plus de spasmes à craindre. Même traitement, mais sans draps mouillés.

Du 24 au 31, après avoir sué, la malade se plonge dans la grande cuve. On renonce tout-à-fait à l'eau dégourdie. Le bain de pieds journalier dure douze minutes.

Du 1er au 7 septembre, même traitement ; seulement on supprime la seconde sueur.

La rougeur des deux jambes a diminué de moitié. Priesnitz déclare que le reste s'effacera de soi-même.

Je n'approuve pas la coutume admise à Graefenberg de faire continuer le traitement pendant la durée des règles, sans y apporter aucune restriction, et je ne suis pas éloigné de croire que les spasmes dont la malade eut tant à souffrir furent dus à la suppression de la menstruation par les bains froids pris au moment où elle s'établissait. Pendant mon dernier séjour à Graefenberg, plusieurs dames se sont plaintes à moi de ce que, depuis qu'elles s'étaient soumises au traitement, leurs règles, jusqu'alors fort régulières, avaient complètement disparu. Deux d'entre elles s'en plaignirent également à Priesnitz, qui leur répondit sèchement qu'il n'y avait point à s'occuper de cela. Weiss interrompt l'usage de l'eau froide pendant les règles, et n'emploie alors que les traitemens les plus doux, ce qui me paraît fort sage, et même impérieusement commandé par la vive excitation qu'éprouvent, à cette époque, les systèmes vasculaire et nerveux. On éviterait plus d'une crise grave, qui ne mène à rien, et qui assurément ne contribue point à fortifier le corps, si l'on agissait avec plus de circonspection.

La conduite ne doit pas être la même quand il s'agit de rétablir une fonction, ou quand il est seulement question de l'entretenir.

Dans un nouveau voyage à Graefenberg, j'ai eu occasion de connaître une dame mariée, de vingt-huit ans, qui était venue s'y faire traiter d'une faiblesse nerveuse. Je la mis sur ce chapitre si intéressant pour moi, et elle m'avoua franchement que ni elle, ni aucune de ses amies n'avaient jamais eu égard aux recommandations de Priesnitz; qu'elles avaient bien continué de suer et de faire des lotions, mais qu'elles s'étaient abstenues du bain froid. Elle ajouta que les fausses idées de Priesnitz à l'égard de ce dernier dépendaient de ce qu'il ignorait que très peu de femmes suivent ses prescriptions.

IV. HÉMORRHAGIES.

De même que les congestions, les hémorrhagies sont la suite, ou d'un afflux du sang déterminé par la pléthore, ou de la faiblesse, ou de la rupture d'un vaisseau. Les hémorrhagies du dernier genre, qu'on appelle traumatiques, exigent les secours de la chirurgie lorsqu'elles sont considérables; autrement les bains froids et l'application de la glace suffisent pour les arrêter. Quant aux autres, on les nomme actives ou passives, suivant qu'elles appartiennent à la première ou à la seconde catégorie. Une grande perte de sang entraîne la syncope, des convulsions, le délire, etc., ou bien il reste une faiblesse chronique, qui s'annonce par une prédominance morbide du système nerveux, par des spasmes, etc.

Le traitement se rapproche beaucoup de celui des congestions, surtout en ce qui concerne le régime et le genre de vie. Quand le flux hémorrhoïdal s'est arrêté, on doit chercher à le rétablir, etc. Les moyens à employer agissent, les uns en dérivant et rafraîchissant la masse entière du sang (bains partiels sur les points éloignés); les autres en fortifiant (les bains froids de la partie saignante, les fomentations froides, souvent renouvelées, les lotions froides). Dans les deux cas, on purifie la masse du sang et on contribue à rétablir l'équilibre en faisant suer. La douche ne doit être employée qu'avec circonspection.

Pour arrêter instantanément une hémorrhagie, il faut recourir aux bains locaux et aux fomentations, comme nous le dirons au traitement de chacune d'elles.

§ 1. HÉMORRHAGIES TRAUMATIQUES.

Je ne cite le fait suivant que pour donner une idée de la manière d'agir des fomentations froides dans les hémorrhagies qui succèdent à des lésions traumatiques. Je l'emprunte à la *Gazette médicale de Berlin*.

Un jeune homme de quatorze ans reçut à la figure un coup de pied de cheval, qui lui fit une plaie longue de deux pouces et demi, depuis la racine du nez jusqu'à l'oreille droite; les os avaient été fracturés, et l'on apercevait distinctement les mouvemens de l'encéphale. Une pièce de l'os frontal, longue d'un pouce et large de trois lignes, fut extraite avec des pinces. La perte de sang avait été très considérable. Le malade demeura sans connaissance jusqu'au lende-

main. La guérison eut lieu par des applications continuelles de fomentations à l'eau glacée ; un régime
léger , de doux laxatifs , et des emplâtres agglutina-
tifs furent les seuls moyens accessoires qu'on employa. La cicatrice avait si peu de largeur qu'on n'aurait pu en obtenir une meilleure par la suture (1).

§ 2. EPISTAXIS.

Le saignement de nez est tantôt un symptôme d'une
autre maladie, un signe de congestion vers la tête,
tantôt critique , et tantôt enfin une affection à part, ce
qui a lieu quand il se reproduit souvent. Quelquefois
le sang ne coule pas par les narines, mais tombe
dans l'arrière-gorge et la bouche : on doit bien se
garder alors de se laisser induire en erreur , et de
croire à une hémoptysie.

Comme le saignement de nez est souvent critique ,
il y aurait de l'imprudence à vouloir l'arrêter sur-le-
champ ; ce serait contrarier l'effort curatif que fait la
nature. Mais s'il durait trop long-temps, de manière
à faire craindre un grand affaiblissement, et que les
fomentations locales , les lotions , le reniflement de
l'eau fussent insuffisans, on aurait recours aux bains
de pieds froids , et aux applications sur la nuque et
les parties génitales ; ces dernières manquent rarement leur effet.

Un jeune homme de vingt ans fut pris d'un violent
saignement de nez. Déjà plusieurs fois il avait éprouvé

(1) Voyez J.-L. Sanson, *Des hémorrhagies traumatiques*, Paris,
1836, in-8, fig.

cet accident, mais sans que l'hémorrhagie durât long-
temps, ni portât atteinte aux forces. Cette fois, elle
durait depuis deux jours déjà quand on se décida
enfin à réclamer les secours de l'art. Le médecin appelé trouva le malade pâle et sans voix sur son lit, le
sang coulant à flots par le nez ; les extrémités étaient
froides, le pouls faible, spasmodique, et presque
insensible. On employa plusieurs styptiques, et on
appliqua des fomentations froides sur la tête et sur la
nuque, et cependant l'hémorrhagie ne s'arrêta pas.
Le tamponnement exact des narines n'a pas plus
de succès, et le malade semblait à deux doigts de la
mort. Comme dernière ressource, on pratiqua des
fomentations froides sur les parties génitales. Au
bout de deux heures, le sang cessa de couler. Pour
plus de sûreté, on continua encore les fomentations
pendant vingt-quatre heures.

Le saignement du nez habituel, c'est-à-dire qui
revient souvent, exige le même traitement que les
congestions vers la tête. Il ne faut cependant pas négliger pour cela les fomentations à la nuque et à l'occiput, non plus que les applications froides sur les
parties génitales.

3. HÉMOPTYSIE.

On appelle hémoptysie une hémorrhagie provenant
du poumon ; le malade crache du sang en toussant,
et il en rejette quelquefois de grandes quantités à-
la-fois.

Cette hémorrhagie n'est point rare dans les congestions pulmonaires, ce qui fait qu'il faut sévère-

ment interdire les bains et les douches. Parfois, et
pour mieux dire souvent, elle est la suite d'un état
hémorrhoïdal, et alors c'est principalement durant
le cours du traitement qu'elle survient. On conçoit
qu'il faut éviter la grande cuve, la douche et les sueurs
très fortes : on fait, au contraire, des fomentations
sur la poitrine, et le malade transpire dans des draps
mouillés. Si le sang sort en abondance, on lui prescrit un bain de pieds, dans lequel les jambes doivent
être frictionnés vivement; il évite tous les grands
mouvemens. Le régime doit être léger et rafraîchissant: on en bannit la viande. Si les bains de pieds
échouent, on emploie ceux de mains. Le point essentiel est de bien frotter les bras et les jambes, pour y
rétablir la circulation. Le malade doit boire souvent
de l'eau froide, en petite quantité à-la-fois.

4. HÉMATÉMÈSE.

Il y a hématémèse, ou vomissement de sang, lorsque
le sang qui sort de la bouche provient de l'estomac.
Ce sang a une teinte plus foncée que celui de l'hémo-
plysie; souvent aussi il est mêlé d'alimens et de mucosités. Un goût douceâtre dans la bouche et une sensation toute particulière dans l'estomac annoncent
l'accès. Quelquefois, le malade rend en même temps
du sang par l'anus.

Le vomissement de sang dépend d'une congestion à
l'estomac, d'une pléthore du bas-ventre, de maladies
du foie, de la rate, de l'estomac, etc. Dans certains
cas, il reconnaît pour cause une lésion traumatique,
un vomitif trop fort, l'habitude des excitans, etc.

Le malade doit boire beaucoup d'eau froide, sans cependant faire d'excès; il prend des bains froids de pieds et de siège : on lui applique des fomentations tout autour du corps; il évite la marche précipitée, les grands exercices, la sueur trop prolongée, en un mot, tout ce qui pourrait l'exciter. Il ne prend pas non plus de bains entiers; il doit manger peu, et des alimens plutôt mous que solides.

5. HÉMATURIE.

Le sang qui s'écoule par les parties génitales vient des reins, de la vessie ou de l'urètre. Dans le premier cas, il est mêlé intimement avec l'urine, qui lui doit une couleur rouge ; dans le second, il est en flocons; dans le troisième, il se sépare bientôt de l'urine.

Les causes sont les maladies et l'affaiblissement des organes urinaires, l'accumulation du sang dans le bas-ventre, les hémorrhoïdes, une altération générale de la masse du sang, etc. Souvent aussi le pissement de sang dépend de lésions traumatiques, d'excès vénériens, de calculs urinaires, de l'abus des diurétiques, d'une suppression de la gonorrhée, etc.

C'est toujours un état fâcheux, assez souvent mortel. Les fomentations, les bains de siège tièdes et les lavemens (si la maladie dépend d'hémorrhoïdes), produisent parfois de bons effets. Le malade ne doit pas se tenir couché sur le dos.

6. MÉTRORRHAGIE.

On la traite par les fomentations froides. Si elle y résiste, il faut recourir aux injections froides. On conçoit qu'il importe de prendre garde que le reste du corps de la femme se refroidisse.

Si l'hémorrhagie n'est pas la suite ou l'effet de l'accouchement, on suit la marche que j'ai indiquée pour les désordres de la menstruation.

V. ALTÉRATIONS DU SANG.

Les altérations du sang consistent principalement en un état de dissolution de ce liquide qui donne lieu à des désordres de diverses espèces, et qu'on reconnaît à la couleur de la peau, ainsi qu'au manque général de force. Cette constitution vicieuse du sang dépend tantôt de la nutrition et de l'hématose elle-même, tantôt d'un défaut de conformation du cœur ou des gros vaisseaux.

Le traitement de toutes les maladies qui rentrent dans cette catégorie est fort long. Il exige d'abord un régime approprié, plutôt restaurant qu'excitant, et qui doit consister principalement en viande, consommés, etc. Il n'y a pas de méthode plus convenable que celle de Priesnitz pour corriger la mauvaise nature du sang; car les sueurs et les bains, dont elle fait un usage journalier, remuent profondément ce liquide, lui enlèvent son excès de parties aqueuses, favorisent le travail de la nutrition, fortifient la peau; en un mot, réunissent tous les avantages des autres méthodes curatives, sans avoir un seul de leurs inconvéniens. Aussi, presque tous les établissemens hydriatriques peuvent-ils fournir en ce genre des exemples très remarquables de guérison.

1. CHLOROSE.

La chlorose n'affecte que les femmes, et toujours à l'époque de la puberté ; mais souvent elle dure jusque vers le milieu de la vie. L'état aqueux du sang et l'irrégularité de la menstruation en sont les principaux caractères ; il s'y joint une teinte pâle de la peau, tirant parfois sur le jaune verdâtre ; les tégumens sont flasques et souvent froids au toucher, les lèvres sont pâles, il y a peu d'énergie musculaire ; le moral est enclin à la tristesse, et le caractère fort irritable ; chez certains sujets, on observe l'asthme, la faiblesse des facultés digestives, etc. Quand la maladie ne guérit pas, elle dégénère en consomption, phthisie pulmonaire, affections nerveuses, etc.

Les causes sont une prédisposition naturelle, un développement trop précoce de la sexualité, les alimens prodigués avec excès aux enfans, l'usage des boissons chaudes et relâchantes, les soucis, le chagrin, un amour malheureux, une éducation trop molle, le développement précoce des facultés intellectuelles, l'abus de la lecture, le sommeil trop prolongé, le défaut d'exercice, le mauvais air, etc.

Le traitement exige qu'on éloigne toutes les causes dont l'énumération vient d'être faite. Un air pur, un régime analeptique, mais modéré, le soin d'éviter tous les alimens venteux et difficiles à digérer, l'usage de lits durs et de vêtemens légers, beaucoup d'exercice, et un traitement hydriatrique complet, mais calculé en raison des forces de l'individu, et dans lequel les bains de siège jouent un grand rôle : tels sont

les moyens les plus efficaces, et dont il est difficile que
les malades trouvent la réunion ailleurs que dans les
établissemens publics, qui leur offrent, en outre,
l'avantage de la distraction.

Si la malade est atteinte d'une affection du cœur,
ce qu'on reconnaît aux palpitations qui la tourmen-
tent toutes les fois qu'elle fait quelque mouvement,
et à la brièveté de la respiration, elle doit éviter les
sueurs copieuses et la grande cuve. Il ne faut non
plus employer la douche qu'avec la plus grande circonspection, et jamais ailleurs que sur les extrémités.
Les fomentations sur la poitrine et autour du bas-
ventre sont fort avantageuses. Lorsque les bains de
siège déterminent de la toux, on les suspend, et on
fait suer à plusieurs reprises, dans des draps mouillés, jusqu'à ce que la toux soit dissipée. La sueur dans
les draps mouillés convient d'ailleurs généralement
aux chlorotiques, parce qu'elle prévient l'excitation
et empêche le sang de se porter à la poitrine. Pour
favoriser l'établissement de la menstruation, il est
bon que la malade se frotte bien le bas-ventre et les
cuisses, pendant qu'elle prend les bains de siège et les
bains de pieds. On peut aussi lui frotter le ventre
tandis qu'elle sue. S'il survient des accidens spasmodiques, il faut les combattre par des frictions dans le
bain dégourdi.

L'un des plus frappans exemples de guérison de la
chlorose est fourni par une des servantes de Graefenberg même. Venue en cet endroit pour s'y faire traiter, elle y resta après sa guérison. Plus d'une fois elle
m'a assuré que sa santé est parfaite, et que, quand

par hasard il lui arrive de ressentir quelque malaise,
elle va se plonger le matin dans la grande cuve, au
sortir de laquelle elle se sent tout-à-fait bien. Elle fut
obligée jadis de continuer le traitement pendant assez
long-temps, avant d'obtenir une amélioration notable. Il est vrai que les malades qui sont dans le
même cas qu'elle doivent avoir de la patience; si
elles n'en manquent pas, il y a mille à parier contre
un qu'elles n'auront qu'à se louer du résultat.

2. CYANOSE.

La cyanose est une maladie dépendante d'un vice
de conformation du cœur, dans laquelle le sang vei-
neux a acquis la prédominance sur le sang artériel :
ce qui explique la coloration du corps en bleu. On la
rencontre rarement, et elle est fort difficile à guérir.
L'eau chargée d'acide carbonique et bue en abondance peut, avec les bains de pieds et les frictions
sur les extrémités, procurer quelque soulagement.
Si l'on est obligé de faire suer le malade, il faut que
ce soit seulement dans des draps mouillés.

J'ai traité pendant quelque temps deux jeunes
femmes, dont l'une était atteinte de chlorose et l'autre
de cyanose. Quoique ce soit courir quelque risque
que d'employer la sueur dans cette dernière affection,
je me hasardai cependant à le faire. Mais je fis d'a-
bord transpirer la malade dans des draps mouillés,
et ce ne fut que peu-à-peu qu'on poussa jusqu'à la
sueur. La personne prit ensuite un bain de pluie, et
plus tard un long bain de siège. Elle finit même par
supporter sans inconvénient une douche de deux

minutes sur les cuisses et le bas-ventre. Le traitement dura six semaines; la difficulté de respirer avait beaucoup diminué, les forces étaient revenues et l'appétit était bon; il ne restait plus que quelques taches bleuâtres à la peau. Quant aux règles, elles ne parurent point; mais il survint quelques petits ulcères variqueux à la jambe. Le bas-ventre était continuellement dur. Malheureusement les circonstances forcèrent les deux malades à partir trop tôt; je n'ai plus entendu parler d'elles. Le début avait été trop favorable pour qu'on ne fût pas en droit d'espérer une heureuse issue.

3. PÉTÉCHIES.

Les pétéchies sont des taches de sang qui se montrent à la peau, accompagnées plus ou moins de fièvre. Fréquemment elles sont un symptôme d'autres maladies.

La sueur dans des draps mouillés, les affusions, l'eau froide bue en abondance et les bains de siège les guérissent promptement.

4. SCORBUT.

Le scorbut consiste en une altération du sang occasionée par le manque de bons alimens, d'eau fraîche et de propreté. Il se déclare principalement sur les vaisseaux, où l'on ne fait guère usage que de viande salée et d'eau plus ou moins corrompue; il est exaspéré par les affections morales déprimantes, comme la nostalgie, le chagrin, etc. Ses principaux effets sont la tuméfaction, le ramollissement et le saignement

des gencives, le vacillement des dents, l'odeur putride
de l'haleine, le mauvais appétit, des taches et des ulcérations sur le corps, enfin plusieurs symptômes de
fièvre putride, au milieu desquels il amène souvent
aussi la mort.

Ce qu'il importe surtout, pour guérir le scorbut,
c'est de changer d'air, et d'avoir une meilleure nourriture, spécialement des légumes frais. L'eau pure, en
abondance, est la meilleure boisson.

Le traitement consiste à suer dans des draps mouillés, qu'on change une ou deux fois; après quoi viennent les bains dégourdis, dont on abaisse peu-à-peu
la température, les bains de siège et de pieds, les fomentations autour du bas-ventre et du cou, comme
aussi sur les ulcères, les lotions fréquentes de la bouche avec de l'eau fraîche, etc. Au lieu des grands
bains, qui pourraient occasioner des hémorrhagies,
on emploie ceux de pluie ou les demi-bains. La douche
ne peut être appliquée qu'à la fin du traitement: encore,
même alors, ne faut-il l'employer qu'avec prudence et
modération.

5. MALADIES MÉDICINALES.

Ces maladies redoutables, qui affligent le genre humain sous les formes les plus variées, et qui, depuis
long-temps, auraient dû avertir les médecins de ne
pas abuser des médicamens et le public de ne pas abuser des médecins, sont dues aux poisons dont l'usage
s'est introduit en médecine; poisons dont les mauvais
effets sautent aux yeux, tandis que leur influence sur
la guérison des maladies n'est point encore si claire-

ment établie, qu'on puisse se croire en droit de les prodiguer avec autant d'insouciance qu'on le fait. Outre les poisons provenant du règne végétal, parmi lesquels je citerai seulement la pomme épineuse, la jusquiame, la digitale, la ciguë et le colchique, il y a, dans le règne minéral, une foule de substances qui décèlent leur action vénéneuse, non-seulement par les désastreux effets instantanés qu'elles déterminent, mais encore par les maux sans nombre dont elles deviennent la source, quand elles restent dans le corps à l'état de combinaison plus ou moins intime avec l'un ou l'autre de ses tissus constituans. Les plus connus de ces derniers poisons sont le soufre, le plomb, le zinc, l'antimoine, et par-dessus tout le mercure.

On ne saurait calculer l'étendue des maux que l'allopathie a causés avec le mercure, qu'elle honore d'une prédilection toute spéciale. Des millions de vénériens seulement ont été les victimes de cet affreux métal, et le sont encore chaque jour, malgré l'introduction de plusieurs méthodes qui procurent une guérison radicale sans compromettre l'existence. On l'emploie également contre les inflammations, et à tout instant on entend des médecins qui s'écrient que sans lui ils ne pourraient exercer leur art. Dans la médecine des enfans on le regarde comme une ancre de salut. Cependant, il est si redouté, que bien souvent les praticiens sont obligés de changer son nom pour pouvoir le faire admettre. Somme totale, il y a bien peu d'hommes aujourd'hui qui n'aient pas pris du mercure dans le cours de leur vie, à moins que par hasard ils n'aient eu le bonheur de ne jamais tomber entre les

mains d'un médecin. Si les médecins voulaient se
donner la peine d'étudier les propriétés antiphlogistiques de l'eau froide, ils ne tarderaient pas à demeurer
convaincus qu'elle leur serait d'un plus grand secours
que le mercure. Mais il est trop commode de suivre
l'antique ornière, dans laquelle les praticiens marchent
à la queue les uns des autres, et ce sont les gens du
monde qui paient de leur santé l'entêtement ou la négligence de ces messieurs.

Si les effets nuisibles d'autres médicamens énergiques ne sont pas aussi frappans que ceux du mercure,
on ne peut cependant pas davantage les contester.
Qu'un homme reste aveugle parce qu'on a fait une
fausse application de la belladone chez lui, et qu'un
autre ait son appareil digestif ruiné par l'abus des
laxatifs, ce ne sont point là sans doute des choses indifférentes. Certains médicamens ne manifestent leurs
effets nuisibles que fort tard, et les inconvéniens qui
surgissent de leur emploi ne leur sont point attribués,
ou du moins le médecin qui les a prescrits se garde-t-il
bien d'avoir égard à cette corrélation. Mais le plus grand
inconvénient que l'abus des médicamens et des médecins entraîne pour les gens du monde tient à ce que,
dans la conviction où ces derniers sont que la médecine les guérira quand ils viendront à tomber malades,
ils dédaignent de conserver leur santé en suivant un
genre de vie conforme à la nature, en évitant tout ce
qui peut leur nuire. Ils agissent précisément comme
celui qui prendrait plaisir à déchirer ses habits, dans
l'espérance que le tailleur les raccommodera : on peut
changer un habit rapiécelé contre un autre neuf, mais

la mort seule nous délivre d'un corps usé et maléficié.

J'ai déjà dit, dans d'autres occasions, que si nous avions moins de médecins, nous aurions aussi moins de maladies. Cette assertion repose principalement sur l'inconvénient moral qu'entraîne la confiance qu'on a dans la médecine, et sur l'abus qu'on fait des médicamens. Quant à ce dernier abus, il est bien plus commun qu'on ne se l'imagine. N'oublions pas que la nature, quand on ne la gêne pas, suffit presque toujours à elle seule pour guérir : donc, presque toujours les médicamens sont superflus, et au lieu d'être utiles, ils nuisent, en contrariant les efforts de la nature. La plupart des petits moyens dont se sert la médecine sont prescrits pour entretenir chez les malades la croyance que le médecin est indispensable dans la moindre incommodité. Je n'entends appliquer ceci à personne en particulier, mais tous les médecins probes conviendront que je suis dans la ligne du vrai.

Je citerai en preuve les paroles de notre honorable Hufeland, à qui l'on ne peut assurément pas reprocher de n'avoir point su ce qu'il disait : « J'ai dit, il y a « nombre d'années, et je répète aujourd'hui, après « m'en être bien convaincu par une longue ex- « périence, que les malades doivent être partagés « en trois classes. Ceux des deux premières gué- « rissent avec ou sans médecin, sans prendre de « médicamens, par des remèdes différens et fréquem- « ment opposés, c'est-à-dire par le seul bénéfice de « la nature. Qu'on songe aux millions d'hommes qui « peuplent la terre, et à l'infinie diversité des métho- « des médicales ! A ces malades-là , peu importe de ne

« rien faire ou de faire telle ou telle chose. L'autre
« tiers comprend également trois catégories. Les ma-
« lades des deux premières guérissent avec le méde-
« cin, mais non par lui, c'est-à-dire qu'ils auraient
« également guéri sans lui, mais son assistance con-
« tribue à ce qu'ils soient délivrés de leur maladie plus
« facilement, plus promptement et sans suites fâ-
« cheuses. Il n'y a donc que ceux de la troisième caté-
« gorie, c'est-à-dire un neuvième du tout, qui recou-
« vrent la santé par l'intervention du médecin, c'est-
« à-dire qui auraient péri sans lui, ou du moins
« n'auraient pas été débarrassés de leur maladie. »

Si, de l'aveu même du Nestor de la médecine, l'assistance du médecin n'est nécessaire qu'une fois sur
neuf, je demande quel avantage ou plutôt quel désa-
vantage il doit y avoir à donner des médicamens dans
es huit autres cas? Pourquoi, sur neuf recettes, huit
ont-elles été formulées? Car, qui pourrait citer un
médecin qui n'ait prescrit des médicamens que dans
une maladie sur neuf?

Dans la plupart des cas, la nature se suffit à elle-
même, en supposant que les influences nuisibles
soient écartées; or, c'est pour éloigner ces influences
qu'à proprement parler le médecin est là, et non
pour prescrire pédantesquement de petits moyens in-
signifians. Mais les gens du monde ne sentent pas cela;
ils veulent voir une formule écrite et y croire, et re-
fusent de se laisser enseigner les moyens de pouvoir
faire eux-mêmes à l'avenir ce qui leur sera nécessaire.
La foi est un oreiller commode; elle ne condamne
pas le péché aussi sévèrement que le fait la raison,

car elle laisse une porte ouverte à l'absolution, remise
entre les mains de l'apothicaire. Un médecin qui fait
peu de médecine, mais donne beaucoup de bons conseils, n'avance guère ses affaires, surtout quand sa
parole est un peu acerbe. Le courtisanesque écrivain
de formules est mieux reçu et mieux traité que l'homme
d'honneur qui émet franchement son opinion, et qui
ne compose pas avec sa conscience pour tromper ses
cliens, ne fût-ce qu'à l'aide de choses insignifiantes.
Combien de médecins loyaux sont obligés de se livrer
à ces manœuvres du charlatanisme pour ne pas voir
mourir de faim leurs femmes et leurs enfans ! On ne
saurait crier trop haut : Payez le médecin qui vous
écrira une formule, mais payez cinq fois mieux celui
qui ne vous en écrira pas. Si cette maxime venait jamais à s'introduire, il ne s'écoulerait pas dix années
avant que tous les pharmaciens eussent fermé boutique ; mais qu'ils dorment tranquillement, car plus de
dix ans se passeront avant que les gens du monde pré-
fèrent à une recette un conseil dicté par la raison,
dont la voix ne commence à être écoutée que par
ceux, qui, depuis dix ans déjà, portent le poison dans
leur corps.

Quant à ce que Hufeland dit du neuvième des malades chez lesquels l'intervention du médecin est nécessaire, je suis intimement convaincu que ce dernier
ferait bien plus avec le secours de l'eau qu'avec toutes
les drogues de nos pharmacies, avec quelque talent
d'ailleurs qu'il sût les manier. J'ai perdu six enfans de
maladies qui avaient été traitées par des médicamens.
Jusqu'après mon retour de Graefenberg, le médecin

ne sortait pas de chez moi, et cependant nous étions tous malades. Avec l'eau froide, je ramenai, à la santé, deux de mes enfans qu'il avait condamnés. Scarlatine, variole, rougeole, dartres, scrofules, encéphalite, coqueluche, spasme d'estomac, grippe, fièvre, apoplexie; goutte et rhumatisme ont été traités avec un égal succès par l'eau dans ma nombreuse famille. Depuis cinq années, il n'est pas entré chez nous un seul médicament, et tous nous nous portons mieux qu'auparavant, ma bonne mère septuagénaire comme mon petit garçon de sept ans. Qu'on essaie de se soustraire au dictatoriat de la médecine, qu'on apprenne à se servir soi-même de l'eau, ou qu'on fasse un devoir à son médecin de l'employer, si toutefois il sait le faire à propos, et bientôt on sera dans la même situation que moi. L'eau ne fait pas de miracles : non, sans doute ; mais elle peut plus que la médecine, et ne nuit pas autant qu'elle. Avec un seul moyen à la main, le médecin se fera chérir dans chaque maison, il y deviendra un ami, dont les sages conseils diététiques, et au besoin les secours, auront certainement plus de valeur que tout ce docte charlatanisme dans lequel lui-même ne voit souvent pas clair, et qui rend la famille esclave de ses caprices.

Pour donner plus de poids à mon opinion sur les inconvéniens de l'abus des médicamens, je me permettrai de rapporter ici quelques passages d'un excellent livre publié en 1830 par le docteur Richter, de Dusseldorf. Les paroles d'un savant médecin, si honorablement connu par ses ouvrages, feront plus d'impression sur l'esprit des lecteurs que tous les raison-

nemens d'un homme étranger à la profession médicale,
qui sent seulement le besoin de communiquer ses
propres convictions, et de mettre les autres à l'abri
des dangers sur lesquels il n'a que trop réfléchi :

« Le médecin qui débute dans la carrière en quit-
« tant les bancs de l'école, s'y lance en pleine con-
« fiance, et persuadé que le monde entier lui offre à
« chaque pas des moyens de guérison. Il brûle de con-
« sacrer son savoir et ses talens au bien-être de ses
« semblables : convaincu de l'action des médicamens,
« qu'il a entendu développer par des maîtres en qui
« il avait foi, il s'imagine pouvoir tout guérir. Non-
« seulement il a appris à connaître des méthodes spé-
« cifiques en foule, et à les appliquer rationnellement
« aux maladies les plus diverses, en se conformant
« aux indications, mais encore on lui a dicté un petit
« moyen contre chaque symptôme fâcheux; et si ce
« moyen échoue, il saura bien en trouver un second
« ou un troisième, qui ne manquera pas de produire
« l'effet désiré. Armé des lourds cahiers qu'il a rédi-
« gés pendant les cours, et d'une foule de recettes
« que ses maîtres ont dictées dans leurs leçons ou
« recommandées au lit du malade, il peut venir à se
« trouver en face d'une maladie qu'il ne saurait guérir;
« mais comme les connaissances qu'il a acquises le
« mettent parfaitement au niveau de la science, arri-
« vée elle-même à un degré qu'elle n'avait point
« encore atteint jusqu'alors, et que par conséquent il
« se croit bien supérieur à tous ceux qui exerçaient
« avant lui dans le même rayon, il entreprend avec
« courage le traitement de cette maladie, et va même

« jusqu'à en promettre la guérison dans un laps de
« temps déterminé ; car il y a bien des substances
« vantées par les livres dont on n'a point encore fait
« usage, de sorte que, suivant son opinion, on lui a
« laissé beaucoup de choses à faire. Malheureusement
« la foule des incurables qui viennent le trouver,
« après avoir épuisé l'art de ses confrères, ne tarde
« pas à le tirer de ses beaux rêves ; les déceptions qu'il
« éprouve le remplissent de mauvaise humeur, et
« bien souvent il irait poser sa tente ailleurs, si l'é-
« tablissement qu'il lui faudrait quitter n'avait pas
« exigé tant de sacrifices, n'avait point absorbé tous
« ses moyens.

« On ne s'attache point assez, dans beaucoup de
« cliniques et de cours publics sur la médecine pra-
« tique, à faire connaître aux élèves le peu de certi-
« tude et l'impuissance de cet art ; et, cependant,
« une année passée dans les hôpitaux leur serait
« plus utile que dix ans de pratique civile, pour ac-
« quérir une expérience qui leur apprendrait à se
« garantir des écueils, à se montrer plus circonspects,
« par conséquent aussi à faire plus pour le soulage-
« ment des maux qu'il ne leur est pas donné de gué-
« rir. Ce manque d'occasion d'acquérir des notions
« précises sur le côté négatif de la médecine, est
« cause qu'au début de sa carrière, le praticien, ap-
« pelé auprès d'un malade incurable, passe d'un mé-
« dicament à un autre, jusqu'à ce qu'il ait épuisé la
« presque totalité des ressources de la matière médi-
« cale, ou qu'au moins il ait essayé tous ceux dont
« parlent ses cahiers et ses manuels, s'évertuant

9..*

« même encore à saisir les plus étranges plans de
« traitement, quand déjà la mort plane sur le ma-
« lade. Il ne tarde pas à s'apercevoir qu'à tout cela
« l'apothicaire gagne beaucoup, et le malade fort
« peu ; car les forces vont toujours en diminuant, le
« peu d'appétit qui restait encore s'éteint, et l'état
« devient de plus en plus insupportable. On peut à
« chaque instant faire cette remarque chez les jeunes
« médecins qui traitent les phthisies, les hydropi-
« sies, les scrofules, la goutte, et autres maladies que
« les livres et les professeurs disent être curables par
« des moyens infaillibles entre les mains de quicon-
« que sait les adapter aux indications. Ce n'est qu'a-
« vec le temps, quand la faculté abstractive se déve-
« loppe, que le praticien en vient à se bien convaincre
« des limites du pouvoir qu'il exerce sur certaines
« maladies : il lui faut pour cela oublier tous les
« catalogues de médicamens dont sa mémoire a été
« surchargée sur les bancs, et dont le souvenir histo-
« rique ne vient que trop souvent encore le troubler.
« Peu-à-peu il apprend que le nombre des mala-
« dies qu'on doit renoncer à guérir est considérable ;
« dès-lors il ne s'occupe plus que de calmer les
« souffrances, d'apaiser les symptômes trop tourmen-
« tans, et de conserver au moins la vie dont il ne
« peut rétablir l'intégrité ; il apprend à ne plus se
« dépiter, à ne plus ravir au malade, par son indiffé-
« rence, par sa négligence, ou par des propos inconsi-
« dérés, l'espérance qu'il doit nourrir en lui jusqu'au
« dernier instant ; car, même au moment de la mort,
« il doit rester là, pour la lui rendre moins amère.

« La position du médecin d'hôpital est bien plus
« agréable que celle de l'homme livré à la pratique ci-
« vile. Il n'a pas besoin de s'enquérir des opinions
« du malade et de son entourage sur la médecine et
« les médicamens. Rien ne l'oblige à cesser d'être lui-
« même, et à devenir charlatan, ou à se poser pour
« règle de conduite le *mundus vult decipi*, *ergo deci-*
« *piatur*, à prescrire des choses indifférentes pour
« satisfaire l'imagination. C'est cependant là le subter-
« fuge auquel se trouve réduit l'homme d'honneur
« dont l'existence dépend de la confiance du public :
« quoi qu'en souffre sa conscience, il est obligé d'agir
« contre sa propre conviction, et de prescrire des
« choses qu'il sait être inutiles et superflues. Du
« moins, en agissant ainsi, ne fait-il rien pour trou-
« bler les efforts curatifs de la nature. Mais ce n'est
« pas de cette manière que se comporte l'écrivain vul-
« gaire de formules : non content de ne point respec-
« ter la marche de la nature, il ajoute encore à la
« maladie existante celle que lui-même crée avec les
« médicamens qu'il prescrit. Que la nature vienne
« ensuite à sortir triomphante du double assaut
« qu'elle vient de recevoir, il se félicite hautement
« du succès, et, comme les gens du monde, confond le
« *post hoc* avec le *propter hoc*. Plaignons donc les ma-
« lades quand ils tombent entre les mains d'un mé-
« decin qui regarde toutes les maladies pour lesquelles
« on réclame ses soins, comme un ennemi qu'il doit
« combattre, et qui, ne sachant pas contempler de
« haut les phénomènes de la vie pathologique, ignore
« quand et comment il y a lieu de faire intervenir son

« savoir. Combien de maladies aiguës ou chroniques
« ne sont que l'annonce d'une réaction locale ou gé-
« nérale de la nature, tendant à rétablir l'équilibre
« troublé de l'organisme ! Combien d'autres exigent
« qu'on les respecte, sous peine d'abréger la vie, ce
« dont nul médecin n'a le droit ! Combien enfin ré-
« clament seulement qu'on mette à l'écart toutes les
« influences capables de nuire, et se terminent alors
« d'elles-mêmes, sans le secours d'aucun médica-
« ment !

« Si tous les médecins se pénétraient bien de ces
« vérités, et si la plupart d'entre eux ne dépendaient
« pas du public, en sorte qu'il est bien difficile à
« quelques-uns de résister au torrent qui les entraîne,
« on écrirait certainement trois fois moins de for-
« mules, et la population croîtrait dans la même pro-
« portion, sinon même plus.

« Qu'on ne cherche donc pas le salut des malades
« uniquement dans les recettes, mais qu'on déploie
« toutes les ressources de la diététique, et l'on pourra
« très souvent se passer de médicamens. La meilleure
« preuve en est fournie par les hommes qui guérissent
« loin de tout secours médical, ou parce que leurs
« moyens ne permettent pas qu'ils y aient recours.
« Aussi Rust a-t-il dit, avec raison, qu'une bonne
« diététique suffit non-seulement pour guérir seule
« les maladies, mais encore pour faire cesser tous les
« désordres auxquelles donnent lieu les fautes com-
« mises dans le traitement par les médecins. Ceci ex-
« plique pourquoi les maladies guérissent malgré la
« diversité des moyens de traitement employés dans

« les différens pays : car le régime diététique ne varie
« jamais autant que les méthodes curatives des mé-
« decins.

« Un régime approprié n'est pas seulement de la
« plus haute importance dans le cours d'une maladie :
« il l'est encore durant la convalescence. Il y a peu
« de médecins aujourd'hui qui consacrent des se-
« maines entières à épuiser la longue liste des exci-
« tans diffusibles, des amers et des toniques, pour
« relever les forces ; mais cette coutume existait na-
« guère encore, et ne contribuait pas peu à élever les
« frais du traitement. Des alimens légers et propor-
« tionnés aux facultés digestives, fortifient bien mieux
« que tous les cordiaux, qui ne laissent point dans
« le corps de matériaux dont il puisse profiter.

« Le talent de traiter une maladie comme elle doit
« l'être réellement, c'est-à-dire d'après les principes
« qui viennent d'être posés, se développe peu-à-peu
« chez le médecin, tantôt plus tôt, tantôt plus tard,
« suivant qu'il a plus ou moins d'instruction, de bon
« sens et d'occasions d'observer. Tel acquiert en une
« seule année plus d'expérience et de véritable tact
« pratique que tel autre en dix ans, et l'on en voit qui
« toute leur vie marchent au hasard dans les ténèbres
« sans pouvoir s'élever à un jugement raisonnable,
« quelque savoir qu'ils puissent avoir d'ailleurs. Celui
« qui ne sait pas voir, scruter, comparer et abstraire ;
« celui qui ne se défie pas de lui-même, ne saurait
« se faire une expérience réelle, étendre le cercle de
« ses connaissances positives, et atteindre par là le
« but de sa vie. Les médecins auxquels ce talent

« manque, ne sont jamais en état d'entreprendre un
« traitement qui soit en harmonie avec l'individua-
« lité et avec le caractère de la maladie. Ils se con-
« tentent de faire la médecine du symptôme, et ils
« ont pour chaque petit mal un petit moyen qu'ils
« appliquent partout de la même manière ; viennent-
« ils à se tromper, la puissance de la nature corrige
« fréquemment le mal qu'ils ont causé, et remet le
« malade sur pied après des semaines et des mois
« d'attente, à moins que celui-ci ne perde patience et
« ne demande une consultation, auquel cas son sort
« se trouve remis entre les mains du consultant qui
« a le pas sur les autres pour l'esprit ou l'éloquence.
« Guérit-il pendant un traitement symptomatique,
« c'est, à n'en pas douter, le médecin qui lui a valu
« ce bonheur, et celui-ci, aux yeux d'un public inca-
« pable de juger s'il a, sans le savoir, allongé ou ag-
» gravé la maladie, recueille l'honneur d'avoir su
« triompher d'un mal opiniâtre.

    « Les jeunes médecins ont un insurmontable pen-
« chant à essayer sur-le-champ les remèdes dont
« ils trouvent l'éloge dans les gazettes. Après quel-
« ques années de pratique, ils sont guéris de leur en-
« thousiasme, et ne se montrent plus si avides d'ex-
« périmentations nouvelles ; car ils ont été déçus trop
« souvent pour ne pas devenir défians. Il faut avoir
« bien secoué la chaîne des préjugés pour être en me-
« sure d'établir des catégories, et de mettre à part ce
« qui est réellement susceptible de servir au besoin.
« Combien de fois n'arrive-t-il pas qu'on met sur le
« compte du remède qui vient d'être employé un effet

« qu'on devrait rapporter au traitement appliqué au-
« paravant, ou même aux seuls efforts curatifs de la
« nature ! Il n'y a pas de science qui renferme autant
« d'erreurs, de rêveries et de mensonges que la méde-
« cine; aussi, celui qui s'y consacre doit-il chercher
« le plus tôt possible à se défaire de toute crédulité,
« de toute foi aveugle; en prenant de bonne heure
« l'habitude de la défiance, il arrivera plus prompte-
« ment à son but, évitera plus aisément l'erreur, et
« nuira moins à ses malades. Que de médicamens on
« pourrait citer qui ont joui d'une immense réputa-
« tion dans ces derniers temps, et dont cependant on
« parle à peine aujourd'hui! les préparations d'or,
« d'argent et d'iode, le chlorure de chaux, le vinaigre
« de bois, la créosote, le charbon animal, le bicarbo-
« nate de soude, l'huile de foie de morue, l'acupunc-
« ture, la méthode endermique, etc. A peine ces sub-
« stances, ces méthodes furent-elles connues, qu'elles
« devinrent le sujet de monographies, dans lesquelles
« on les représentait comme incontestablement utiles
« dans la plupart, au moins, des maladies; mais le
« temps a beaucoup retranché à ces pompeux éloges,
« et chaque substance a fini par reprendre un rang
« plus modeste, d'où peut-être un jour sera-t-elle
« chassée encore par une autre plus active. Une foule
« de médicamens ne produisent que des phénomènes
« éphémères, dont l'utilité n'est pas constatée par tous
« ceux qui cherchent à l'étudier; et l'on en pourrait
« citer plus d'un qui s'est à grand'peine maintenu
« dans les catalogues de la matière médicale, après
« avoir été, pendant quelques années, un objet de

« mode ; car, en médecine, la mode change avec les
« systèmes, qui eux-mêmes ne sont pas toujours l'ex-
« pression d'un progrès réel et d'un véritable besoin
« de la science. »

Il ne me serait pas difficile de prouver, par une
foule d'autorités médicales, que la seule chose à l'é-
gard de laquelle les médecins sont unanimes, c'est
de ne jamais s'accorder entre eux sur les principes de
leur art ; et les choses en resteront là tant qu'ils croi-
ront pouvoir imposer des lois à la nature. Les systèmes en médecine nous rappellent les sectes religieu-
ses, qui n'attachent d'importance qu'à de minces accessoires, et qui toutes se détestent, parce que toutes
ont également tort et raison. Si les médecins voulaient ne pas forcer en quelque sorte la main à la
nature par leurs remèdes héroïques, qui souvent
ajoutent une maladie nouvelle à celle dont ils entre-
prennent la guérison, ils seraient beaucoup plus
utiles et ne nuiraient pas. Mais on croit à la parole
du maître sans même l'avoir toujours bien comprise,
et l'on ne se donne pas la peine de réfléchir au mal
qu'on fait en s'imaginant ne pouvoir jamais attaquer
trop rudement la maladie. Et quoique nous autres gens
du monde nous ayons chaque jour des exemples de
guérisons manquées, quoique les livres de toute couleur et jusqu'aux feuilles publiques nous apprennent
jusqu'à quel point la dissidence est poussée parmi
les médecins, chacun de nous ne s'en imagine pas
moins avoir un docteur qui possède le véritable remède et qui nous guérira immanquablement, jusqu'à
ce que la patience nous échappe, et que nous en ap-

pelions un autre, à l'infaillibilité duquel nous croyons
également pendant quelque temps. Notre vrai médecin est en nous-mêmes! Notre meilleur médecine
est le régime, l'eau, et un genre de vie simple, moral,
droit, qui nous préserve des excès, qui laisse à la nature des forces suffisantes pour se débarrasser elle-
même des maux qui viennent l'assiéger. Avons-nous
besoin par hasard de secours plus actifs, l'hydriatrie
nous en fournit qui sont plus sûrs et moins dangereux que tous les poisons des pharmaciens. Seulement, il faut même alors ne pas oublier le médecin
qui est en nous, et ne point contrarier la force médicatrice de la nature par une exagération dépourvue
de raison.

Les maladies médicinales, dont cette longue digression nous a détournés, peuvent être partagées en
deux grandes classes: 1° celles dans lesquelles l'organisme a été ruiné par des remèdes trop énergiques
et trop fréquemment employés, de sorte que ses
fonctions sont plus ou moins altérées; 2° celles dans
lesquelles le poison médicinal, encore existant au sein
même de nos organes, y entretient une maladie lente,
continuelle. Ces dernières comprennent, à leur tour,
deux catégories: tantôt la maladie médicinale existe
seule dans le corps, et celle contre laquelle le médicament avait été employé a disparu; tantôt, au contraire, elle est compliquée, c'est-à-dire que le poison
morbide et le poison médicinal existent ensemble, et
déploient alternativement leurs effets, de sorte qu'on
ne sait pas positivement auquel on a réellement affaire.

Mais, dans tous les cas d'empoisonnement chronique
par des médicamens, l'organisme a plus ou moins souffert ; la force vitale a diminué par l'effet d'une lutte
prolongée, et la guérison ne peut plus avoir lieu qu'a-
vec beaucoup de lenteur, en supposant même qu'elle
soit encore possible, et qu'il ne faille pas se contenter
de rendre les souffrances un peu plus supportables.

On trouve aujourd'hui une foule de malades dont
l'organisme a été miné par l'usage intempestif et abu-
sif des médicamens, les drastiques surtout, et qui,
par cette cause, sont atteints d'hypocondrie, de
constipation opiniâtre, de mauvaises digestions,
d'obstructions au foie, etc. Il n'est pas nécessaire
d'aller les chercher dans les établissemens hydriatriques, où d'ailleurs ils forment la grande majorité.
Chaque médecin qu'on interroge sur la cause de leurs
souffrances accorde volontiers qu'elles sont dues aux
moyens mis en usage par ses confrères ; mais il porte
un tout autre jugement à l'égard de ceux que lui-
même emploie, bien qu'il ne pousse pas l'audace
jusqu'à prétendre que ses purgatifs et ses vomitifs
aient jamais rendu personne plus sain et plus robuste.
Il ne reste à ces malades d'autre ressource que de se
soumettre à un traitement hydriatrique bien dirigé,
à observer un régime convenable, et à goûter l'air
pur de la campagne, en s'abstenant de tout ce qui
pourrait entraîner une dépense quelconque de force
vitale, comme les passions, les travaux intellectuels
et le coït.

Le traitement lui-même se dirige d'après les maux
existans, en ayant toujours égard à l'état des forces

du malade. Si l'on voulait l'employer tout d'abord avec trop d'énergie, on ne ferait qu'affaiblir davantage la force vitale, et au lieu d'améliorer la situation du malade, on déterminerait une débilité qui le rendrait plus mal à son aise encore qu'il ne l'était déjà. Malheureusement on ne commet que trop d'imprudences, sous ce rapport, dans les traitemens hydriatriques. Je ne citerai point d'exemple; mais je dirai que quand un médecin s'empresse de prescrire à ses malades les grands bains, les bains de siège prolongés et souvent répétés, les douches, les longues sueurs, etc., on ne doit avoir aucune confiance en lui, fût-il docteur ou paysan. Plus on apporte de modération et de prudence au début du traitement, et plus on est sûr du résultat. Le malade doit s'armer de patience, car son entier rétablissement exige quelquefois des années entières.

La seconde grande classe de maladies médicinales comprend celles dans lesquelles le corps est encore imprégné du poison pharmaceutique, sans que peut-être même l'ancien mal soit détruit. Celles-là exigent un autre traitement. Il s'agit ici d'exciter énergiquement l'organisme entier, de le solliciter à une nouvelle lutte contre le poison dont il a cherché en vain à se débarrasser. Il faut aussi mettre ce poison en liberté par la sueur et l'eau prise en boisson. Enfin, dans certains cas, on doit fortifier le corps entier par un régime simple, mais substantiel, qui favorise le renouvellement des matériaux organiques, auquel revient ici un rôle si important. Les malades de cette catégorie doivent, mais toujours sans qu'on perde de

vue leurs forces, leur constitution et leurs souffrances particulières, être soumis à un traitement aussi
énergique qu'il peut le devenir sans leur causer aucun préjudice, sans porter la moindre atteinte à leurs
forces.

Les sueurs continuelles, la douche, les bains entiers, les bains de siège, les fomentations, etc., s'entr'aident réciproquement à expulser le poison hors
du corps. Si les glandes sont affectées, comme il arrive d'ordinaire dans la maladie mercurielle, on applique d'abord le froid avec modération, et on prépare le malade à supporter un traitement plus actif,
en le faisant suer (au besoin dans des draps mouillés),
en lui prescrivant un régime simple, dont la viande
soit bannie, en ayant recours aux fomentations et
aux lotions froides. Dans certains cas, le corps est si
faible qu'il ne peut pas supporter l'eau froide; le point
principal alors est le régime : on évite surtout la
viande, du moins prise avec excès, parce qu'elle ne
fait qu'accroître l'irritabilité, déjà si grande, des
membranes muqueuses.

J'ai connu des malades qui avaient passé plus de
deux années à Graefenberg pour des gonflemens osseux et des ulcères mercuriels, et qui, malgré l'énergie du traitement, finissaient par quitter l'établissement sans être guéris, quoique leur santé se fût
améliorée, et qu'ils eussent recouvré des forces. Mais
ils ne s'astreignaient à aucun régime, et, suivant la
mode reçue à Graefenberg, ils mangeaient de la viande, du cochon, de l'oie, du canard, des saucisses,
de la choucroûte, de la pâtisserie, etc. Chez l'un

d'eux, cette manière de vivre dut excercer une influence d'autant plus nuisible, que sa complexion scrofuleuse aurait déjà exigé à elle seule un régime fort rigoureux.

Un autre était traité depuis trois ans à Graefenberg. Il avait été horriblement maltraité par le mercure, car on avait essayé sur lui presque toutes les méthodes connues pour l'application de cet affreux poison, mais sans autre résultat que de lui faire perdre une partie du palais et du nez, et de lui procurer des douleurs si violentes dans tous les os, que, même après trois ans de traitement, il ne pouvait fermer les yeux qu'autant qu'il s'enveloppait le corps et les extrémités de linges mouillés. Il était arrivé à Graefenberg comme un vrai squelette, à tel point que, dans l'opinion de Priesnitz lui-même, sa carrière semblait devoir se terminer bientôt, car il ne pouvait plus marcher. Mais, avec le temps, il parvint à se redresser, à se promener, et même à faire des courses d'une lieue. Il mangeait aussi beaucoup, et plus d'une fois j'avais été surpris de sa voracité, bien qu'alors je n'attachasse pas autant d'importance que j'ai fait depuis aux organes digestifs. Maintenant, je suis étonné qu'en ménageant si peu son estomac, il ait pu, non point guérir, mais au moins amender notablement sa situation.

J'ai été témoin chez Schrott, à Lindewiese, de ce que peut, dans ces cas désespérés, un régime sévère, associé à un faible traitement hydriatrique, dans lequel la sueur (au milieu de draps mouillés) joue le principal rôle. Un ancien soldat, qui portait depuis cinq ans, un ulcère mercuriel occupant toute la jambe, fut guéri par un régime sévère, qui consistait en trois soupes de gruau par jour, avec un peu de pain après, et vers la fin du traitement une petite quantité de viande maigre; tous les jours on le faisait suer pendant trois heures dans des draps mouillés. Sa guérison eut lieu en trois semaines. Schrott m'a assuré que ce n'était point un cas rare.

La douche rend de grands services dans les douleurs ostéocopes et les gonflemens des os. J'ai vu des personnes qui ne pouvaient dormir quand elles n'en avaient pas pris une dans la journée. Je ne me rends pas encore bien compte du phénomène. Peut-être, la douche, qui agit toujours en excitant le système vasculaire, fait-elle mieux pénétrer le froid jusqu'aux os que les bains, et parvient-elle ainsi à calmer l'inflammation dont ils sont le siège. Ce qu'il y a de certain, c'est qu'on ne peut guère se passer d'elle dans les cas de ce genre.

Les ulcères se traitent uniquement par des fomentations excitantes. Lorsqu'ils sont rongans, ce qui arrive fréquemment, on doit employer des bains tièdes et les couvrir d'un linge sec : les bains diminuent l'âcreté; le linge sec empêche le principe morbide de se porter à la peau, vers laquelle l'attirent toujours les linges mouillés.

Quelquefois il se forme, au bas-ventre, des ulcères énormes, qui ont moins de tendance à ronger la peau et à s'étendre en largeur, qu'à s'approfondir de plus en plus. Ces sortes d'ulcères semblent tenir plutôt au virus syphilitique encore existant qu'au mercure; on les traite, comme les bubons, par les fomentations excitantes et la sueur. Je ne les ai jamais observés que chez les hommes qui avaient eu des affections vénériennes.

La salivation est, dans la maladie mercurielle, un signe ordinaire de l'efficacité du traitement. La seule attention qu'elle exige est de faire rincer fréquemment la bouche avec de l'eau tiède; on n'en continue pas moins le traitement sans interruption. (1)

Les extrémités des personnes atteintes de maladies médicinales se couvrent souvent d'une multitude d'ulcères ou de furoncles. C'est toujours un signe de bon augure, puisque la nature rejette le poison étranger par cette voie. On traite ces ulcères critiques par des fomentations excitantes; et lorsqu'elles causent de grandes douleurs, on a recours, en outre, aux bains tièdes.

Je n'ai point encore vu traiter par l'eau une maladie mercurielle pure, c'est-à-dire un empoisonnement sans maladie préalable, comme on l'observe fréquemment chez les ouvriers qui travaillent dans les mines de mercure. Il m'a été impossible de décider à se soumettre au traitement deux mineurs dont la santé était détruite depuis long-temps déjà par les vapeurs mercurielles et arsénicales. Les malades que j'ai observés jusqu'ici avaient tous été empoisonnés par le mercure, à cause, soit de la syphilis, soit d'inflamma-

---

(1) Parent–Duchâtelet a observé que les débardeurs, les ouvriers qui ont constamment les jambes dans l'eau, n'étaient pas sujet aux ulcères. (*Hygiène publique,* Paris, 1836, t. II, pag. 632.)

tion du foie, d'ophthalmies, de scrofules ou d'accès
de goutte aiguë.

J'ai rencontré aussi des personnes qui avaient été
empoisonnées par le soufre et par l'iode. Le soufre
étant regardé comme l'antidote du mercure, il n'est
pas rare de voir à-la-fois l'empoisonnement par lui et
par le métal.

Au reste, les accidens auxquels le mercure donne
lieu, comme le tremblement, les douleurs ostéocopes,
la carie, les ulcères, le trouble des organes digestifs
et respiratoires, les affections du foie et du poumon, etc., ne sont pas seulement les effets consécutifs de l'action du métal sur l'économie : le mercure
peut aussi rester en substance dans le corps, et, malgré
les doutes qui ont été élevés à cet égard, un grand
nombre de faits authentiques le démontrent sans ré-
plique. L'odeur particulière de la sueur, la salivation,
l'analyse des concrétions qu'on retire des ulcères, et
la disparition des gonflemens et des douleurs, suffi-
raient d'ailleurs déjà pour le prouver : les personnes
qui ont pris des bains sulfureux ou beaucoup de soufre à l'intérieur répandent également une odeur sul-
fureuse. Je me rappelle un malade qui me faisait
souvent sentir ses doigts, d'où, surtout après qu'il
avait sué, s'exhalait une forte odeur de soufre; je le
visitai plusieurs fois tandis qu'il était en sueur, et je
remarquai, dans sa chambre, une odeur rappelant
celle d'une allumette qui brûle; son linge portait la
même odeur.

M. Herr, professeur à l'Université de Fribourg, dit
que certains médicamens, après avoir été administrés

d'une manière quelconque, se retrouvent déposés dans les parties solides du corps. Ainsi on rencontre du mercure dans la substance cérébrale, la chair musculaire et les os de ceux qui en ont fait usage ; du plomb, dans le foie, les muscles et la moelle épinière ; du cuivre dans le foie. Personne n'ignore que la garance colore les os en rouge, que le nitrate d'argent noircit la peau, et que diverses substances amères communiquent leur saveur à la chair. Il n'est pas besoin de prouver qu'un médicament ainsi déposé dans les solides du corps ne peut y avoir été apporté que par la circulation. Mais son introduction dans le sang n'exige pas non plus que ce soit l'estomac qui l'ait reçu ; car il suffit pour cela de le mettre en contact avec la peau, comme le prouve la salivation excitée par les frictions mercurielles, ou de le faire entrer par une plaie.

Au reste, on ne voit pas pourquoi des particules de métal ne pourraient point se déposer dans les solides du corps, puisque la circulation doit nécessairement les y porter, et qu'elles doivent s'arrêter avec beaucoup de facilité dans les capillaires des tissus organiques. Si ces substances ne circulaient point avec le sang, elles ne pourraient point provoquer une réaction générale, ni produire les effets qu'on a en vue lorsqu'on les administre. Un jeune médecin de Vienne m'a raconté qu'il existe, dans le cabinet d'anatomie de cette ville, un squelette des os duquel on a fait sortir plus de trois gros de mercure. Si à cela l'on ajoute ce qui a pu se perdre et ce qui n'a pu être retiré, on se fera une idée des souffrances que le pauvre diable a dû endurer pendant sa vie, avec une si grande quantité de poison dans le corps. Le même médecin m'a parlé d'un homme qui avait pris beaucoup de mercure à différentes reprises, et qui blanchissait une pièce de cuivre en la frottant sur la surface interne de ses bras. Le professeur Schrœter, de Graetz, a analysé l'urine d'une personne qui avait été traitée par l'iode, et il y a trouvé une quantité assez notable de cette substance.

Il serait inutile de multiplier davantage les preuves. Si ce chapitre a pris une longueur démesurée, et s'il traite même de choses qui eussent été mieux placées dans l'introduction, parce qu'elles interrompent l'ordre systématique, on me le pardonnera en faveur de l'intérêt que doit inspirer le sujet : j'aurai encore pour excuse le silence des pathologistes, qui ne disent pas un mot des maladies médicinales, ou qui du moins glissent si rapidement sur leur compte qu'on voit bien qu'ils ne tiennent pas à ce qu'on en parle beaucoup, et qu'ils n'ont guère de moyens à citer pour les combattre.

Si jamais l'humanité avait le bonheur de n'être plus en droit de protester contre de tels abus, il ne passerait jamais non plus par la tête des gens du monde de proposer des plans pour la réforme de la médecine, et d'écrire des livres sur la manière de se garantir des erreurs commises par les médecins. Alors il ne serait plus difficile de croire à la certitude et à la dignité de la médecine. Mais, tant que les préjugés, le demi-savoir et le charlatanisme joueront un grand rôle dans le traitement des maladies, il sera permis aux gens du monde de réagir contre des maux dont ils

sont les premières victimes. Un médecin conscien-
cieux est ce qu'on peut concevoir de meilleur et de
plus utile sur la terre ; malheureusement les médecins sacrifient trop souvent l'intérêt général à leur
intérêt personnel : autrement on aurait bien moins
besoin d'eux, et les maladies engendrées par les médicamens ne seraient pas si répandues.

FIN DE LA PREMIÈRE PARTIE.

DEUXIÈME PARTIE.

MALADIES DES FONCTIONS NUTRITIVES.

Les fonctions nutritives sont celles qui réparent les pertes continuelles de l'économie vivante. Leurs maladies comprennent toutes celles qui n'ont pas trouvé place dans la section précédente, et que leur caractère éminemment nerveux n'oblige point de rapporter à la suivante.

I. MALADIES DES MEMBRANES MUQUEUSES.

De même que le corps est revêtu d'une membrane à l'extérieur, de même aussi ses diverses cavités intérieures sont tapissées par des membranes. La membrane interne n'est même qu'une continuation de la peau, comme on peut s'en convaincre aux lèvres, au nez, aux parties génitales, à l'anus. Cependant elle diffère des tégumens extérieurs sous le point de vue de la structure, et on lui donne le nom de membrane muqueuse, à cause du mucus qu'elle sécrète.

Cette connexion entre les tégumens intérieurs et extérieurs est de la plus haute importance pour l'hydriatrie, car elle explique l'action si prononcée sur les organes internes de l'eau froide mise en contact avec la surface du corps. En effet, comme les maladies qui sont repoussées de la peau extérieure se jettent volontiers sur la peau intérieure, et y déterminent des phénomènes analogues (la rétrocession des exanthèmes, les refroidissemens, etc., provoquent des maladies de l'estomac, des inflammations des membranes muqueuses, des catarrhes, etc.), de même, les effets fortifians du bain froid, par exemple, doivent exercer une influence corroborative sur les membranes internes et leurs fonctions. Quiconque a, seulement une fois, sué et pris des bains à la Graefenberg, aura remarqué un accroissement de l'appétit, bien que les moyens auxquels il a été soumis n'aient agi que sur les tégumens extérieurs. Mais la sueur débarrasse la membrane interne des substances qui la surchargeaient, et l'influence vivifiante que les bains exercent sur les réseaux nerveux de la périphérie se transmet également à ceux des membranes muqueuses.

Cette solidarité a une grande importance dans les maladies des organes tapissés de membranes muqueuses, qu'on soumet à l'application des méthodes hydriatriques; car c'est surtout par elle que celles-ci appellent à la peau le principe morbifique, par exemple, celui de la rougeole, de la scarlatine, de la variole, et en préservent les organes internes, qui sont plus essentiels à la vie. Tout le secret de la guérison de ces maladies consiste à stimuler l'action de la peau extérieure par un puissant excitant, et à favoriser la réaction, en concentrant autour du corps la chaleur qui s'échappe de ses parties profondes, but auquel nous parvenons si bien par l'enveloppement dans des draps mouillés.

Comme les tégumens extérieurs, la peau intérieure peut être malade, 1° parce qu'elle n'a pas assez de ton; 2° parce qu'elle a de la tendance à l'inflammation; 3° parce qu'elle est atteinte d'exanthèmes. Il y a, dans le premier cas, état muqueux, c'est-à-dire accumulation de mucosités; dans le second, catarrhe, ou inflammation de membranes muqueuses; dans le troisième, aphthes et autres éruptions analogues. L'eau agit comme dissolvant, stimulant, fortifiant dans le premier cas; comme rafraîchissant et antiphlogistique, dans le second.

1. ÉTAT MUQUEUX.

Il n'est pas nécessaire de rappeler les signes de cette maladie, que chacun distingue sans peine. Je rappellerai seulement qu'il ne faut pas la négliger; car on s'expose alors à de graves inconvéniens, et même à des maladies dangereuses (phthisie, hydropisie, etc.).

Les causes sont : une prédisposition naturelle, un régime gras, farineux, fade, les boissons chaudes et relâchantes, un mauvais climat, les habitations humides, les soucis, la débilitation, etc. L'état muqueux existe ordinairement chez les goutteux et les scrofuleux.

Une alimentation simple et modérée, mais succulente, l'éloignement de toutes les causes qui viennent d'être assignées, l'abstinence des graisses, du fromage, de la pâtisserie, du lait; l'exercice au grand air, la sueur et les bains journaliers dans l'eau froide (bains entiers), les bains de siège, les fomentations autour du corps, l'eau bue en abondance ; en un mot, le traitement hydriatrique dans toute son extension, tels sont les moyens qui guérissent promptement et mieux qu'aucune autre méthode. Si l'on s'aperçoit que le malade a des vers, on lui fait prendre des lave-mens froids, avec ou sans addition de sel.

Lorsque le sujet ne sue plus, c'est-à-dire quand le traitement se trouve réduit aux bains et à l'eau en boisson, de manière qu'il ne s'agit plus que de régime, un verre de bon vin pendant les repas ne peut qu'être utile. La bière ne convient pas.

L'état muqueux est parfois accompagné de fièvre, d'angine, on même d'une espèce d'inflammation de poitrine. Le traitement doit alors ressembler à ce qu'il est en l'absence de toute complication. La seule précaution à prendre, est de faire boire beaucoup d'eau, pour favoriser l'excrétion du mucus.

La fièvre muqueuse se traite à-peu-près comme la fièvre inflammatoire, avec cette différence toutefois que le malade passe la plus grande partie de la journée dans des draps mouillés, qu'on renouvelle de temps en temps, suivant l'intensité de la chaleur, que les bains de siège sont plus rares, et qu'on ne les administre qu'autant qu'il y a mal de tête ou autres accidens semblables. Si la fièvre muqueuse tend à prendre les caractères d'une fièvre nerveuse, on a recours aux immersions ou aux affusions.

Dans l'angine muqueuse, on prescrit des fomentations, et on donne beaucoup de lavemens froids, pour produire un effet dérivatif et entretenir les évacua-

tions de mucosités. Les bains froids doivent être évités autant que possible. Les draps mouillés rendent
de grands services en pareille occurrence.

On suit la même marche dans la péripneumonie
fausse ou muqueuse. Si l'on voulait ici appliquer la
dérivation, il vaudrait mieux le faire par les bains de
pieds et de mains chauds, que par ceux d'une température très basse.

Le régime et le genre de vie doivent être réglés
d'après les principes établis à l'égard de l'état muqueux en général. On comprend qu'il faut avoir égard
à toutes les circonstances particulières qui peuvent
se présenter.

2. CATARRHE.

Le catarrhe est une légère inflammation de membranes muqueuses, spécialement de celles du nez,
de l'arrière-gorge, du larynx, de la trachée-artère
et des poumons. Rigoureusement parlant, les diarrhées, la gonorrhée, etc., ne sont autre chose que des
catarrhes.

Dans tout catarrhe, les membranes muqueuses
sécrètent une grande masse de mucosités, qui, d'a-
bord très coulantes et âcres, deviennent ensuite plus
épaisses et plus douces, puis finissent par reprendre
leurs caractères ordinaires.

De même que toutes les inflammations, le catarrhe
est accompagné d'une fièvre plus ou moins forte. Si la
fièvre est légère, et que l'inflammation attaque surtout la membrane muqueuse du nez, il y a ce qu'on
appelle coryza ou rhume de cerveau. Le coryza est

sec quand il ne coule rien du nez : cet état porte aussi le nom d'enchifrènement.

Les causes du catharre se rapportent, pour la plupart, au peu de soin que l'on consacre à la peau. Les substances superflues qu'elle ne peut expulser audehors, à cause de sa faiblesse, restent à la charge des membranes internes, provoquent celles-ci à une action anormale, et déterminent une inflammation. Ces causes générales et permanentes du catarrhe ont aussi lieu dans les refroidissemens, qui produisent le même effet, parce qu'ils ferment les pores de la peau et refoulent au-dedans les matières nuisibles.

Quelquefois il y a dans l'atmosphère des principes contagieux qui engendrent le catharre. La grippe n'est autre chose qu'un catarrhe épidémique dont la violence donne fréquemment lieu à des états nerveux, et qui, dans beaucoup de circonstances, entraîne du danger, surtout pour ceux qui ne connaissent pas l'eau froide et la manière de l'employer. Les catarrhes les plus communs sont ceux que les jeunes gens s'attirent à la danse, en s'exposant ensuite à l'air froid, surtout à des courans d'air, ou cherchant à se rafraîchir par des boissons froides. Les catarrhes négligés donnent souvent lieu, chez les enfans, à l'hydrocéphale, chez les adultes, à l'inflammation de poitrine.

Le catarrhe exige d'abord un régime exigu, maigre et non excitant, par exemple des panades tièdes et des fruits cuits. Le malade doit rester tranquille dans une chambre qui ne soit pas trop échauffée, boire beaucoup d'eau, qu'il ne doit cependant prendre qu'en petite quantité à-la-fois, si les poumons sont fortement atteints, s'envelopper dans des draps mouillés, et faire des ablutions froides ou tièdes. Les bains froids ne conviennent ordinairement pas, dans les catarrhes intenses, tandis que, dans les cas légers, lorsqu'il y a suppression de la transpiration, il leur arrive parfois d'enlever sur-le-champ la maladie. Les bains de siège ne sont convenables et utiles qu'autant qu'il existe un violent mal de tête : ils doivent être dégourdis. On retire parfois de très bons effets d'une affusion rapide, après laquelle on s'essuie et l'on s'habille en diligence.

Lorsque le malade éprouve de vives douleurs dans la gorge, il ne convient pas toujours d'appliquer des fomentations humides autour du cou. Certaines personnes s'en trouvent bien, tandis que d'autres ne les supportent pas.

Dans quelques circonstances, une cravate en laine ou en soie mérite la préférence.

La grippe la plus intense a cédé en peu de jours chez tous ceux qui ont suivi ce traitement, et jamais elle n'a laissé de conséquences désagréables, comme il arrive si souvent lorsqu'on se conforme aux prescriptions de la médecine ordinaire, et qu'on se tient au lit bien chaudement. Je dois ajouter que les malades dont j'ai réglé le traitement observaient un régime sévère, et qu'ils ne prenaient presque aucune nourriture pendant toute la force de l'inflammation.

Une vieille servante était alitée depuis quinze jours déjà par la grippe. Malgré tous les efforts du médecin, ses membranes muqueuses ne se dégageaient point, et elle éprouvait une chaleur extrême, avec une soif brûlante. On lui conseilla de renoncer aux tisanes chaudes, et de boire beaucoup d'eau fraîche. Elle le fit, et s'en trouva bien ; la chaleur disparut ; elle put quitter le lit dès le second jour, et au bout de huit elle fut en état de reprendre son service.

L'enchifrènement doit être combattu par des fomentations sur le front. Si ce moyen échoue, on emploie des bains de siège dégourdis, qui durent environ une demi-heure.

La prédisposition aux catarrhes s'efface en peu de temps lorsqu'on pratique chaque jour des lotions froides, suivies d'exercice au grand air. Beaucoup de personnes qui contractaient des rhumes de cerveau au moindre changement du temps, ont été délivrées de cette incommodité en se lavant tous les matins avec de l'eau froide, se couvrant moins la nuit et le jour, et buvant plus d'eau que de tisanes.

Les tisanes sont une véritable plaie pour les personnes attaquées de la grippe ; car elles ne font que relâcher encore les membranes muqueuses, et épuiser les forces digestives, qui sont déjà fort diminuées.

Toutes les fièvres et autres accidens qui surviennent pendant les catarrhes se traitent de la manière que j'ai indiquée, et cèdent aisément à des draps mouillés. On conçoit qu'il faut alors, comme toujours, bien surveiller la sueur.

3. COQUELUCHE.

La coqueluche est une affection épidémique des membranes muqueuses des enfans, qui débute par un catarrhe, et prend à la fin un caractère nerveux.

Il semble que la matière morbifique se tienne dans la muqueuse de l'estomac ou de la trachée-artère, au voisinage du plexus solaire, et que de là elle irrite de temps en temps le plexus, d'où résulte une forte toux, très fatigante. La maladie dure souvent plus de deux mois : il n'est même pas rare qu'elle prenne une fâcheuse terminaison.

L'enveloppement dans des draps humides, répété plusieurs fois par jour, les fomentations sur la région épigastrique, l'eau dégourdie bue en abondance, un régime sévère, un air médiocrement chaud, une chambre bien aérée, et dont on ouvre fréquemment les fenêtres, tels sont les meilleurs moyens ; mais il ne faut pas perdre patience si le traitement se prolonge, car il dure parfois très long-temps ; même dans ce dernier cas, il a l'avantage de prévenir les terminaisons funestes de la maladie.

On se trouve assez souvent bien, pendant les quintes, de laver la poitrine avec de l'eau froide, et de faire boire de l'eau.

4. APHTHES.

Les aphthes apparaissent, surtout chez les enfans, à la suite d'états morbides des membranes muqueuses : chez les adultes, après des affections gastriques, scorbutiques et autres, mais spécialement après les maladies longues et épuisantes.

La propreté, les lotions froides et l'eau en boisson sont les moyens à leur opposer. Quand elles sont les symptômes d'autres maladies, elles disparaissent avec celles-ci, par le traitement hydriatrique.

5. LEUCORRHÉE.

La leucorrhée ressemble beaucoup à la gonorrhée. Elle dépend tantôt d'une irritation locale, et tantôt d'une métastase d'autre maladie. Dans beaucoup de cas, elle a une origine indubitablement vénérienne, Quoi qu'il en soit, le traitement reste toujours le même. Il ne faut pas attaquer la maladie d'une manière purement locale. Tandis qu'on soumet les parties souffrantes à des fomentations, ainsi qu'à des bains dégourdis, qui durent six à dix minutes, et qu'on répète cinq ou six fois par jour, le malade sue dans des draps mouillés, boit beaucoup d'eau, et se tient tranquille le plus possible. Les bains de siège froids, sans l'emploi simultané de moyens propres à attirer le principe morbifique au-dehors, nuiraient plutôt qu'ils ne seraient avantageux, car ils répercuteraient la maladie, ce qui donnerait souvent lieu à des inflammations érysipélateuses et autres accidens analogues. Mais, après la guérison, ces bains conviennent beaucoup, pour fortifier le système utérin.

La leucorrhée dont je viens de parler est accompagnée d'une assez vive excitation, comme l'annoncent la rougeur des membranes muqueuses et la douleur en urinant. Elle dépend presque toujours d'un genre de vie trop excitant, d'une irritation locale, soit par les chaufferettes, ou autrement, d'une métastase, etc. Voilà pourquoi il faut avoir soin, dans le traitement, de prescrire un régime fort simple et d'éviter tout ce qui pourrait stimuler les parties.

Lorsqu'au contraire les flueurs blanches dépendent

d'un état de faiblesse des parties malades, ayant sa source dans la débilité générale, l'imperfection de l'hématose, la chlorose, les scrofules, une vie trop molle, une mauvaise nourriture, un trop long séjour au lit, etc., il s'agit de fortifier le corps entier et le système utérin en particulier. A la vérité, il convient de faire suer un peu la malade, pour accroître l'activité de la peau, mais on doit bien se garder d'abuser de ce moyen, à la suite duquel on prescrit un bain entier, puis quelques bains de siège, la douche, un exercice modéré au grand air, des vêtemens légers, etc. La malade se couvre peu la nuit, et suit un régime sobre, mais restaurant. Elle guérit presque toujours dans l'espace de quelques semaines, pendant lesquelles elle porte constamment une fomentation autour du bas-ventre, et boit de l'eau fraîche, sans toutefois en abuser.

Si, par une cause quelconque, notamment à raison de la grande débilité générale, elle ne cédait pas en peu de semaines, il faudrait continuer avec persévérance, et ajouter aux bains de siège les injections fréquentes d'eau froide dans le vagin.

II. MALADIES DU SYSTÈME BILIAIRE.

Ces maladies consistent principalement en l'*état bilieux* et l'*état ictérique*, qui tous deux annoncent une exubérance morbide de bile, et ne cèdent qu'à un traitement prolongé, mais doux. Le but principal doit être d'écarter les causes, qui sont un régime animal trop excitant, des études prolongées, des médicamens âcres ou drastiques, le mercure, l'opium,

les vomitifs, les indigestions. Il faut, autant que possible, procurer des distractions aux malades, et leur
présenter l'avenir sous des couleurs riantes. Comme
ces états sont plus ou moins liés à des dérangemens
de la digestion, j'examinerai plus loin les particularités que le traitement est susceptible d'offrir.

La *fièvre bilieuse*, qui tantôt succède à une prédisposition bilieuse, et tantôt se rallie à des causes épidémiques, devient assez souvent mortelle. C'est ce qui
arrive surtout à la *fièvre jaune*. Elle ne survient que
rarement durant le cours des traitemens hydriatriques, quoique les personnes atteintes de maladies du
foie offrent assez souvent des évacuations de bile,
morbides et critiques, accompagnées de fièvre ; mais
je n'ai jamais eu occasion de voir celle-ci revêtant les
caractères d'une fièvre bilieuse proprement dite.

Le traitement a été indiqué quand j'ai parlé des
fièvres en général. Il faut être attentif quand la nature
pousse aux évacuations bilieuses critiques, et les favoriser par l'eau bue abondamment. Si la maladie
s'est manifestée épidémiquement, sous l'influence
d'une grande chaleur, ou par quelque autre cause, on
la traite de la même manière que le typhus ; c'est-à-
dire qu'au moyen de bains de siège et de demi-bains
prolongés, d'affusions, etc., on cherche à redonner
du ton aux nerfs et à prévenir la décomposition du
sang.

La nourriture doit, comme dans les états bilieux
en général, se composer uniquement de végétaux,
autant que possible frais ; il faut proscrire les viandes
et les épices.

Les *calculs biliaires* sont des concrétions d'une substance insoluble dans l'eau, qui se forment dans la vésicule du fiel. Ils s'annoncent par des accidens divers, une pression douloureuse à la région hépatique, une urine jaune, des vomissemens bilieux, etc. Cependant on n'est en droit d'admettre leur existence que quand on en voit s'échapper avec les déjections alvines. Les violens accès de douleurs déterminés par eux portent le nom de coliques biliaires ou hépatiques.

Le meilleur moyen à employer est le traitement hydriatrique, déployé dans toute son extension, mais néanmoins sans exagération, les fomentations et le régime végétal. Dans la colique hépatique on donne des bains de siège, ainsi que des lavemens dégourdis, et on fait boire de l'eau en abondance.

Les symptômes de la *jaunisse* sont connus. Leur cessation annonce une amélioration de l'état morbide, qui parfois est aigu et accompagné de fièvre, parfois aussi chronique et de très longue durée. La terminaison peut être redoutable, car l'ictère dégénère souvent en d'autres maladies du foie ou en hydropisie. La digestion souffre toujours.

Le traitement consiste à déployer toutes les ressources de l'hydriatrie, toutefois en n'appliquant la douche qu'avec beaucoup de circonspection ; car le mieux est de s'en abstenir dans la plupart des cas : on fait suer dans des draps mouillés, on prescrit des bains de siège et des fomentations. Dans les cas aigus, il est nécessaire de recourir aux lavemens. Le régime doit consister en végétaux frais.

Une chose remarquable, c'est que les ouvrages de médecine ne parlent point de l'eau froide en boisson, quoiqu'elle soit certainement aussi utile que tous les autres moyens pris ensemble.

Il importe d'autant plus de se distraire, que le chagrin et les soucis sont une des causes les plus fréquentes de la jaunisse.

III. MALADIES DE L'APPAREIL DIGESTIF.

Les deux tiers des malades qui viennent chercher remède à leurs souffrances dans les établissemens hydriatriques, sont atteints d'affections du bas-ventre, au nombre desquelles doivent être comprises celles des organes biliaires, puisqu'un mauvais état de la sécrétion biliaire doit nécessairement entraîner des désordres de la digestion. L'hypocondrie, l'hystétérie et les hémorrhoïdes mériteraient également d'être placées ici, sans compter une foule de maladies qui se manifestent dans d'autres organes, et qui tirent leur source d'une mauvaise digestion, comme la goutte, les scrofules, etc. Je ne m'occuperai néanmoins, dans ce chapitre, que des lésions dont le siège se rapporte aux voies digestives elles-mêmes, renvoyant pour les autres soit aux articles qui précèdent, soit à celui qui sera consacré aux affections nerveuses.

Les faits suivans sont une des preuves les plus frappantes qu'on puisse donner de l'efficacité du traitement hydriatrique dans ces maladies.

I. Un homme eut la petite-vérole pendant son enfance, bien qu'il n'en présentât aucunes traces. Plus

tard, il s'adonna au vice de l'onanisme. A l'époque de
la puberté, il commit de grands excès avec les femmes,
sans pour cela renoncer à sa funeste habitude; en outre, il buvait beaucoup de liqueurs fortes. Ce genre de
vie devait nécessairement entraîner de tristes conséquences. Toutes les facultés physiques et morales bais-
sèrent d'une manière notable, et la digestion surtout
tomba dans le plus grand désordre. Une constipation
opiniâtre, qui s'accompagnait d'un insatiable appétit,
fut combattue par les drastiques. De là résulta une
hépatite, avec hypertrophie considérable du foie, état
ictérique, consomption lente, et douleurs affreuses
dans les deux hypocondres. En vain le malade prit-il
une grande quantité de fondans, d'amers, de toniques;
en vain alla-t-il prendre les eaux sulfureuses les plus
renommées : son état empirait de jour en jour. Ayant
donc perdu tout espoir, il prit le parti de s'adresser à
Priesnitz. Voici comment il se trouvait à cette époque :
yeux enfoncés dans les orbites et jaunes; maigreur
extrême; occiput sensible au moindre attouchement;
douleurs assez vives à la région du foie, où l'on sentait aussi une dureté considérable; région de l'estomac
et de la rate douloureuses à la pression; gonflement
du bas-ventre; impossibilité presque complète de se
tenir sur ses jambes. L'estomac rejetait la plus grande
partie des alimens peu de temps après leur ingestion,
et le malade était continuellement tourmenté par une
constipation opiniâtre. Des pollutions nocturnes
avaient encore contribué à l'épuiser, et maintenant il
éprouvait des pertes involontaires de semence, non-
seulement pendant la nuit, mais encore durant le

jour, sans érection, sans même en avoir la conscience.
Priesnitz, après lui avoir affirmé que sa maladie reconnaissait pour causes et ses excès et l'abus qu'il avait
fait des médicamens, commença le traitement de la
manière suivante. Immédiatement au sortir du lit, le
malade fut lavé avec de l'eau dégourdie, et on lui donna
de l'eau à boire. Depuis longues années, son estomac
avait perdu l'habitude de cette boisson; aussi produi-
sit-elle l'effet d'un vomitif: pendant plusieurs jours
elle fit rejeter des masses de mucosités noires, amères
et visqueuses. Comme le malade se sentit soulagé, il
perdit peu-à-peu l'aversion que l'eau lui avait d'abord
inspirée, et devint un intrépide buveur. Alors on commença à le soumettre à un traitement plus actif. Durant plusieurs mois, il sua tous les matins, trois à
quatre heures, dans une épaisse couverture de laine :
la sueur fut peu abondante et difficile à exciter dans
les commencemens, mais peu-à-peu elle devint plus
copieuse et prit un caractère critique, car elle exhalait une désagréable odeur très prononcée de soufre
et de camphre. A la sueur succédait l'immersion dans
la grande cuve, puis l'exercice ; ensuite, après le déjeuner, un bain de siège d'une demi-heure, avec frictions sur le bas-ventre; enfin, une douche. Jour et nuit
le ventre restait couvert de linges mouillés que l'on
renouvelait quatre ou cinq fois dans les vingt-quatre
heures. Quatre mois s'écoulèrent de cette manière; la
digestion avait repris de l'énergie, et la nutrition se
faisait sensiblement mieux : les pollutions n'avaient
plus lieu que rarement et la nuit; les déjections alvines
étaient plus régulières. A cette époque parurent des

pustules, qui couvrirent tout le ventre, depuis l'ombilic jusqu'au pubis, et causèrent beaucoup de démangeaisons, avec un peu de fièvre. Dès-lors, tous les autres symptômes de la maladie disparurent; il ne restait plus le moindre vestige de dureté dans le bas-ventre, et toutes les fonctions s'exécutaient parfaitement bien.

II. Un homme de quarante-neuf ans, d'une complexion très robuste et d'un tempérament bilieux, avait toujours joui d'une bonne santé, lorsque tout-à-coup le volume de son corps doubla, sans que pour cela il se portât plus mal. Cependant l'obésité finit par s'accroître au point de rendre les mouvemens très pénibles. En même temps, l'appétit disparut, le sommeil devint agité, des douleurs lancinantes se firent sentir dans la tête, et la vue s'affaiblit. Les médecins conseillèrent un régime très sévère, des antiphlogistiques et des dérivatifs. Rien ne procura de soulagement. Le malade résolut donc de s'adresser à Priesnitz, qui le soumit au traitement. Dès la troisième semaine, une multitude de furoncles parurent sur le dos, les cuisses et les bras, accompagnés d'une assez forte fièvre : puis il survint un flux hémorrhoïdal, qui termina la maladie. La vue était complètement rétablie; il n'y avait plus de céphalalgie, l'embonpoint excessif avait disparu, et toutes les fonctions s'exécutaient avec une parfaite régularité.

III. Un homme, qui avait consacré sa jeunesse à des voyages et à des occupations fort actives, fut tout-à-coup obligé de se livrer à des études assidues. Plein de confiance dans sa robuste santé, il n'eut aucun égard à des constipations opiniâtres qui furent la conséquence de ce nouveau régime, et qui duraient parfois huit à dix jours. Peu-à-peu cependant il éprouva de mauvaises digestions, de l'inappétence, des maux d'estomac et de bas-ventre, des vertiges et de fortes congestions vers la tête. Alors il eut recours à des médicamens, qui lui procurèrent bien un soulagement momentané, mais qui ne firent au fond qu'aggraver son état, en débilitant les organes. Le système nerveux avait fini par devenir excessivement irritable, et le foie était malade. Les traitemens de Graefenberg rétablirent la santé en peu de temps. Depuis, le malade a renoncé aux boissons autres que l'eau, et il prend un bain froid tous les matins.

IV. Un homme qui était depuis plusieurs années déjà tourmenté par des maux d'estomac, fort sensible à l'impression du froid, et sujet aux palpitations de cœur, aux syncopes, aux vertiges, fut, au sortir d'un bain dans la rivière, pris de tremblement général et d'une sensation analogue à celle que produiraient des gouttes d'eau froide tombant sur le corps. Il éprouva ensuite, pendant six semaines, des spasmes de la trachée-artère, qui menaçaient à chaque instant de le suffoquer. Enfin, il se déclara chez lui des sueurs énervantes, qui durèrent cinq mois de suite, presque sans interruption. La faiblesse était extrême, la faculté digestive presque anéantie, l'amaigrissement considérable, et la peau d'une sensibilité exquise. Après une foule de médicamens infructueux, on lui conseilla d'essayer l'eau froide; son estomac eut d'abord beaucoup de peine à la supporter, mais peu-à-peu il s'y accoutuma, et un peu d'amélioration s'en-

11..

suivit. Les lotions, d'abord chaudes, puis froides, et
les lavemens, furent très long-temps sans exercer la
moindre influence sur l'état des voies digestives, et en
particulier sur la constipation. Le malade se décida
enfin à venir dans mon établissement, et il y arriva
couvert de fourrures, redoutant l'eau froide par-
dessus toutes choses; car il craignait, non pas qu'elle
compromît son existence, mais qu'elle rappelât ses
anciennes souffrances. J'agis toutefois avec tant de
circonspection qu'il n'éprouva pas la moindre incommodité, ce qui lui causa un véritable ravissement. Je
commençai par le faire suer dans une couverture de
laine, et quand il s'agissait de le dépaqueter, on ne
découvrait qu'une petite partie du corps, qu'on lavait
rapidement et qu'on recouvrait de suite. L'eau était à
seize degrés. Je continuai ainsi les jours suivans,
tout en abaissant peu-à-peu la température du liquide,
jusqu'à ce qu'il fût arrivé à son degré naturel. Alors
j'essayai les affusions, puis les bains de pieds, ceux
de siège et les demi-bains, où le malade dut rester
sept à dix minutes, ayant de l'eau froide jusqu'au-
dessous des bras. Il suait tous les jours, et transpirait,
l'après-midi, dans un drap mouillé. Son régime était
sévère, c'est-à-dire qu'il mangeait assez pour satisfaire son appétit, mais en évitant le lait, le beurre et
toutes les choses de difficile digestion. Bientôt je l'a-
menai à quitter ses gilets de flanelle, et à les porter
par-dessus la chemise, au lieu de les mettre sur la
peau. Au bout d'un mois, ses affaires l'obligèrent de
retourner chez lui. Il était tellement changé que
chacun se récria en le voyant. Cependant, il ne pou-

vait pas encore se considérer comme guéri, et il lui fallut se soumettre au traitement que j'avais prescrit, moyennant quoi il recouvra une santé parfaite.

1. ÉTAT GASTRIQUE.

Cet état, qui est la source des fièvres gastriques et d'une multitude d'incommodités et de désordres dans l'organisme, provient d'une surabondance d'alimens, qui surchargent peut-être déjà l'estomac en vertu de leur nature, déterminent des engorgemens de toute espèce, et corrompent la masse des humeurs. Quelquefois il est associé à l'état muqueux, et alors il se manifeste de la même manière. Il peut durer plus ou moins long-temps, ou marcher avec rapidité, en raison des causes spéciales qui y ont donné naissance. Les personnes accoutumées à manger beaucoup n'ont besoin que de prendre des alimens moins abondans ou plus faciles à digérer, de boire de l'eau, de suer un peu, de se baigner et d'appliquer des fomentations autour du bas-ventre, pour se rétablir promptement. Quiconque s'est par hasard surchargé l'estomac, fait très bien de débarrasser ce viscère des alimens altérés qu'il peut contenir, avant qu'ils aient eu le temps de passer dans le canal intestinal et de provoquer la réaction fébrile connue sous le nom de fièvre gastrique, car cette fièvre n'est pas toujours une chose indifférente: il ne manque pas d'exemples de personnes qui sont mortes d'indigestion.

On nettoie l'estomac et le canal intestinal en provoquant des déjections par le haut ou par le bas. Comme l'hydriatrie ne connaît pas les médicamens,

elle produit cet effet en faisant boire une grande
quantité d'eau ; le doigt enfoncé dans la gorge suffit
ensuite pour provoquer le vomissement. Quelquefois
cependant la nature choisit la voie du bas, et l'on ne
doit pas la contrarier à cet égard. On applique aussi
des fomentations autour du bas-ventre, et, après l'é-
vacuation, on fait prendre des bains de siège, pour
redonner du ton aux organes digestifs. Cependant
ces moyens, lorsqu'ils se répètent souvent, doivent
nécessairement affaiblir les organes ; en sorte que le
mieux est d'observer la tempérance, et d'éviter les
occasions d'exercer une si nuisible influence sur les
fonctions de l'appareil digestif. A Graefenberg, on a
beaucoup trop souvent recours au vomissement, et
l'on y est convaincu que ni lui ni le défaut de modération dans le manger ne sont préjudiciables. Si
l'on pouvait revoir chez eux les malades qui, se fon-
dant sur le dire de Priesnitz, que les corps gras ne
sont pas nuisibles quand on boit beaucoup d'eau,
ménagent moins leur estomac que leurs bottes, on
ne tarderait pas à se convaincre des tristes conséquences, trop souvent irrémédiables, qu'entraîne la
gloutonnerie, et l'on verrait que cet excellent appétit, dont on parle tant à Graefenberg, finit par amener peu-à-peu la ruine de l'estomac. Il est fâcheux
que des hommes dont les gens du monde, dans leur
incompétence, regardent les paroles comme autant
d'oracles, contribuent à propager de si dangereuses
erreurs.

J'ai déjà dit que l'organisme ne se fortifie qu'autant
qu'il sort triomphant de toute lutte. L'homme qui

compte trop sur lui, qui ne lui donne pas le temps
de se reposer, qui lui impose fatigue sur fatigue, va
toujours en s'affaiblissant, au lieu d'acquérir des
forces; et si ce principe est vrai en ce qui concerne
l'organisme entier, il ne peut manquer non plus de
l'être à l'égard de chaque organe. Si, d'un côté, nous
débilitons l'estomac en ne lui confiant jamais que
des substances trop faciles à digérer, d'un autre côté
nous le ruinons en lui imposant plus qu'il ne peut
supporter. Qu'un effort aussi violent que celui du
vomissement vienne à se reproduire fréquemment,
il s'ensuit tout naturellement une débilitation de
l'estomac; et quand c'est par le bas que l'eau agit,
l'effet débilitant porte en outre sur le canal intestinal, notamment sur le duodénum, qui joue un rôle
si important dans la digestion.

La doctrine de l'innocuité des corps gras et autres
alimens difficiles à digérer, pourvu qu'on boive ensuite beaucoup d'eau, est une de ces idées fausses
qui se sont glissées dans le nouveau système, comme
il s'en introduit dans tous les systèmes du monde.
Puisse celui qui l'a mise en vogue ne pas y persister,
comme font trop souvent les créateurs de systèmes,
afin de ne pas nuire à leur autorité!

2. FIÈVRE GASTRIQUE.

La fièvre gastrique survient lorsque l'état gastrique
dure long-temps et s'aggrave, et que, par suite d'im-
modération dans le manger ou d'affaiblissement des
organes digestifs, les alimens altérés se sont accumu-
lés en quantité telle dans l'estomac, qu'ils ne peuvent

plus être expulsés que par les plus grands efforts de
l'organisme entier.

Outre les symptômes qui lui sont communs avec
les autres fièvres, celle-ci en a de particuliers, tels
que : dégoût pour tous les alimens, rapports fréquens, envies de vomir, tuméfaction du bas-ventre,
éructation, état saburral de la langue, soif assez
intense, pouls déprimé, sécheresse de la peau, urine
trouble, etc.

La nature cherche à expulser la matière morbifique
elle-même, et elle choisit pour cela la voie du vomissement, ou celle des déjections par le bas. On favorise cette tendance de sa part, en faisant boire abondamment de l'eau froide. Si la turgescence avait lieu
par le haut, on pourrait commencer par de l'eau
tiède. Après qu'une évacuation abondante s'est opérée
de l'une ou l'autre manière, on enveloppe le malade
dans un double drap mouillé, qui s'étende depuis
la poitrine jusqu'aux genoux, et qui fasse au moins
quatre fois le tour du corps, afin de favoriser davantage le développement de la chaleur et la dissolution
des matières. Ce drap doit être changé de temps en
temps. Le malade boit beaucoup d'eau; au besoin,
il prend encore des lavemens, pour augmenter les déjections et nettoyer le canal intestinal. Si la fièvre est
forte, on doit envelopper le corps entier, mais avec
la précaution de n'entourer que de la couverture de
laine seule les pieds, qui ordinairement sont froids.

Lorsque l'évacuation tarde trop à s'effectuer, et que
ni l'eau ni les lavemens ne font effet au bout d'une couple d'heures, on met le malade dans un bain de siège

où dans un demi-bain; on lui frotte bien tout le corps, et l'on continue de lui faire boire de l'eau, jusqu'à ce qu'il vomisse. Après quoi on l'enveloppe.

Le malade prend chaque jour trois à quatre bains de siège d'une heure, et quand la fièvre est un peu calmée, il reste à suer dans le drap mouillé; après quoi on le lave bien, ou on lui administre un demi-bain.

Un homme qui, à Graefenberg même, passait pour un des plus forts mangeurs, et qui, malgré les sueurs, ne pouvait se débarrasser ni de son ventre énorme, ni de sa goutte et de ses affections hémorrhoïdales, tomba tout-à-coup malade après un copieux souper de pommes de terre, de lait et de pain beurré. Comme il éprouvait des envies de vomir, Priesnitz lui fit avaler sur-le-champ une grande quantité d'eau; il vomit tout ce qu'il avait mangé. Il continua d'avaler de l'eau et de vomir. Arrivé dans sa chambre, on lui administra un bain de siège, où il resta deux heures sans cesser de vomir, jusqu'à ce qu'enfin on fut obligé de le mettre au lit, complètement épuisé. On lui appliqua des fomentations sur le bas-ventre, et il resta en proie à une fièvre violente. Le lendemain, je le trouvai dans le bain de siège, et occupé encore à vomir. Le surlendemain, les choses se passaient de la même façon. Pendant ces deux derniers jours, l'estomac n'avait le plus souvent rejeté que de l'eau pure. La nuit, on enveloppa de nouveau le malade. Alors il fut pris de nouveaux vomissemens et de diarrhée à-la-fois, et rendit des masses de mucus vert, ce qui lui procura un grand soulagement. Alors on le couvrit de draps mouillés, on le fit suer, et on lui donna des bains de

siège jusqu'à la disparition des symptômes de la fièvre
gastrique. Il but tant d'eau, depuis le principe de sa
maladie, que, suivant ses expressions, elle aurait suffi
pour faire aller un moulin. Jusque-là, il n'avait presque
rien mangé : une fois débarrassé de tout ce qui voulut
sortir de son corps, il se trouva, bien qu'un peu faible,
beaucoup mieux qu'il n'avait jamais été, et totalement délivré de sa goutte et de ses autres douleurs.

J'ai eu naguère un cas analogue dans mon établissement. Un homme, très replet aussi, âgé de soixante
ans, qui employait le traitement contre des douleurs
de goutte, des accès d'hypocondrie et autres affections du bas-ventre, fut atteint, dès les premiers jours,
d'une fièvre gastrique très violente. Comme il avait eu
le délire pendant la nuit, ce dont je ne fus instruit
que le matin, je prescrivis un demi-bain, avec de fortes
frictions, et l'enveloppement dans un drap mouillé.
Le malade se sentit un peu mieux ; mais les rapports
nidoreux allant toujours en augmentant, je le mis
pendant deux heures dans un bain de siège, en lui
faisant boire de l'eau jusqu'à ce que le vomissement
se déclarât. Cependant il ne rendit qu'un peu de mucosités visqueuses. Je le fis donc envelopper dans un
double drap mouillé, tout en continuant à lui donner
beaucoup d'eau à boire. La crise paraissant vouloir
se décider par le bas, ce qu'annonçait la sortie d'une
grande quantité de vents, on administra deux lavemens, qui demeurèrent sans résultat. Après un bain de
siège, qu'il prit ensuite, il eut une petite selle muqueuse. On l'empaqueta de nouveau. Le soir, il prit
encore un bain de siège, puis on lui appliqua des

fomentations sur le bas-ventre et la poitrine. Il dormit assez tranquillement la nuit. Le lendemain matin, un lavement fit sortir beaucoup de mucosités et quelques matières dures. L'après-midi, il sua dans le drap mouillé, et, à la sortie du bain, fit un tour de promenade. Quoique, depuis lors, ce malade eût mangé avec beaucoup de modération, et que le traitement eût été conduit avec une grande circonspection, il survint, quinze jours après, un accès semblable, mais qui dégénéra en inflammation du testicule. Je reviendrai là-dessus dans le chapitre suivant.

En général, il est nécessaire de mettre beaucoup de prudence dans le traitement chez les personnes replètes et atteintes d'affections gastriques : on doit leur imposer un régime sévère, et leur interdire le lait ainsi que tous les alimens gras et venteux ; autrement on court le risque de provoquer des crises qui ne prennent pas toujours une tournure favorable chez les sujets avancés en âge. Cependant, avec un bon régime, on peut toujours compter sur une bonne fin de ces accès critiques, qui cessent dès que le corps se trouve débarrassé des matières de mauvaise qualité dont il était surchargé.

Avec un mauvais régime, mais surtout avec des épices, des excitans, la fièvre gastrique peut dégénérer en entérite.

A l'égard du vomissement, il faut veiller à ce que les substances soient déjà suffisamment ramollies : si elles ne l'étaient pas, on devrait commencer par appliquer des fomentations et faire boire de l'eau. Quand les forces manquent à l'organisme, on prescrit

un bain de siège, pendant la durée duquel on peut
provoquer le vomissement. Chez les personnes jeunes
et vigoureuses, il suffit ordinairement de faire avaler
beaucoup d'eau pour terminer la crise. L'été dernier,
j'ai vu, avec le docteur Piatti, une jeune fille d'une
vingtaine d'années, qui était retenue au lit par une forte
fièvre. Comme, indépendamment de tous les symptômes d'une fièvre intermittente, il y avait des nausées,
comme aussi la malade avait mangé la veille une grande
quantité de pommes de terre, auxquelles son état
pouvait être attribué, du moins en partie, je prescrivis de lui faire avaler de l'eau jusqu'à ce qu'elle
vomît, et de répéter jusqu'à ce que l'eau sortît seule de
l'estomac, ou que le vomissement refusât d'avoir lieu.
La malade exécuta la prescription; elle rendit les pommes de terre, avec beaucoup de mucosités, et dès le
lendemain elle était guérie.

3. SPASME D'ESTOMAC.

Le spasme d'estomac est ordinairement la suite d'un
régime irrégulier, de boissons chaudes et relâchantes, d'une métastase de la goutte ou des dartres. Il
peut aussi dépendre de la tristesse, du chagrin, d'excès débilitans, d'un genre de vie sédentaire, d'un refroidissement des pieds, etc.

Après un régime bien ordonné, et l'attention d'éviter les influences nuisibles, les meilleurs moyens sont
les bains de siège, les fomentations autour du bas-
ventre et l'eau bue en abondance. Si la cause tient à
une métastase, il faut employer le traitement complet, et prendre des bains de siège, des bains de pieds

dérivatifs. Les pédiluves sont surtout nécessaires quand le spasme d'estomac se rattache à un refroidissement des pieds. S'il importe toujours de frictionner les jambes pendant les bains de pieds, cette précaution n'est jamais plus rigoureusement indiquée que dans la maladie dont il s'agit ici. J'ai parfois aussi employé avec avantage les pédiluves chauds, qui, bien qu'ils ne rentrent pas dans le système de l'hydriatrie, ne doivent cependant pas être tout-à-fait proscrits.

Ma femme était fort sujette autrefois aux spasmes d'estomac. Un jour, elle en éprouva un si violent accès, que je me crus sur le point de la perdre. Toute l'eau que je pus lui faire boire ne servit à rien. Je la fis mettre dans un bain de siège; aussitôt le vomissement s'arrêta, et au bout de cinq minutes les accidens étaient dissipés. Le lendemain, elle se plaignit de douleurs au sacrum, où parurent six à sept furoncles, qui suppurèrent long-temps. Plus tard, elle eut encore un autre accès, qui céda également au bain de siège, mais moins promptement, et à la suite duquel survinrent aussi des furoncles. Depuis cette époque, elle témoigna moins de répugnance pour l'eau, et prit un peu moins de café; elle s'est aussi accoutumée aux lotions froides; aussi a-t-elle bien eu quelquefois des furoncles, mais les spasmes l'ont quittée sans retour.

A la vérité, le spasme d'estomac ne cède pas toujours sur-le-champ au bain de siège, et les autres moyens ne produisent pas non plus de suite l'effet désiré; mais on peut toujours être certain que l'eau fera au moins autant, contre cette maladie, que les médicamens, qui d'ordinaire demeurent sans action.

4. PESANTEUR ET MAL D'ESTOMAC.

Lorsque la pesanteur et le mal d'estomac ne dépendent pas d'une cause particulière, on les fait disparaître par les fomentations et les bains de siège, ou, si ces moyens ne suffisent pas, par la sueur.

Un homme d'une soixantaine d'années avait été autrefois fort sujet à d'abondantes sueurs des pieds, qu'une chasse dans les marécages supprima. Depuis lors il éprouva de violens maux d'estomac, qui revenaient de temps en temps, et que leur intensité rendait à peine supportables : le malade était obligé de rendre sur-le-champ tout ce qu'il avait pris. Chose assez singulière, ces douleurs cessèrent tout-à-coup après un repas abondamment arrosé de vins recherchés ; mais elles reparurent au bout d'un certain laps de temps. Elles diminuaient par l'application locale de la chaleur, ou en se retournant de l'autre côté. Priesnitz, qui avait déclaré que le mal devait ressortir par les pieds, fit suer, baigner et doucher ce malade ; il lui prescrivit des fomentations sur le bas-ventre et la poitrine, des bains de siège et des bains de pieds. Au bout de quelque temps, survinrent, aux cuisses et aux jambes, de gros et nombreux furoncles, avec mouvemens fébriles intenses, et la sueur des pieds se rétablit, bien que faiblement. Depuis lors, le malade n'a plus éprouvé de douleurs d'estomac.

5. COLIQUE.

La colique est le même mal, dans le canal intestinal, que le spasme dans l'estomac. Aussi cède-t-elle ordinairement à l'eau bue abondamment ; et quand celle-ci ne suffit pas, les bains de siège manquent rarement leur effet : ce résultat a lieu surtout quand la colique tient à la faiblesse de la digestion, et qu'elle est accompagnée de vents. En général, les vents ne tardent pas à sortir dans le bain de siège, et l'on en facilite encore l'émission en buvant beaucoup. Cependant lorsqu'ils se reproduisent en assez grande quantité pour distendre l'estomac et le duodénum, pour arracher des gémissemens et des cris involontaires, et pour que le moindre mouvement accroisse les douleurs, on doit s'abstenir des bains de siège et des lavemens froids ; on met le malade au lit, et on lui applique sur le ventre, soit de la neige ou de la glace, soit, si l'on ne peut s'en procurer, des fomentations aussi chaudes que possible. Deux de mes malades furent soulagés par des fomentations presque bouillantes, après trois heures d'inutiles applications froides, par des bains de pieds chauds, et au bout de huit par la neige appliquée sur le ventre. Dans les deux cas, une demi-heure suffit pour dissiper l'accès. Plusieurs autres fois, j'ai eu recours avec le plus grand succès à ces fomentations chaudes. On m'a blâmé d'y recourir, sans songer que, dans un cas pressant, tout moyen incapable de nuire doit être mis en usage, à quelque système qu'il soit emprunté. L'esprit systématique des gens du monde, qui n'entendant rien à l'hydriatrie, et croyant cependant en mieux saisir l'esprit dans l'espace d'un mois que celui qui, s'y appliquant depuis longues années, a eu le temps de voir son enthousiasme aveugle se refroidir, est une des absurdités sur lesquelles on doit le plus appeler la réforme.

Il va sans dire que, dans la colique, on doit éviter les alimens et boissons capables d'irriter et d'engendrer des vents.

6. NAUSÉES ET VOMISSEMENS.

Lorsqu'il a été question de l'état gastrique, nous avons vu que le vomissement n'est pas rare pendant le cours du traitement, et nous avons fait connaître aussi la manière dont on le traite. On peut aussi, pour favoriser les évacuations, sans fatiguer autant la poitrine, chercher à dériver par le bas au moyen de lavemens froids.

Si le vomissement ne peut point être considéré comme un phénomène critique, et qu'à lui seul il constitue une maladie chronique, il faut d'abord rechercher les causes, attendu qu'il dépend souvent d'une lésion organique de l'estomac. Dans tous les cas, un régime sévère, l'eau fraîche, les fomentations et les bains de siège doivent être mis en usage. On aura soin d'entretenir les pieds chauds et le ventre libre.

7. CHOLÉRA.

Le choléra est une réaction générale de l'organisme, caractérisée par le vomissement et la diarrhée, qui a pour but de se débarrasser d'un principe morbifique ordinairement épidémique. Sa marche est rapide et tumultueuse. Il se termine fréquemment par la mort. On en distingue deux espèces : le choléra sporadique, et le choléra asiatique, qui est bien autrement dangereux que l'autre.

I. Les symptômes du *choléra sporadique* sont : pesanleur et douleur à l'estomac, promptement suivies de vomissemens et de diarrhée; soif violente, froid des extrémités, décomposition des traits de la face, pâleur de la peau, sueurs froides, syncopes, spasmes, etc. La maladie se termine ordinairement dans l'espace d'un à trois jours, et quand on la traite bien, c'est presque toujours par la guérison. Cependant elle peut aussi causer la mort, ou bien laisser après elle des spasmes d'estomac, des coliques et autres accidens gastriques. Il peut aussi en naître des entérites et d'autres maladeis.

Les causes ordinaires sont des écarts de régime, le refroidissement, l'usage des fruits verts et aqueux, celui des choses irritantes et salées, ou des influences épidémiques.

Le traitement doit tendre d'abord à chasser du corps la matière morbifique, c'est-à-dire à favoriser les évacuations. Le malade boit souvent de l'eau froide, ce à quoi la nature le pousse déjà, et il en avale assez pour accélérer tant le vomissement que la diarrhée. Pour redonner du ton aux organes abdominaux, on le plonge en même temps dans un bain de siège, en frottant les extrémités avec force et sans interruption, pour y rétablir la circulation. Un lavement froid convient quelquefois, afin de faciliter les déjections par le bas; il devient nécessaire quand le malade éprouve des spasmes dans le bas-ventre.

Quand les évacuations critiques s'arrêtent, et que le malade ne vomit plus, ou rend seulement de l'eau, on cesse de le faire boire, on lui applique une fomentation sur tout le bas-ventre, et on l'enveloppe dans une couverture de laine, pour le faire suer un peu : puis, lorsqu'il a sué, on le lave et on lui donne un bain de siège très court, durant lequel il boit encore de l'eau avec plus de modération, et se frotte bien le ventre. Au bain de siège peut encore succéder un lavement. Trois ou quatre sueurs et quelques bains de siège terminent le traitement, qui ne laisse aucune incommodité. Le malade continue encore pendant long-temps de porter des fomentations autour du bas-ventre, pour se fortifier. Un régime léger et pas trop abondant doit également lui être recommandé après la guérison.

II. *Choléra asiatique.* — Le choléra asiatique diffère du sporadique par son caractère épidémique, et par sa malignité, car une grande partie de ceux qu'il atteint périssent. La maladie attaque primitivement le système nerveux abdominal, dont elle paralyse et supprime en partie les fonctions, soit qu'elle sollicite les nerfs à un trop grand déploiement de force, soit qu'elle les frappe, pour ainsi dire, de stupeur. De tous les viscères du bas-ventre, c'est l'estomac qui conserve encore le plus d'activité, à cause du nerf de la cinquième paire, qui le met en rapport avec le système nerveux de la vie animale. Les efforts immodérés que cet organe fait pour se débarrasser de la matière morbide et la paralysie du système ganglionnaire, par suite de laquelle les fonctions du système nutritif et la circulation sont suspendues, offrent à-peu-près le tableau suivant :

La physionomie est entièrement bouleversée ; les yeux, rentrés au fond des orbites, conservent, même après la mort, leur éclat naturel ; les joues, les lèvres et le front ont une couleur bleue; autour des yeux se dessinent des cercles noirs; toute la face exprime un état de spasme, la suspension de la circulation et même la coagulation, la décomposition du sang. Le malade est incapable de rien faire, et témoigne communément une indolence absolue. Le passage de la vie à la mort s'opère parfois d'une manière tellement insensible, qu'à peine s'en aperçoit-on, tant la face est cadavéreuse, la peau froide, blafarde et ridée, et le malade accablé.

La *cholérine* est une nuance plus douce du choléra, dont elle ne présente que quelques symptômes. Ordinairement la guérison ne s'en fait pas attendre longtemps; cependant elle dure au-delà de huit jours, tandis que le choléra enlève la plupart de ses victimes en une couple de jours.

Le traitement du choléra roule sur deux points : évacuer la matière morbifique et rétablir la circulation, en même temps qu'on ranime le système nerveux. On s'est servi, pour cela, en différens endroits, à Vienne, par exemple, de la glace et de l'eau à la glace, qui ont procuré quelques succès, comme on peut le voir dans l'ouvrage publié en 1837 par le docteur Husemann. Il est digne de remarque, que ce médecin proscrit les bains froids, qui, suivant lui, causeraient infailliblement la mort du malade, tandis qu'en 1836, Priesnitz m'a assuré n'avoir pas perdu un seul des vingt-trois cholériques auxquels il eut occasion d'appliquer le traitement que je vais bientôt faire connaître. Notons toutefois que les frictions et les affusions doivent modifier singulièrement les effets du bain froid, qui ne ressemble point alors à celui dans lequel le malade demeure plongé sans mouvement. Dans une maladie où la stase du sang est si manifeste, les frictions ne sont pas moins nécessaires, pour contribuer au rétablissement de la circulation, que l'eau introduite en abondance dans l'estomac pour favoriser les évacuations.

En 1836, époque à laquelle le choléra occupait d'autant plus vivement les esprits à Graefenberg, qu'il exerçait alors ses ravages à Ollmutz et à Prague, et que les habitans des Sudètes craignaient sa redoutable visite, il circula une instruction, que Priesnitz sanctionna en ma présence, ne lui faisant d'autre reproche que d'être un peu trop longue. Quoique cette instruction ait été vivement attaquée par les médecins, bien que plusieurs de ceux qui s'érigèrent en censeurs n'eussent jamais vu ni le choléra ni les traitemens hydriatriques, je n'hésite point à la reproduire ici, attendu qu'elle est fort rationnelle au fond, qu'elle répond parfaitement à l'essence du choléra, et qu'elle donnera une nouvelle preuve de la sagacité de Priesnitz. Les gens de l'art sauront rectifier quelques inexactitudes sur lesquelles la critique a beaucoup insisté, comme par exemple l'ardeur de la peau, car on sait que ce symptôme n'existe pas dans le choléra, bien que, durant la seconde période de la maladie, la réaction soit portée jusqu'à l'inflammation dans certaines parties. Il faut s'en prendre au défaut d'éducation de Priesnitz, qui connaît bien mieux les choses que l'art de les dire, ce qui, pour le faire remarquer en passant, est l'inverse de ce qu'on pourrait reprocher à ceux qui prétendent le juger.

« La manière de procéder dans le choléra dépend en partie de la constitution du sujet, et en partie aussi du degré auquel est parvenue la maladie. Si le malade a une complexion débile, on emploie de l'eau dont la température soit un peu plus élevée, et on ne provoque non plus la sueur que modérément ; si la maladie est déjà portée jusqu'à l'insensibilité absolue, il faut commencer sur-le-champ par des lavemens d'eau froide.

« Lorsque le choléra se manifeste par une diarrhée et des vomissemens douloureux, le malade prend un bain de siège à douze degrés tout au plus, et s'il éprouve en même temps des maux de tête, on lui applique aussi une fomentation autour de la tête. Après s'être mouillé les mains, il s'en frotte l'épigastre et le bas-ventre, tandis qu'une autre personne lui frictionne les bras, les jambes et le dos avec de l'eau froide. Le frottement est continué jusqu'à ce que le corps recouvre sa chaleur naturelle. Pendant ce traitement, le malade boit de l'eau froide, qu'on doit lui présenter, s'il ne peut pas la prendre lui-même. Il continue de boire jusqu'à ce que les nausées, la pesanteur d'estomac, la diarrhée et le vomissement aient cessé ; ou bien, si le vomissement n'a point encore eu lieu, l'eau le provoque d'ordinaire, et l'on continue alors de faire boire jusqu'à ce qu'il ait cessé. On renouvelle les fomentations autour de la tête aussi souvent qu'elles s'échauffent.

« Si, par ce traitement les symptômes·du choléra se calment, ou même cessent, ce qui doit absolument

avoir lieu pour le vomissement et la diarrhée, on met
le malade au lit, on lui applique une fomentation
froide sur le ventre, on lui frotte les bras, les jambes
et tout le corps, jusqu'à ce qu'il soit complètement
réchauffé ; on l'enveloppe dans une couverture de
laine, par-dessus laquelle on pose un lit de plume,
afin qu'il entre en sueur, et, ce qui n'arrive pas toujours, qu'il s'endorme.

« Lorsque la sueur s'établit, on peut considérer le
malade comme sauvé ; dans le cas contraire, on recommence tout ce qui a été fait, dès que de nouveaux
accès reparaissent.

« On ouvre ensuite portes et fenêtres, afin de procurer un libre accès à l'air frais, mais en évitant bien
tous les courans d'air. Le malade peut être laissé dans
cet état aussi long-temps que lui-même en témoigne
le désir, ou qu'on le juge nécessaire ; puis on le tire
du lit, on le lave bien avec de l'eau froide, on l'habille, et on le fait promener un peu, si le temps le
permet et qu'il s'en sente la force. Depuis le premier
moment jusqu'à la guérison complète, on doit continuer de lui faire avaler de l'eau froide. Il faut aussi
recourir aux fomentations sur le bas-ventre, dès que
le moindre symptôme semble les indiquer. Une chose
fort importante, c'est que le malade évite tout ce qui
pourrait lui causer la moindre fatigue.

« De l'eau plus froide, ou même tout-à-fait froide
(mais jamais à la glace), et des sueurs assez copieuses
pour traverser la paillasse, ne peuvent convenir qu'à
des constitutions très robustes, ou quand la maladie
est fort avancée.

« Souvent, surtout lorsque les secours ont été administrés à temps, un seul traitement semblable à celui qui vient d'être décrit suffit pour assurer la parfaite guérison; mais s'il survient de nouveaux accès, ou même une aggravation, il faut recommencer ; seulement, cette fois, on emploie de l'eau tout-à-fait froide.

« L'eau, soit pour la boisson, soit pour les bains ou les lotions, doit toujours être puisée à la source même; on l'élève à la température jugée convenable en y ajoutant de l'eau chaude. Comme le point important, dans le traitement du choléra, est de rétablir la transpiration supprimée, et de ramener l'action de la peau, ce qui tout naturellement entraîne le retour de la chaleur naturelle, la fraîcheur de l'eau est absolument nécessaire, à cause de l'excitation qu'elle provoque. La température du liquide doit être maintenue au même degré, ce qu'on obtient en changeant le bain dès que l'eau commence à s'échauffer, et employant à cet effet deux cuves ou baignoires. Le malade doit avoir, dans le bain, de l'eau jusqu'à deux pouces environ au-dessous du nombril. Il est bon de lui plonger en même temps les jambes dans l'eau. Il est dangereux de faire prendre un bain tout-à-fait froid, car la réaction tarderait trop à s'établir, et la mort serait à-peu-près certaine. Ce sont les fomentations échauffantes ou excitantes que l'on emploie. Les lotions durent jusqu'à ce que toutes les parties chaudes soient rafraîchies, ainsi qu'on doit toujours le faire chez une personne qui vient de suer; leur durée doit donc être d'une à deux minutes. Lorsqu'il s'établit des spasmes dans les jambes, on doit les plonger dans l'eau, et les y frotter jusqu'à ce que le spasme ait disparu. En cas de violentes coliques, on fait prendre des lavemens d'eau froide après le bain de siège. Le malade s'abstient de manger, ou ne prend que des alimens froids ; il boit beaucoup d'eau froide. Après la guérison, et pendant long-temps encore, il faut employer un léger traitement hydriatrique, pour expulser tout ce qui peut être resté dans le corps et redonner des forces. »

Bien des choses pourraient être ajoutées à cette instruction ; mais il faudrait, pour cela, entrer dans des détails qui seraient déplacés ici, et pour lesquels d'ailleurs j'avoue mon incompétence, n'ayant jamais vu le choléra proprement dit. On tirera donc de ces fragmens tout le parti qu'on pourra. Disputer sur les mots ne servirait à rien, et l'homme intelligent saura profiter au besoin des indications qui lui sont données. Le traitement par l'eau froide n'exige pas plus un médecin que celui par la glace, qui, au dire du docteur Husemann lui-même, peut être appliqué, en cas de nécessité, par la première personne venue, qui ne manque pas de bon sens.

Un meunier des environs de Graefenberg sauva par des lavemens froids sa jeune femme, déjà condamnée par les médecins. Il avait lui-même subi le traitement sous la direction de Priesnitz.

Pendant mon séjour à Graefenberg, en 1836, il se présenta un cas intéressant, qui ne se rapporte peut-être pas au véritable choléra, mais qui eut lieu pendant l'épidémie, et qui offrait du moins beaucoup de symptômes de la cholérine. Un Hongrois de Temes-war avait sous son inspection plusieurs villages rem-plis de cholériques. Les paysans non atteints par le fléau, non seulement refusèrent de soigner leurs frè-res malades, dans la crainte de la contagion, mais même refusèrent de cultiver leurs champs et de se li-vrer à la récolte, disant qu'ils étaient condamnés à pé-rir, et que par conséquent ce n'était pas la peine de tra-vailler. La personne qui fait le sujet de cette observa-tion fit tout ce qui dépendait d'elle pour les guérir de si absurdes croyances, et les ramener à leurs devoirs envers leurs semblables; elle visita elle-même les ma-lades, les toucha de ses mains nues, et parvint en effet à tirer les habitans de la torpeur dans laquelle ils étaient tombés. Tout-à-coup, cet homme respecta-ble fut pris de douleurs dans l'abdomen, avec cours de ventre, spasmes dans les jambes, les orteils sur-tout, en un mot, tous les symptômes du choléra, sauf les vomissemens. Il s'empressa d'appeler le médecin, qui lui prescrivit la poudre de Dover, et lui fit mettre des boules d'eau chaude tant aux pieds que sur le bas-ventre. Comme ces moyens ne faisaient rien, il vint à Vienne, où les meilleurs médecins le déclarè-rent atteint légèrement du choléra, disant qu'il ne de-vait qu'à sa constitution robuste et à son genre de vie très sobre, de ne point l'avoir à un plus haut de-gré. Tout ce qu'ils tentèrent demeura également sans résultat. Alors le malade prit le parti de se rendre à Graefenberg, où il arriva malade déjà depuis six se-maines, n'ayant pas eu un seul instant de sommeil pendant tout ce temps, à cause des douleurs continuelles qu'il éprouvait et des coliques qu'il ressentait. Priesnitz commença par lui faire prendre un peu de lait et de pain beurré, ce qui ne laissa pas que de le surprendre; puis il lui prescrivit un bain de siège à dix degrés. Au bout de quelques minutes survinrent huit selles abondantes, qui furent suivies d'un grand soulagement. Après le bain, on lui appliqua une fomentation échauffante autour du corps, et il se mit au lit, où, pour la première fois depuis six semaines, il dormit d'un sommeil tranquille. Le traitement fut continué pendant un mois environ, et le rétablissement complet.

8. DIARRHÉE.

La diarrhée se présente souvent comme crise pendant le cours du traitement; elle a également le caractère d'une crise salutaire dans beaucoup de maladies. En pareil cas, il ne faut rien faire, parce qu'autrement on fermerait à la nature la voie par laquelle elle témoigne la volonté d'expulser les matières morbifiques. Loin de là, on doit favoriser la diarrhée par l'eau bue en abondance, et chercher à diminuer les douleurs de bas-ventre par l'application d'une fomentation échauffante. Si le flux de ventre durait trop long-temps, on ferait suer le malade, on lui donnerait des lavemens et des bains de siège, on le soumettrait à un régime simple et mucilagineux. Les soupes au gruau sont ce qui convient le mieux. Le malade observe le plus grand repos, au lit ou sur un canapé, et ne boit pas trop.

Quand il y a beaucoup de douleurs, d'abattement et

de brisure dans les membres, on enveloppe le malade dans des draps mouillés, qui doivent être changés souvent; on veille à ce que l'estomac et le bas-ventre surtout soient bien couverts.

Si la diarrhée a été occasionée par des médicamens irritans, des fruits verts, des substances acides ou autres, introduites dans le canal intestinal, il est bon, après avoir cherché à nettoyer ce dernier par de l'eau bue en abondance, d'administrer des lavemens mucilagineux, pour calmer l'irritation des membranes muqueuses. Ces lavemens conviennent également dans les diarrhées qui proviennent d'un refroidissement, et qui sont accompagnées de grandes douleurs, pour prévenir une entérite, à laquelle donne quelquefois lieu un traitement mal dirigé. Un malade qui mourut naguère à G....., aurait peut-être été sauvé si l'on ne s'était pas obstiné pédantesquement à n'employer que l'eau froide, et si l'on avait eu recours aux adoucissans, aux mucilagineux. Quoique je sois ennemi déclaré de tous les médicamens, je regarde comme une grande folie des hydriatres incarnés, de vouloir, singeant l'inventeur de leur méthode, repousser tous les moyens simples et innocens dont l'expérience a depuis si longtemps constaté l'utilité. Il serait très fâcheux pour l'intelligence humaine que tous ceux qui ont précédé Priesnitz eussent été des insensés, et qu'aucun de ceux qui viendront après lui ne fût en état de perfectionner sa méthode. De pareilles exagérations nuisent à celle-ci dans l'esprit des personnes éclairées, et soulèvent contre elle tous les médecins, qui voient les fanatiques partisans de l'hydriatrie, d'un côté ne vouloir admettre d'autre moyen curatif que l'eau, d'un autre côté, non-seulement fouler aux pieds toutes les règles de la prudence dans l'application de ce remède, mais encore prendre en quelque sorte plaisir à surcharger le corps d'alimens indigestes.

Mais, autant il est absurde de dédaigner certains moyens qui peuvent contribuer à la guérison d'une maladie, uniquement parce que Priesnitz ne les connaît point, autant il est nuisible d'associer les tisanes amères à l'eau, comme on le fait dans plusieurs établissemens hydriatriques, pour combattre les diarrhées critiques, qu'on devrait bien plutôt chercher à favoriser en faisant boire beaucoup d'eau froide. On montre par là qu'on ne comprend pas l'essence de la maladie, et qu'on n'a aucune idée des efforts curatifs de la nature, à l'encontre précisément desquels on agit.

De ce qui précède, il résulte tout naturellement qu'on doit éviter les choses aigres, la bière, les fruits, les légumes verts, les alimens salés et excitans, même le lait, en un mot, tous les corps gras et difficiles à digérer, quelque bien que l'estomac les supporte en d'autres temps.

Les exemples de guérison rapide des diarrhées sont trop communs dans tous les établissemens hydriatriques pour qu'il y ait nécessité d'en rapporter ici. L'un des cas les plus intéressans que j'aie rencontrés, est celui d'une diarrhée provoquée par un refroidissement, dont le malade, artilleur prussien, aujourd'hui au service de l'Égypte, fut atteint, après l'usage du traitement hydriatrique, et qui l'affecta au point de le rendre comme un vrai squelette. Ce malade ne croyait pas à

Priesnitz, et s'il se soumettait au traitement, c'était en murmurant, sans y avoir aucune confiance. Aussi, quand il fut pris de la diarrhée, employa-t-il les ressources de la médecine ordinaire; mais, tout ayant été inutile, il prit le parti de retourner à Graefenberg, où sa guérison, qui n'exigea que trois jours, changea totalement le cours de ses idées.

Il est une sorte de diarrhée qui reconnaît pour cause la débilitation de l'estomac, et dans laquelle les alimens sortent du corps sans avoir été digérés. On lui donne le nom de *lienterie*. Dans ce cas, on doit fortifier l'estomac, but auquel on arrive en déployant le traitement tout entier, par des fomentations et des lotions sur la région épigastrique, un régime tempéré et des bains de siège. Le malade doit boire peu à-la-fois, mais toujours de l'eau très fraîche.

La *diarrhée blanche* est une autre nuance de la diarrhée. Elle tient à la faiblesse de la partie inférieure du canal intestinal. Ses caractères sont la sortie par le bas d'un liquide muqueux, avec envies pressantes de s'en débarrasser. Les plus sûrs moyens pour guérir cette opiniâtre maladie sont les lavemens froids, pris deux ou trois fois par jour, les bains de siège et les fomentations.

Une autre espèce encore est le *flux hépatique*, qui a pour symptôme des évacuations d'un liquide rougeâtre, et qui tient peut-être à la présence d'hémorrhoïdes. Le traitement doit être le même que dans cette dernière maladie. Il faut bien se garder de supprimer brusquement le flux.

9. DYSENTERIE.

La dysenterie est une affection catarrho-rhumatis-
male des gros intestins, qui fait que les matières ex-
crémentielles sont retenues au-dessus du point enflammé, tandis que la partie inférieure du canal
intestinal fait effort pour expulser les matières morbifiques. Cet effort est annoncé par des besoins continuels
d'aller à la selle, sans que le malade rende autre chose
que des mucosités, avec un liquide aqueux, âcre, bilieux, teint de sang ou mêlé de pus. Si l'on ne vient
point à l'aide de la nature, la maladie se termine fréquemment par la mort.

Le traitement doit tendre principalement à diluer
la matière morbifique, à l'expulser du corps et à combattre l'inflammation. Les méthodes hydriatriques sont
les meilleures pour remplir ces indications ; car l'eau,
bue en grande quantité, délaie les excrémens, facilite
les excrétions, et apaise la phlegmasie, tandis que
les fomentations autour du ventre aident à ces différens effets, et que les lavemens soulagent la partie inférieure du canal intestinal. Les bains de siège dégourdis doivent aussi être conseillés. Si le mal est
parvenu à un très haut degré, on doit commencer par
ces bains, puis envelopper le malade dans des draps
mouillés, et dès que la fièvre a diminué, le faire suer
un peu. Existe-t-il de vives douleurs, on change fréquemment les draps, jusqu'à ce que l'état des choses
permette de faire suer le malade. A la sueur succèdent
une lotion avec de l'eau dégourdie et un bain de siège.

Ordinairement il suffit de la sueur dans les draps

mouillés, de quelques fomentations et de quelques
bains de siège, pour guérir la maladie, quand elle est
récente, surtout lorsqu'elle tire sa source d'une suppression de la transpiration cutanée, et qu'elle a un
caractère rhumatismal. Schrott a rétabli en peu de
jours quarante-deux malades dans le cours d'une épidémie de dysenterie. Suivant sa méthode, il les enveloppait de linges mouillés, les faisait bien suer, et ne
leur donnait que de la soupe au lait.

Les malades atteints de la dysenterie ne doivent
prendre que des choses mucilagineuses et des soupes
très légères. Les choses âcres et aigrelettes ne leur conviennent pas, surtout les fruits, qui, lorsqu'ils ne sont
pas parvenus à maturité, déterminent fréquemment
la maladie. S'il y a ténesme douloureux, on a recours
aux lavemens mucilagineux, et aux fomentations sur
le périnée et le sacrum. On peut aussi appliquer à
l'anus une éponge imbibée d'huile.

Il serait difficile, sans entrer dans des détails trop
prolixes, de décrire toutes les particularités du traitement, qui varient beaucoup en raison de l'âge du sujet, de sa constitution et du degré d'ancienneté de la
maladie.

Dans les épidémies de dysenterie, il faut observer
la plus grande propreté et veiller à ce que les fenêtres
soient ouvertes souvent. Ce sont là des précautions
indispensables, dans l'intérêt tant du malade que de
ceux qui l'entourent, car l'air pur et l'eau sont les
meilleurs moyens de se préserver de la contagion. Il
convient aussi d'aérer et changer souvent les vêtemens.
Avec ces soins, en prescrivant un bon régime, en évi-

tant les refroidissemens, il n'y a point de craintes à avoir. Mais si l'on remarque quelque affection du côté du bas-ventre, il faut de suite recourir à la sueur, appliquer une fomentation, prescrire un ou deux bains de siège, et d'ordinaire on prévient ainsi le développement de la maladie, parce qu'on dirige la réaction vers la peau, et qu'on débarrasse le canal intestinal de son contenu.

10. CONSTIPATION.

La constipation reconnaît un si grand nombre de causes, qu'on doit, dans le traitement, s'attacher aussi à combattre, qu'il est très difficile de tracer un tableau général de la conduite à suivre.

Le malade prend beaucoup d'exercice, il boit beaucoup d'eau, il porte sur le bas-ventre une fomentation qui doit être renouvelée souvent, il prend chaque jour deux à trois lavemens froids ou dégourdis, des bains de pieds, des bains de siège, et il n'use que d'alimens froids, en s'abstenant de tout corps gras. Si la constipation se montre fort opiniâtre, il faut que les lavemens soient à l'eau tiède. On agit de même pour les bains de siège, dans lesquels le corps doit s'enfoncer autant que possible : ces bains durent une heure et au-delà.

La constipation n'est pas rare dans le cours des traitemens hydriatriques, car l'accroissement de l'action des tégamens extérieurs entraine nécessairement une diminution de la sécrétion intestinale. Il n'y a point à s'en inquiéter : en général, elle disparait bientôt d'elle-même après le traitement, pendant la durée duquel elle n'entraîne aucun danger ; pour qu'il y en eût, il faudrait qu'on eût singulièrement affaibli le canal intestinal, en donnant trop à manger et faisant boire trop d'eau. On pourra consulter ce que j'ai dit à cet égard dans le chapitre consacré aux affections du bas-ventre. Dans les maladies inflammatoires et les fièvres, il ne faut jamais souffrir la constipation, qui exaspère sur-le-champ la maladie : on la combat donc par de fréquens lavemens froids.

11. DIABÈTE.

La diabète est une maladie rare, qu'on observe quelquefois chez les goutteux et les rhumatisans, à la suite d'évacuations critiques par la voie des urines. L'eau bue abondamment, les bains de siège dégourdis, et les fomentations souvent renouvelées autour du bas-ventre, sont les moyens qu'on doit lui opposer. Le régime peut consister en substances tirées du règne animal, si la maladie principale ne s'y oppose pas.

Quand l'urètre est douloureusement affecté, ou même qu'il y a gonorrhée du gland, on doit ajouter à ces divers moyens des fomentations autour de la verge.

12. RÉTENTION D'URINE.

La rétention d'urine consiste ou en une impossibilité absolue d'uriner, ou en celle de vider sa vessie autrement que dans une certaine attitude, mais toujours avec peine et douleur : quelquefois il y a des besoins continuels, et cependant ce liquide ne sort qu'en petite quantité. On appelle le premier cas ischurie, le second strangurie, et le troisième dysurie.

Lorsque ces affections surviennent, comme crises, durant un traitement hydriatrique, on commence par prescrire des bains de siège, et l'on cherche tant à procurer l'élimination de la matière morbifique qu'à diminuer l'irritation, en faisant boire beaucoup d'eau et appliquant des fomentations sur le bas-ventre, ainsi que sur les parties génitales. Les bains de siège peuvent être à dix degrés; ils doivent durer long-temps, et se renouveler, si le besoin l'exige, à de courts intervalles, jusqu'à ce que les organes urinaires aient acquis assez de force pour évacuer les matières, ce qui parfois n'arrive pas sans de grandes douleurs. Dans l'intervalle des bains, on couvre le bas-ventre de fomentations.

Un homme, soumis au traitement pour une maladie mercurielle, éprouva une forte crise, dont le principal symptôme était une rétention d'urine, qui dura plusieurs jours, en s'exaspérant au point que le directeur de l'établissement ne savait plus quel moyen employer. Le malade, entre les mains duquel mes ouvrages tombèrent, y trouva l'indication des bains de siège. Il en prit à des intervalles tellement rapprochés, que leur nombre s'élevait jusqu'à neuf par jour. Pendant les derniers, une vésicule grisâtre, de la grosseur d'un œuf de poule, s'échappa de l'urètre, avec d'affreuses douleurs, creva dans le bain, et donna issue à un liquide de couleur plombée; l'écoulement dura long-temps, mais l'issue de la crise fut heureuse. Il fallait, pour montrer tant de persévérance, être imbu d'une grande patience, et sentir d'ailleurs la nécessité de tout faire, afin de se débar-

rasser de ses douleurs. Mais ce cas nous apprend aussi
qu'on doit apporter de la patience dans les traitemens
hydriatriques , et qu'il en faut surtout beaucoup dans
les crises , si l'on veut obtenir un résultat favorable.
Si le malade s'était découragé au premier bain de
siège , peut-être aurait-il succombé. Son exemple
prouve combien Priesnitz et tous les hydriatres ont
appris et peuvent encore apprendre de leurs malades, en réfléchissant bien sur les essais de ces derniers,
qui fort souvent ne manquent pas de hardiesse.

Quand la rétention d'urine tient à des lésions organiques , on fait sagement de se confier à un chirurgien habile.

IV. EXANTHÈMES.

La peau est le plus important de tous les organes
excrétoires, car c'est par elle que s'échappent les
cinq huitièmes de nos alimens; elle couvre notre
corps tout entier, et les nombreux vaisseaux et nerfs
épars dans son tissu font non-seulement qu'elle nous
transmet une foule d'influences du dehors, mais
encore qu'elle rejette, sous forme vaporeuse, une
immense quantité de matériaux usés, inutiles et nuisibles.

Étant exposée à tant d'actions nuisibles du dehors,
ayant à éliminer tant de matériaux qui ne le sont pas
moins , et dont la densité de son tissu fait que l'expulsion n'a pas toujours lieu sans efforts , outre que,
par leur âcreté, ils peuvent exercer une irritation
trop vive sur ses nerfs, il n'est donc pas surprenant
qu'elle soit exposée à une foule de maladies , qu'on
désigne sous le nom d'exanthèmes.

Ces maladies, comme on peut déjà le conclure de ce qui précède, constituent deux catégories. Les unes sont les conséquences d'influences extérieures, et la plupart du temps ont un caractère contagieux (gale, teigne, etc.). Les autres sont des dépôts de matières morbifiques rejetées des parties internes du corps, soit que ces matières aient été introduites dans la masse des humeurs par la peau elle-même (variole, scarlatine, etc.), soit qu'elles aient été engendrées dans le corps par une digestion vicieuse (dartres). Il y a des maladies cutanées qui dépendent à-la-fois de ces deux causes, ou qui reconnaissent tantôt l'une et tantôt l'autre (érysipèle).

Suivant que les maladies de peau marchent rapidement ou durent long-temps, on les dit aiguës ou chroniques. Les éliminations épidémiques d'un poison morbide, comme la scarlatine, la rougeole, la variole, sont aiguës; les exanthèmes provoqués par une dyscrasie des humeurs, comme les dartres, sont chroniques.

Dans toutes les maladies de peau, sous quelque nom qu'on les désigne, ou quelque cause qu'elles reconnaissent, il n'y a point de méthode curative plus sûre et plus exempte de dangers que l'hydriatrie. On est effrayé, en ouvrant les ouvrages des pathologistes, de la multitude d'exanthèmes qu'ils admettent, et parmi lesquels ils établissent des distinctions trop peu naturelles pour qu'on puisse en faire ressortir un traitement simple et rationnel; mais on l'est plus encore à la vue de tous les poisons que les médecins conseillent contre ces maladies, et qui, s'ils les guérissent quelquefois, inoculent à l'organisme le germe d'une longue et périlleuse affection, outre que fort souvent ils se bornent à rejeter le principe morbifique sur des organes internes essentiels à la vie.

1. VARIOLE.

La variole est une maladie contagieuse, mais qui rarement attaque deux fois la même personne. On emploie pour la prévenir la vaccine, qui éteint presque entièrement la disposition à en être infecté; du moins la petite-vérole qui survient chez les sujets vaccinés est-elle toujours très bénigne. Mais la vraie variole elle-même présente peu de danger, quand on la traite d'après la méthode de Priesnitz.

La variole commence par une fièvre assez violente; avec mal de tête, douleurs dans les reins et les jambes, odeur forte de la transpiration, et urine d'un rouge brun. La plupart du temps, l'éruption a lieu le quatrième jour, et alors la fièvre diminue un peu : au neuvième jour s'effectue la suppuration, qui procède en général de la tête vers les extrémités inférieures. Le fièvre reparaît plus forte à cette époque; vers le matin, il survient des sueurs abondantes, et l'urine forme un sédiment abondant. Au bout de quelques jours, les boutons recommencent à se sécher, et la fièvre cesse. Chez beaucoup de personnes, il reste des cicatrices, qui trop souvent défigurent les plus beaux visages. Quelquefois aussi, surtout chez les sujets qui n'ont pas les humeurs bien constituées, la maladie prend un mauvais caractère, et détruit des organes entiers, les yeux par exemple, ou bien cause la mort. On a calculé qu'il meurt plus d'un tiers des malades dans une épidémie variolique, ce qui est une mortalité supérieure à celle même de la peste.

Le traitement est fort simple. Dès que la fièvre paraît, on tient le malade chaudement vêtu, dans une chambre médiocrement échauffée, ou mieux on le met au lit, sans le couvrir trop. On lui fait boire de temps en temps une gorgée d'eau dégourdie. Le troisième jour, ou même le second si la chaleur est très forte, on l'enveloppe dans un drap mouillé, qu'on doit changer une ou deux fois, suivant le degré d'excitation et la violence du mal de tête. On le laisse suer autant qu'il peut dans le dernier drap, en ouvrant la fenêtre, et le faisant bien boire. S'il éprouve beaucoup de chaleur à la tête, on place une serviette mouillée sous celle-ci ; mais on se garde bien d'en couvrir le visage, parce qu'elle pourrait y faire naître beaucoup de boutons, qu'on doit éviter de multiplier sur cette partie du corps. Le linge mouillé placé sous la tête et la nuque a encore l'avantage d'agir comme dérivatif, et de préserver les yeux, les oreilles. Après que le malade a bien sué, on ferme les fenêtres, on veille à ce que la température de la chambre ne soit ni au-dessous de quinze degrés ni au-dessus de dix-sept ; on prépare un vase contenant de l'eau à douze ou quinze degrés, on dépaquette le malade, et on le lave bien, en toute diligence. Il s'habille ensuite, fait quelques tours dans la chambre, et se remet au lit. Demande-t-il des rafraîchissemens au bout d'un certain laps de temps, on lui fait boire de l'eau en petite quantité, mais fréquemment.

Ce procédé doit être répété chaque jour. Quand
y a beaucoup d'excitation, et que la maladie à un
mauvais caractère, on le renouvelle même jusqu'à
deux fois par jour. Si le bas-ventre est affecté, et qu'il
y ait des nausées, on donne deux ou plusieurs lavemens frais, ce qu'en général on ne doit jamais négliger dans les cas de constipation. S'il apparaît des boutons aux yeux, on applique une fomentation excitante
sur la nuque, pour provoquer une dérivation.

On continue les enveloppemens jusqu'à ce que les
croûtes tombent. Alors on peut n'y avoir recours que
tous les deux jours, afin de débarrasser le corps de
toute la matière morbifique qui pourrait s'y trouver
encore. Les lotions dégourdies sont remplacées peu-à-
peu par d'autres froides, et enfin par des affusions,
pour fortifier la peau, qui est très sensible, et l'endurcir contre l'impression de l'air. Le malade peut sortir
sans crainte quelques jours après la chute des croûtes.

Comme cette méthode attire promptement la matière morbifique à la peau, et que les sueurs la chas-
sent en grande partie du corps, on n'a point là redouter les dangereux effets, concomitans ou consécutifs
qui se manifestent si fréquemment à la suite des traitemens ordinaires.

Une jeune personne de vingt ans fut prise de la
fièvre. Ignorant qu'elle n'avait point eu la petite-vérole, l'idée de cette maladie ne se présenta pas d'abord
à mon esprit, et je fis prendre deux bains de siège,
qui ne procurèrent aucun soulagement. Le mal de
tête et l'excitation du système vasculaire annonçaient
une fièvre inflammatoire. Je proposai à la malade de

l'envelopper dans un drap mouillé, ce qu'elle accepta.
Comme elle ne tarda pas à suer, je la laissai dans ce
drap, où elle passa sept à huit heures, en buvant
beaucoup. On la lava ensuite avec de l'eau dégourdie.
Après cette première sueur, qui eut lieu le second
jour de la maladie, le corps parut tout couvert de
taches rouges et proéminentes. Je répétai l'enveloppement, et le lendemain la petite-vérole fut parfaitement caractérisée. Sur ces entrefaites, les parens de
la jeune fille, qui était en service chez moi, vinrent
la voir, et l'emmenèrent, refusant de continuer à la
laisser traiter par l'eau froide. Mais la malade ne voulut boire que de l'eau, et se tint chaudement au lit.
Au bout de quinze jours, elle revint parfaitement
guérie. Les taches rouges s'effacèrent peu-à-peu, et
il ne resta pas une seule cicatrice sur le corps. Quoique le traitement eût été interrompu, les deux fortes
sueurs avaient déjà tellement diminué le virus variolique, que la maladie suivit rapidement sa marche,
et se termina d'une manière heureuse.

La rareté de la variole fait que je connais peu
d'exemples analogues; mais, dans le petit nombre de
cas dont j'ai été informé, le résultat s'est montré non
moins favorable.

2. VARICELLE.

La varicelle ressemble beaucoup à la variole proprement dite; toutefois, on la distingue aisément;
car les pustules ne sont point ombiliquées, et elles ne
se répandent pas de la face sur le reste du corps,
mais demeurent groupées sur une partie ou sur une

autre, notamment au dos, sur les jambes, qui sont le premier lieu de leur apparition. Elles épargnent presque toujours le visage. La fièvre est moins forte que dans la variole. La marche est plus rapide aussi, et dans l'immense majorité des cas, il n'y a aucun danger.

On connaît diverses variétés de cette maladie, à plusieurs desquelles des noms particuliers ont été imposés, d'après la forme des pustules.

Le traitement se réduit au régime; si la fièvre est forte, on enveloppe le malade d'un drap mouillé, et on le laisse suer. Vers la fin de la maladie, on procède comme dans la variole.

3. VARIOLOÏDE.

La varioloïde survient chez les personnes qui ont été ou mal inoculées ou vaccinées. Suivant quelques pathologiques, elle ne serait qu'une variole ordinaire mitigée par l'inoculation précédente. Schœnlein ne partage pas cette opinion, et il la considère comme un exanthème tout-à-fait à part.

La fièvre est ordinairement forte, et la tête très entreprise; il y a beaucoup de douleurs dans les lombes, et la langue est chargée. Au bout d'un à cinq jours, il se répand sur la peau une rougeur brûlante, sur laquelle commencent à paraître des boutons, ce qui dure souvent plusieurs jours. Quelquefois la face est le point de départ des pustules, comme dans la variole véritable. Ces pustules sont également ombiliquées. Au bout de quelques jours, de transparentes qu'elles étaient, elles deviennent opaques et comme laiteuses. Ensuite elles se dessèchent, et les croûtes tombent.

Le régime et le traitement ne diffèrent en rien de ceux qui conviennent dans la variole.

Il ne faut point s'inquiéter, quand les draps mouillés, qu'on emploie les deux premiers jours, ne procurent point de suite du soulagement. On doit seulement conclure de là que l'exanthème n'est pas assez développé dans l'intérieur du corps pour pouvoir être rejeté à la peau. On attend le troisième ou le quatrième jour, et l'on peut être certain que les draps mouillés amèneront une sortie abondante de boutons, qui préserveront les organes internes. L'enveloppement peut être suppléé, durant les premiers jours, par des lotions, après lesquelles le malade se tient au lit, et boit de l'eau modérément.

Les médicamens, et surtout les laxatifs, ne peuvent que nuire dans cette maladie, car ils irritent les organes digestifs, et y fixent le principe morbifique, ce qui entraîne toutes sortes d'accidens et de maladies consécutives.

4. SCARLATINE.

Cette maladie, effroi des parens, est contagieuse comme la petite-vérole : elle paraît même l'être davantage, et l'on ne connaît pas de préservatif qui puisse certainement en garantir : c'est donc une chose fort importante que d'avoir trouvé, dans la méthode de Priesnitz, un moyen de la rendre sans danger, et de mettre un terme aux ravages qu'elle exerce si souvent lorsqu'elle se manifeste sous la forme d'épidémie. Cette méthode a encore le grand avantage d'accé-

lérer la marche de la maladie, et de prévenir celles
qu'elle traîne à sa suite (hydropisies et autres).

Quoique la scarlatine soit bien connue, je crois devoir en rappeler les principaux symptômes.

Après un malaise général, des douleurs dans la
gorge, une fièvre plus ou moins forte, avec sécheresse
et chaleur à la peau, et parfois des vomissemens, les
tégumens se couvrent de taches rouges. Ces taches
sont plutôt irrégulières que rondes, et sont élevées au-
dessus de la surface; elles s'effacent par la pression
du doigt, mais reparaissent aussitôt que celle-ci cesse,
et du bord vers le centre. Au bout de trois à six jours,
pendant lesquels elles pâlissent, l'épiderme se détache, parfois sous la forme de larges plaques. Dans certains cas, la scarlatine prend rapidement un caractère de malignité, qui la rend fort dangereuse.

Le traitement est aussi simple que celui de la variole. La chambre doit être médiocrement échauffée
et fréquemment aérée. Le malade ne prend que des
alimens fort légers, point de viande, ni de bouillon.
On l'enveloppe dans des draps mouillés, qu'on renouvelle jusqu'à ce que la sueur éclate, ou que la fièvre
cesse. Après la sueur, on pratique une lotion avec de
l'eau dégourdie. Quand il y a angine, il faut souvent,
durant la sueur, couvrir la gorge d'une fomentation
rafraîchissante, qu'on change toutes les cinq minutes.
Dès que la sueur paraît, il n'y a plus de danger. On
laisse alors le malade couché jusqu'à ce que la chaleur
augmente de nouveau à la tête ou dans la gorge, ou
qu'il se plaigne d'anxiété, auquel cas on recommence
à l'envelopper.

Dès que la chaleur ne reparaît plus après la lotion ; il faut, ou changer les draps humides, ou, s'il y a mal de tête, mal de gorge, etc., prescrire un bain de siège dégourdi, de la durée d'une demi-heure à trois quarts d'heure. On empaquette ensuite de nouveau le malade. Qu'on ne le laisse détourner par aucun phénomène, quel qu'il soit; les choses ont beau prendre une mauvaise tournure, on réussira encore mieux de cette manière que par les méthodes ordinaires.

L'enveloppement dans des draps mouillés est le meilleur moyen qu'on puisse employer contre la scarlatine, de même que contre tous les autres exanthèmes accompagnés de fièvre, comme la variole, la rougeole, etc. Les affusions froides, conseillées par beaucoup d'anciens médecins, me paraissent bien plus dangereuses, parce que tous les malades ne les supportent pas, qu'il faut trouver le moment juste de les employer (qui est celui de la plus grande chaleur), et que la réaction provoquée par elles n'est point toujours assez forte pour appeler l'exanthème. Chez les sujets débiles, ou quand on y a recours en temps inopportun, elles ne font que réprimer la réaction, déterminer la rétention du principe morbifique dans le corps, et hâter la mort. Les exemples de guérison qu'on cite, prouvent seulement que les cas auxquels ils se rapportent convenaient aux affusions, et que le médecine savait bien manier ce moyen. J'en pourrais citer un où elles ont fait périr trois enfans dans une même famille.

L'enveloppement a cet avantage que les linges froids

n'agissent pas avec autant d'intensité sur le système nerveux, c'est-à-dire que le froid ne pénètre pas si profondément, et que les nerfs cutanés sont cependant tous sollicités à une réaction énergique. La chaleur contenue dans le corps s'écoule rapidement vers la peau dès que le malade est enfermé dans la couverture de laine et plongé sous le lit de plume, et comme elle se trouve retenue dans un très petit espace tout autour du corps, l'humidité du drap produit une vapeur qui stimule la peau, en ouvre les pores, en dilate les petits vaisseaux : d'où il suit, non-seulement que le principe morbifique est attiré vers la superficie, mais encore qu'il est entraîné, en grande partie, par la sueur, qui ne tarde pas à couler abondamment. On explique par là comment les symptômes les plus graves disparaissent en quelques heures, et comment un malade, pour les jours duquel on craignait le soir, se trouve le lendemain matin en état de marcher dans la chambre. Il devient nécessaire de recommencer l'enveloppement lorsque la chaleur intérieure est encore trop considérable, ou la peau trop inerte pour que la sueur puisse s'établir.

Je ne sache pas que la scarlatine, traitée de cette manière, ait jamais entraîné la mort, ou laissé d'autres maladies après elle.

Durant le cours d'une épidémie de scarlatine qui régnait en 1836, deux de mes garçons furent infectés. Dès que je fus bien convaincu que l'aîné, âgé de huit ans et demi, était atteint de la scarlatine, je l'enveloppai d'un drap mouillé, et je fis faire deux fois par jour des affusions froides aux autres enfans, pour les

préserver. Un de ceux-ci avait probablement reçu
l'infection en même temps que son frère, car,
au bout de trois jours, il commença aussi à se plaindre de la gorge et à vomir. Cependant, comme il continuait d'être gai et dispos, je me bornai à continuer
les affusions, et je le tins au lit la plus grande partie
de la journée. Chez ces deux enfans, la fièvre n'était
pas très forte, et n'inspirait point d'inquiétudes.
Tout allait bien. Cependant, ma femme, alarmée par
un médecin de notre connaissance, qui n'avait point
encore entendu parler de l'hydriatrie, négligea pendant vingt-quatre heures d'envelopper l'aîné; la fièvre s'accrut rapidement, et les douleurs par tout le
corps augmentèrent beaucoup; une entre autres fort
violente, à l'occiput, faisait craindre que le cerveau
ne fût affecté. Le médecin déclara le cas fort dangereux, et, comme il n'y avait pas long-temps encore
que j'étais revenu de Graefenberg, j'avoue que le
cœur me battit quand je refusai ses secours. Il fallait
toute l'aversion que la médecine m'inspirait pour que
je pusse résister à la tentation, et essayer sur mon
propre enfant une méthode, qu'à la vérité je savais
être fort bien indiquée, mais relativement à l'application de laquelle, dans le cas présent, je manquais
d'expérience. Persuadé, néanmoins, que je faisais de
mon mieux, et que si les choses devaient tourner
mal, les médicamens ne sauveraient pas non plus
mon petit malade, je le plongeai, malgré ses gémissemens et ses pleurs, dans un bain de siège dégourdi,
où je le laissai plus d'une demi-heure : après quoi je
l'enveloppai de nouveau d'un drap mouillé, qui fut

changé au bout d'une demi-heure , et comme il ne
tarda pas à s'endormir , je le laissai tranquille jusqu'à
son réveil, qui eut lieu deux heures après. Ce sommeil annonçait l'efficacité du procédé : il me donna le
courage de répéter le bain de siège et l'enveloppement,
malgré les cris du pauvre petit et les objections de sa
mère. Il devint de plus en plus calme, et enfin j'osai
le matin le laisser quelques heures à sec dans son lit ,
où il s'endormit doucement. Il avait pris le premier
bain de siège à cinq heures du soir ; le lendemain , à
onze heures du matin , il n'éprouvait plus de douleurs , et courait dans la chambre. Cependant, comme
la douleur à l'occiput se montra de nouveau , je répétai l'enveloppement et les bains de siège deux fois par
jour , pendant trois à quatre jours , au bout desquels
je renonçai aux bains de siège. Le dixième jour , à
dater du commencement de la maladie, l'épiderme du
corps entier se détacha , et l'enfant, bien qu'il se sentit encore un peu faible , put être considéré comme
guéri. Son jeune frère se plaignit pendant deux jours
seulement du mal à la tête et à la gorge , mais ne perdit ni sa gaîté, ni son appétit; au bout de trois
semaines , je me hasardai à faire prendre l'air aux
deux enfans , vers midi, par un temps beau , mais
froid : tous deux revinrent pleins de santé, après s'être
bien roulés dans la neige.

5. ROUGEOLE.

La rougeole est un exanthème analogue à la scarlatine. Elle consiste en de petites taches d'un rouge
clair, dont l'épiderme se détache sous la forme d'é-

cailles furfuracées. La fièvre par laquelle elle débute, est de nature catarrhale : aussi s'accompagne-t-elle de coryza, d'éternuemens, de toux et de picotemens aux yeux. L'éruption, après avoir duré quelques jours, pâlit, puis disparaît peu-à-peu, et la peau se désquame. Il faut garantir le malade des refroidissemens, car l'exanthème est fort sujet à rentrer, et alors il se jette sur des organes internes, le poumon surtout. Quiconque n'a point eu la rougeole n'en est point à l'abri, quelque âge qu'il ait atteint : par conséquent il doit éviter de se mettre en rapport avec les malades, ou du moins faire deux fois par jour des affusions froides, afin de se garantir, autant que possible, de la contagion.

En observant un régime simple, non stimulant, et un traitement semblable à celui que j'ai indiqué pour la scarlatine, il n'y a jamais rien à craindre de la rougeole. Si la poitrine est fortement attaquée, on la couvre de fomentations excitantes, indépendamment du drap mouillé. L'eau qu'on donne à boire doit être un peu dégourdie.

Un enfant de onze semaines était confié depuis huit jours aux soins d'un médecin, pour une excitation fébrile, avec fréquens accès de spasme. Depuis huit jours, il n'avait pas pris le sein. Les accès de spasmes étaient si fréquens et si forts, que le médecin finit par déclarer qu'il n'y avait plus d'espoir, et discontinua ses visites. Le père, hors de lui, s'adressa à un homme qui pratiquait l'hydriatrie. Celui-ci, à son arrivée, trouva les traits renversés, la tête et les bras pliés vers le dos, et l'enfant sur le point de rendre l'esprit. L'hydriatre, sans rien promettre dans un cas si grave, pensa qu'on devait au moins faire quelque tentative; il fit déshabiller l'enfant, lui lava d'abord le corps entier avec une éponge imbibée d'eau froide, puis lui fit tomber trois ou quatre verres d'eau, d'une certaine hauteur, sur la tête et le dos; les spasmes diminuèrent un peu; l'enfant fit quelques inspirations profondes, et le pouls s'éleva. Après avoir bien essuyé le corps, on l'enveloppa dans un lange de laine, et on le couvrit légèrement. Les spasmes diminuèrent encore; les yeux, jusqu'alors largement ouverts, se fermèrent à demi; mais quelques légères convulsions des muscles de la face et du bras prouvèrent que tout danger n'était point encore passé. Au bout de dix minutes, les spasmes reparurent avec à-peu-près la même intensité. On recommença ce qui avait été fait d'abord, avec cette différence qu'une plus grande quantité d'eau fut projetée sur le corps de l'enfant; on l'empaqueta ensuite dans son lange, sans l'essuyer, et on le couvrit d'un oreiller. En l'examinant bien, on reconnut que le spasme avait totalement disparu; la bouche était ouverte, et les yeux fermés; le pouls très plein et vite, mais non plus intermittent. On essaya de lui couler un peu d'eau dans la bouche, et comme il l'avala avidement, on lui en fit boire près d'un grand verre. Bientôt il s'endormit, et ses joues ne tardèrent pas à reprendre leur couleur naturelle, à rougir même un peu. Le sommeil devint de plus en plus calme, et le pouls acquit de la régularité à l'apparition d'une sueur générale. Quand l'enfant s'éveilla, on le lava avec de l'eau dégourdie, et

alors on s'aperçut que son corps était tout couvert
de rougeole. L'hydriatrie avait été plus efficace pour
provoquer cette crise de la nature que tous les médicamens administrés à l'intérieur. On continua encore
les lotions tièdes pendant quelques jours, et la guérison fut complète.

6. URTICAIRE, PEMPHIGUS, ZONA.

On désigne sous ces noms des éruptions dont les deux
premières se répandent par tout le corps, tandis que
la troisième n'affecte qu'un côté du tronc, sous la
forme de demi-ceinture. Toutes trois sont assez rares
à rencontrer. Le traitement consiste à suer chaque
jour dans des draps mouillés, à se baigner ensuite,
à boire beaucoup d'eau, et à observer un régime simple. Si l'éruption est un symptôme de quelque autre
maladie plus profonde, il faut mettre en usage les
moyens réclamés par cette dernière. Dans l'urticaire,
le malade ne peut pas supporter certains alimens,
auxquels on attribue même de la provoquer. Ces substances doivent être évitées, on le comprend sans
peine. Le pemphigus est ordinairement la suite d'une
prédominance d'acides dans le corps, ce qui fait que
tous les alimens aigres et salés nuisent à ceux qui en
sont atteints. Dans le zona, les fomentations excitantes sur l'exanthème conviennent, mais elles doivent
être bien couvertes, afin que le froid ne répercute
point l'éruption. Si le temps est froid, le malade garde
la chambre, ou même le lit.

7. ÉRYSIPÈLE.

L'érysipèle est une inflammation de la peau, provo-

quée, tantôt par des causes intérieures, tantôt par
une maladie interne qui se jette sur les tégumens. Il
donne à la partie malade une teinte rosée, tirant parfois sur le jaunâtre, qui s'efface promptement sous la
pression du doigt, et reparaît ensuite : il y a de la
tension, de violentes douleurs brûlantes et tiraillantes,
et même de la fièvre qui, lorsque le sujet se trouve
simultanément atteint de désordres dans le système
biliaire ou dans l'appareil digestif, prend le caractère
d'une légère fièvre bilieuse ou gastrique.

L'érysipèle apparaît en différens points du corps,
la face, les cuisses, les jambes, les mains. C'est à la
tête qu'il offre le plus de danger : car, quand il vient
à se répercuter, il entraîne l'encéphalite et souvent la
mort. En général, cette maladie est fort sujette aux
métastases vers les parties nobles intérieures; c'est
pourquoi il faut bien se mettre en garde contre les
refroidissemens, et n'employer non plus le traitement
hydriatrique qu'avec circonspection. Si l'érysipèle ne
se résout pas, il passe à la suppuration, à la gangrène,
à l'induration; dans ce dernier cas, aux mamelles,
par exemple, il devient quelquefois l'origine d'affections consécutives plus ou moins graves.

Les causes de l'érysipèle sont une prédisposition
naturelle, une peau très irritable, des désordres du
système biliaire et de l'appareil digestif, la goutte,
les irrégularités de la digestion, etc. Chez certaines
personnes, il tient à des passions violentes, à la colère,
à la peur, etc., et quand les causes se renouvellent,
il a beaucoup de tendance à reparaître aussi au même
endroit.

On regarde comme une variété distincte l'érysipèle pustuleux, dans lequel la partie affectée se couvre de vésicules, et qui est plus enclin à la suppuration, à la gangrène, que l'érysipèle ordinaire.

Dans le traitement, il faut, avant tout, bien se garder de donner lieu à une métastase. C'est pour cela que les médecins recommandent de tenir la partie au sec. La craie, la céruse et autres substances analogues, qu'on conseille ordinairement, sont dangereuses, en ce qu'elles donnent souvent lieu à des indurations et à des rétrocessions.

Quand l'érysipèle dépend uniquement d'une affection extérieure, les affusions froides suffisent souvent, continuées et répétées jusqu'à ce que l'inflammation cède et que les douleurs cessent.

Un de mes amis fut pris à la tête d'un érysipèle si violent que les douleurs furent sur le point de lui faire perdre l'esprit. Les bains de tête auxquels il eut recours ne le soulagèrent pas long-temps. Il prit enfin le parti d'arroser continuellement le côté malade avec de l'eau froide; dès que les douleurs cessaient, il se remettait au lit, puis recommençait dès qu'elles reprenaient. Il continua ainsi pendant tout une nuit. L'érysipèle disparut, sans qu'aucun inconvénient en résultât.

Malgré le succès dont ce procédé fut couronné, je ne puis m'empêcher de le blâmer comme dangereux. Il faut une volonté de fer pour le mettre en pratique, et peut-être le résultat ne serait-il pas toujours favorable. Cependant, les moyens employés par les médecins ne tournent non plus assez souvent qu'au détri-

nent du malade, comme je l'ai vu chez une jeune
emme dont un érysipèle à la face entraîna la mort en
eu de temps, bien qu'il eût été tenu parfaitement à
ec.

Le plus sûr est d'envelopper le corps entier dans des
draps mouillés, et de chercher à faire entrer le ma-
ade en sueur. On peut en même temps couvrir la
artie malade de fomentations. A la sueur succède une
otion avec de l'eau à 14 ou 16 degrés. De l'eau tout-à-
ait froide irriterait encore davantage la peau, qui
est déjà bien assez. Quand le bas-ventre est malade,
n prescrit un bain de siège dégourdi. On combat la
constipation par des lavemens. Si les douleurs sont très
vives, on baigne la partie opposée du corps, c'est-à-
dire le côté droit lorsque l'érysipèle siège à gauche, le
coude quand il est situé à la main, etc. Il est bon que
e malade reste toute la journée au lit, pour entretenir la transpiration.

La fièvre n'exige pas de traitement spécial. Elle disparaît d'elle-même par l'effet des enveloppemens. Si
elle est très forte, on renouvelle ceux-ci deux ou trois
fois, à de courts intervalles.

S. MILIAIRE.

Le miliaire est une éruption qui se joint ordinairement à d'autres maladies, pendant lesquelles le sujet
se tient très chaudement ou transpire beaucoup. Elle
est le résultat d'une méthode échauffante, ou de sueurs
exagérées (comme il arrive si souvent dans les établissemens hydriatriques), ou bien elle dépend de matières
âcres, qui sont dissoutes par la chaleur ou engendrées

par la constipation. Aussi y a-t-il souvent resserrement du ventre au moment de son apparition.

Cette apparition est précédée volontiers d'une
grande irritabilité, d'un sommeil agité, de prurit ou
grattement à la gorge, d'oppression de poitrine, etc.;
l'asthme se reproduit ordinairement lorsque le miliaire vient à disparaître.

Tout le monde connaît la forme de l'éruption.

Dans les traitemens hydriatriques, on est porté à
la considérer comme une preuve de l'efficacité des
moyens employés. Cependant, la plupart du temps,
elle annonce seulement que la peau est très active,
ou qu'on a forcé les sueurs. Elle est rarement critique,
malgré tout ce qu'on imagine à cet égard ; car elle ne
fait pas d'ordinaire disparaître les maladies pour
lesquelles on a recours à l'eau, et les cas ne sont pas
même communs où il s'ensuive du soulagement.

Quoi qu'il en soit, elle n'est pas tout-à-fait sans
importance, et l'on aurait tort de la négliger, attendu
que sa rétrocession occasione souvent de fâcheux accidens, qui peuvent eux-mêmes compromettre la vie.

C'est pourquoi, dès que le miliaire survient, il faut
s'abstenir des bains de siège et de pieds prolongés,
de la douche, des bains entiers de longue durée, et se
borner à-peu-près à l'enveloppement dans des draps
mouillés, à des lotions avec de l'eau dégourdie. Le
malade ne doit pas non plus boire de l'eau en trop
grande quantité, et il faut au besoin que celle-ci soit
un peu dégourdie. Chez les sujets dont l'économie réagit avec force, il y a peu de souci à prendre ; mais les
personnes nerveuses font très sagement de se mettre

à l'abri des refroidissemens. Je sais un cas dans lequel un seul bain de siège a mis sur le bord du tombeau un malade de tempérament nerveux, quoique d'ailleurs fortement constitué. Plusieurs mois furent nécessaires pour le guérir, et certainement il ne prendra plus de bains de siège quand il sera atteint d'une éruption miliaire. Les circonstances ne me permettent pas d'entrer dans les détails de ce fait, qui ne serait pas sans intérêt pour la pratique.

On ne confondra pas avec la miliaire générale, une éruption qui se manifeste sur diverses parties du corps pendant le cours du traitement, et qu'il est surtout commun d'observer chez les personnes qui portent la ceinture de Neptune, c'est-à-dire une fomentation humide autour du bas-ventre. Cette éruption est la conséquence d'une irritation locale prolongée de la peau, et elle se dissipe d'elle-même, ou du moins ne dure pas plus long-temps que l'irritation qui la provoque. Quelquefois elle est fort abondante, et forme une ceinture d'ampoules et d'ulcères suppurans. On doit alors la considérer comme crise, et voir en elle un signe de bon augure. Il suffit même d'une très légère éruption sous le linge mouillé pour être en droit de penser que des impuretés sont expulsées du corps.

Un pareil symptôme n'empêche pas de continuer le traitement, pourvu que l'économie n'ait pas reçu une très profonde atteinte, et que des modifications ne soient point réclamées par l'état de l'organisme. Les bains de siège ne peuvent pas nuire ici : ils ne font, au contraire, que favoriser la crise. Cependant il faut que l'eau soit dégourdie, chez les sujets fortement excités, et dont la peau jouit d'une surabondance d'action.

Dans la miliaire générale, on a soin d'entretenir le corps libre par des lavemens tièdes.

9. GALE.

La gale est une maladie de peau contagieuse, qui tourmente beaucoup les malades par les démangeaisons qu'elle occasione, et dont la chaleur du lit augmente la violence.

Elle se montre sous la forme de petits boutons, sur les parties du corps où la peau est la plus fine, comme au côté interne des articulations, entre les doigts, etc. Par elle-même, elle n'entraîne aucun danger quand on ne la répercute pas par le refroidissement ou par un mauvais traitement interne; dans le cas contraire, il lui arrive fréquemment de donner lieu à des affections chroniques, surtout de l'appareil digestif, à une viciation générale des humeurs, et à une mort prématurée. Malheureusement les exemples de cette funeste terminaison ne sont point rares; ils doivent être mis sur le compte de l'ignorance et de l'impéritie.

Les médecins ne sont point d'accord aujourd'hui sur la question de savoir si la gale est causée ou non par une mite: cependant la majorité des pathologistes semble être du côté de la négative. (1) Cette mite

---

(1) Comparez P. Rayer, *Traité des maladies de la peau*, Paris, 1835, t. 1, pag. 455. — Raspail, *Nouveau système de chimie organique*, Paris, 1838, t. 2, pag. 598.

serait au moins fort ennemie de l'eau, car la propreté, un régime sévère, et un traitement par les sueurs sont les plus sûrs et les moins dangereux de tous les moyens pour guérir la gale. D'ailleurs les maladies si variées qui résultent de la rétrocession de cette dernière, seraient fort difficiles à concevoir dans l'hypothèse d'une mite génératrice.

La gale est presque toujours la suite de la malpropreté, tant au-dehors qu'au-dedans. Le soufre et le mercure sont les moyens auxquels la médecine a le plus ordinairement recours contre cette désagréable maladie. Une multitude d'affections chroniques, dont la durée s'étend à toute celle de la vie elle-même, ne reconnaissent pas d'autre cause qu'un traitement par les frictions sulfureuses ou mercurielles, qui a bien guéri la gale, mais donné lieu tôt ou tard à une autre maladie. Parfois celle-ci ne se manifeste qu'au bout de plusieurs années, et, comme je l'ai déjà dit, elle consiste presque toujours en troubles de la fonction digestive, quelquefois aussi de la respiration. Du reste, je ne connais aucun cas dans lequel le taitement hydriatrique ait rappelé une ancienne gale répercutée, comme il arrive souvent pour d'autres maladies contagieuses.

S'il est bien démontré que la plupart des hommes qui sont affectés de la gale, se la sont attirée par leur malpropreté, et si fréquemment aussi l'on observe cette maladie chez des personnes qui ont mené une vie désordonnée, mangeant beaucoup de corps gras, abusant de l'eau-de-vie, etc., on conçoit aisément que les plus puissans moyens de guérison doivent consister à remplacer le genre de vie habituel par un régime aussi simple que tempéré, à purifier la masse des humeurs, tant par les sueurs que par l'eau bue en abondance, et enfin à observer la plus stricte propreté, en se baignant et se lavant chaque jour le corps entier. Le malade peut suer deux fois par jour dans des draps mouillés, et ensuite prendre un bain froid; le matin et le soir; il prend également un bain de siège d'une demi-heure; il lave plusieurs fois les parties malades, et boit beaucoup d'eau. Ces moyens suffisent, dans la majorité des circonstances, pour procurer la guéri-, son en quelques semaines. Ceux qui ne peuvent pas suer aussi souvent, font bien de pratiquer une lotion tiède avec du savon noir, avant de prendre le bain froid; il est également bon, avant de se plonger dans l'eau, de se frotter le corps avec une brosse qui ne soit pas trop dure. Pendant la nuit, on applique des fomentations excitantes sur les parties où l'exanthème est le plus abondant, ou bien on s'enveloppe dans des draps mouillés : ce dernier procédé doit surtout être mis en pratique par les personnes auxquelles leurs occupations ne permettent pas de suivre le traitement dans toute son étendue.

Hahn connaissait déjà l'enveloppement dans des draps mouillés, et l'employait avec beaucoup de succès contre la gale.

10. DARTRES.

Suivant la forme qu'affectent les dartres, maladie de peau bien connue de tout le monde, les pathologistes les distinguent en furfuracées ou farineuses, sèches, squameuses, crustacées et rongeantes. Elles envahissent toutes les parties indistinctement, mais s'étendent rarement à la surface entière du corps. Elles ne sont pas contagieuses, mais peuvent se transmettre par voie d'hérédité.

Toutes les dartres sont la conséquence de désordres dans les organes de la digestion, ou bien elles s'y rattachent plus ou moins, de manière qu'il n'est pas rare que leur disparition entraîne des spasmes et autres maladies de l'estomac. En général, on peut admettre qu'elles tiennent à des humeurs peccantes, engendrées par une mauvaise digestion, et que la nature rejette à la peau. Je connais une famille dans laquelle le père est goutteux; les enfans ont tous une mauvaise santé : ceux qui n'ont pas de dartres sont atteints de scrofules.

Le baron de C.... portait, depuis son enfance, des dartres contre lesquelles il avait inutilement essayé tous les moyens imaginables : les bains de la Bohême, le graphite, etc., ne produisirent aucun résultat. Enfin les eaux de Warmbrunn firent disparaître l'exanthème. Depuis lors, le malade fut souvent tourmenté par des rapports acides, qui le fatiguaient beaucoup. Voulant se débarrasser de ce symptôme, il vint à Graefenberg, où depuis un mois il subissait le traitement, lorsqu'un jour il se laissa tomber le genou sur une pierre. Quoique le genou n'eût reçu qu'une blessure légère, il y survint une multitude de petits abcès, et les dartres reparurent; mais, en revanche, la langue se nettoya, et il n'y eut plus de rapports. Le traitement fut très long, mais procura une guérison complète.

14.

Un autre dartreux se rendit à **Graefenberg** pour éprouver si la guérison que la médecine ordinaire venait de lui procurer était réellement radicale. Il se soumit au traitement entier, et surtout doucha fortement les parties qui avaient été le siège des dartres. Au bout de quelques semaines, celles-ci reparurent, bien plus abondantes même qu'elles ne l'avaient jamais été. Il survint, en outre, plusieurs ulcérations, et un panaris fort douloureux. Le traitement, suivi avec persévérance pendant deux années entières, procura une guérison complète.

Presque toutes les dartres qui ont été guéries à Graefenberg, exigèrent beaucoup de temps pour disparaître. Je dois, cependant, citer un cas dans lequel la maladie, bien qu'ancienne et de fort mauvais caractère, céda en peu de semaines. Un homme entra dans mon établissement, porteur d'une dartre qui lui couvrait la lèvre supérieure, et pour laquelle il avait épuisé en vain toutes les ressources de la matière médicale. Lorsqu'il annonça son intention d'essayer l'hydriatrie, ses amis cherchèrent à lui persuader qu'il était absurde de croire que l'eau seule pût guérir une maladie qui avait mis en défaut la science des plus habiles médecins; mais il n'en persista pas moins dans sa résolution, et au bout de deux mois, il retourna chez lui complètement guéri. Il avait subi le traitement entier, porté des fomentations sur le bas-ventre et les membres, pris des douches, et suivi un régime très sévère. Sa mauvaise habitude de fumer fut peut-être ce qui retarda sa guérison. A cet égard, je dois faire remarquer, que la pipe est souvent la seule cause des dartres : j'ai connu un jeune homme chez lequel elles reparaissaient toutes les fois qu'il fumait beaucoup, et cessaient dès qu'il restait quelque temps sans fumer.

Il va sans dire que les dartreux doivent observer un régime sévère, et éviter tout ce qui pourrait exercer une influence fâcheuse sur la digestion, comme les choses salées, aigres et âcres. La bière ne leur convient pas plus que les autres liqueurs fortes. Le traitement consiste à employer tous les procédés hydriatriques, mais surtout les sueurs dans des draps mouillés, que réclame impérieusement l'état général de la peau.

J'ajouterai encore qu'on doit bien se garder de considérer les dartres comme une simple maladie externe. Il ne faut point perdre de vue qu'elles dépendent toujours de désordres intérieurs, contre lesquels le traitement doit être plus dirigé que contre le symptôme extérieur. Souvent il y a prédisposition aux scrofules ou à la goutte; parfois aussi mélange de syphilis, de gale ou de scorbut.

La plus dangereuse de toutes les dartres, est celle qu'on nomme rongeante. L'application prompte d'un traitement énergique et un régime simple sont fréquemment les seuls moyens de sauver le malade en pareil cas.

11. CROUTES DE LAIT.

Les croûtes de lait sont des éruptions chroniques, non contagieuses, qui proviennent des mêmes causes que les dartres. Elles affectent le visage, le dos, les

extrémités , et se voient principalement chez les enfans. La cause qui les détermine pouvant amener la
consomption , l'hydropisie et la mort, on ne saurait
recourir trop tôt à un traitement hydriatrique énergique. Chez les enfans à la mamelle , auquel on ne
peut appliquer ce traitement en entier , le régime et
l'enveloppement dans des draps mouillés sont d'une
grande utilité. Une dame , qui avait déjà perdue deux
enfans par les croûtes de lait , vint à Graefenberg avec
un troisième , chez lequel cette maladie s'était également développée à un très haut degré. Cet enfant
sua deux fois dans des draps mouillés ; il prit une lotion dégourdie , à laquelle on substitua peu-à-peu les
demi-bains et les bains entiers ; il but beaucoup
d'eau , et fut tenu toute la journée au grand air , dès
que son état le permit. En deux mois il se trouva débarrassé de son exanthème, et il partit complètement
guéri.

Si la maladie est compliquée de scrofules , on doit
surtout insister sur le régime , qui est alors le même
que dans cette dernière affection.

12. COUPEROSE.

Cette éruption, propre aux adultes , défigure complètement les personnes qui en sont atteintes. Elle est
ordinairement la suite d'un genre de vie déréglé , surtout de l'abus du vin ; cependant , on l'observe aussi
chez les sujets adonnés à l'onanisme et à la volupté ,
pendant les désordres de la menstruation , et quelquefois durant la grossesse. On l'exaspère souvent en
s'échauffant , s'abandonnant à la fougue des passions,

usant des plaisirs de la table sans modération, etc.

On connaît la forme qu'elle affecte. La partie malade a une teinte cuivrée ; elle est salée et couverte de pustules suppurantes. Son siège spécial sur la figure, sur le dos ou les côtés du nez, la rend extrêmement désagréable.

Elle exige presque toujours un traitement complet : des bains de pieds dérivatifs, d'une heure à cinq quarts d'heure, des fomentations autour du bas-ventre, un régime simple et exigu, et une attention scrupuleuse à écarter toutes les causes qui ont pu la provoquer. Sans un régime sévère, il n'y a pour ainsi dire aucun espoir de triompher d'une maladie aussi opiniâtre. Je connais une dame qui s'est soumise pendant plus de quatre années au traitement, et non sans succès ; peut-être la vivacité de son appétit est-elle la cause qui a empêché jusqu'ici la maladie de disparaître entièrement, bien qu'elle ait beaucoup diminué, et qu'il n'existe plus qu'une légère rougeur, qui, je l'espère, finira par s'effacer. Je ne suis pas assez lié avec cette personne pour avoir pu être informé de la cause à laquelle tient sa maladie, mais je connais assez son excellent caractère pour être certain qu'elle ne dépend pas de vices moraux. La malade a renoncé, depuis le commencement du traitement, à la plupart des choses qui pourraient exercer une influence nuisible sur elle. Son exemple prouve que la patience est nécessaire aux malades qui veulent obtenir pleine et entière guérison.

13. TEIGNE.

Les différentes espèces de teigne sont le résultat ou

de la contagion ou d'une viciation de la masse des humeurs. Dans ce dernier cas, on doit les considérer
comme un effort de la nature pour débarrasser le
corps des mauvaises humeurs, et prévenir de dangereuses maladies internes. Tous les onguens sont nuisibles, car ils ne peuvent produire qu'une répercussion
funeste. Le plus sûr est de recourir à un traitement
qui purifie les humeurs, en ramollissant et adoucis-
sant l'éruption. Or, aucun ne possède ces deux préro-
gatives au même degré que les procédés de l'hydriatrie.

Tout ce que nous avons dit précédemment du régime
et du traitement, s'applique aussi à la teigne. En per-
sévérant dans l'emploi de ces moyens, on fera certainement plus qu'à l'aide de tous les médicamens du
monde. Il ne faut pas négliger les bains de siège, qui
sont si propres à fortifier les organes digestifs. On
peut couvrir la tête d'une fomentation humide, par-
dessus laquelle on met un bonnet de laine. Chaque
fois qu'on change la fomentation, on lave la tête avec
de l'eau tiède. L'eau qui sert aux fomentations doit
cependant être fraîche. On aura soin aussi de renouveler quelquefois la fomentation pendant la sueur,
afin que le malade supporte plus aisément les démangeaisons, que ce procédé accroît beaucoup.

Vers la fin du traitement, on lave la tête à l'eau
froide, pour fortifier le cuir chevelu et favoriser la crue
des cheveux. Il est facile de comprendre que l'humidité délaie l'ichor âcre, que les linges l'absorbent, et
que l'exanthème doit par cela seul s'adoucir en peu de
temps, au lieu que quand on a recours, comme de
coutume, à des emplâtres, les humeurs âcres se trou-

vent emprisonnées , et prennent un caractère de plus en plus mauvais.

Les influences morales ayant souvent une action nuisible sur la teigne, et pouvant même assez fréquemment en être considérées comme la cause, le mieux est de transporter les malades dans les établissemens hydriatriques. Le changement d'habitation , un genre de vie tout nouveau et le grand air agissent sur eux d'une manière très favorable, et accélèrent le traitement, qui exige toujours un certain laps de temps.

14. PLIQUE POLONAISE.

La plique est une maladie commune en Pologne, où on la regarde comme critique. A la suite d'une dyscrasie, il s'écoule des parties poilues du corps un liquide tiède, qui agglutine les poils et les réduit en masses plus ou moins compactes, dont les formes varient beaucoup. Tantôt, la maladie se trouve jugée par cette évacuation , et des poils sains viennent bientôt isoler ceux autour desquels s'est exhalé le principe morbifique ; tantôt, au contraire, on voit survenir des hydropisies, des paralysies ou même la mort.

Quelques pliqueux ont été traités tant à Graefenberg qu'à Freywalde ; mais, autant que je sache, le traitement, bien que continué long-temps, ne leur a point été d'une grande utilité. Peut-être la viciation des humeurs avait-elle été portée trop loin chez eux. L'un de nos journaux hydriatriques rapporte cependant un exemple de guérison de la plique.

V. GOUTTE ET RHUMATISME.

J'ai appelé ailleurs l'attention sur l'importance des

fonctions de la peau, et j'ai dit qu'il s'échappait par la transpiration une bien plus grande quantité des boissons et des alimens introduits dans le corps, que par toutes les autres voies prises ensemble. J'ai fait remarquer, en outre, que les troubles des fonctions de la peau et la diminution de la transpiration entraînaient la rétention d'une foule de substances superflues et nuisibles, qui, suivant qu'elles se jetaient sur tel ou tel organe, donnaient lieu à des maladies diverses. L'une de ces maladies est le rhumatisme, qui doit naissance presque exclusivement au dérangement des fonctions de l'appareil cutané, et qui prend le nom de goutte, lorsqu'il se trouve associé avec une tendance des organes digestifs à engendrer des humeurs de mauvaise qualité. Quoique, comme nous l'éprouverons plus loin, ces maladies ne soient pas absolument et purement matérielles, car on doit fréquemment en chercher la source dans une débilitation du système nerveux, cependant on ne saurait nier que, toutes les fois qu'elles existent, il y a aussi présence d'une humeur plus ou moins âcre. Comment cette humeur s'engendre-t-elle ? c'est un point que la médecine n'a pas encore éclairci.

Mais l'existence d'une âcreté n'est pas le seul trait de ressemblance qu'on puisse signaler entre le rhumatisme et la goutte. Leurs symptômes ont beaucoup d'analogie, et sont souvent si peu différens les uns des autres, que certaines formes de maladies reçoivent tantôt l'épithète de rhumatismales, et tantôt celle d'arthritiques. La goutte et le rhumatisme déterminent les mêmes douleurs déchirantes et brûlantes; tous deux se jettent sur les articulations; ils sont plus ou moins accompagnés de mouvemens fébriles ; leurs accès se terminent par les mêmes évacuations critiques, des sueurs, des urines troubles, etc.

Sous le point de vue de l'origine, le rhumatisme et la goutte diffèrent l'un de l'autre, en ce que, dans le premier, ce sont principalement les fonctions de la peau qui se trouvent dérangées, de sorte que la maladie affecte bien les sujets jeunes et robustes, mais ne s'observe point chez les enfans, où l'activité cutanée jouit d'une grande énergie. Mieux un corps est nourri, plus il a besoin d'une élimination régulière du superflu de la nutrition, plus aussi les désordres de la transpiration doivent exercer d'influence nuisible sur lui. De là vient qu'alors le rhumatisme se développe avec une grande violence, et la puissance de la réaction contribue encore à le porter à un haut degré d'inflammation. Les organes internes demeurent sains, chez les rhumatisans, aussi long-temps que l'âcreté rhumatismale ne se jette pas sur eux, ne vient point troubler leurs fonctions, et les organes digestifs, surtout, sont dans un état parfait d'intégrité, si ce n'est lorsqu'il y a une forte fièvre.

Les choses se passent autrement dans la goutte. Celle-ci procède principalement d'un trouble de la digestion. La matière arthritique se produit par suite d'une préparation vicieuse des humeurs, et elle reste dans le corps parce que l'action de la peau est simultanément dérangée. L'économie entière a déjà souffert chez les goutteux ; ordinairement le système nerveux, surtout dans sa portion abdominale, est déjà irrité et affaibli : cette diminution, ou du moins cette réparti-

15

tion inégale de la force vitale, donne lieu à des stases d'humeurs, à des arrêts de circulation, à l'hypocondrie, à des hémorrhoïdes et à une foule d'autres symptômes annonçant que l'appareil digestif est le siège d'un trouble continu; en un mot, il est évident que les causes sont de nature plus intérieure, et que la peau participe seulement à la faiblesse générale de l'organisme. Si l'on se rappelle que les membranes absorbantes du dedans ont d'étroites relations avec la peau sécrétoire qui couvre la surface du corps, et que tout désordre survenu dans les fonctions d'un de ces organes, retentit aussitôt sur celles de l'autre, on n'aura pas de peine à comprendre qu'un trouble continu de la transpiration cutanée doit finir par débiliter la digestion, et qu'un désordre habituel de cette dernière fonction doit, à la fin, porter atteinte aussi à celle de la peau.

Comme la goutte suppose une débilitation, une énervation, plus ou moins grande de l'économie entière ou de quelques-uns des organes qui la constituent, en particulier de l'appareil digestif, naturellement aussi elle attaque moins les jeunes gens, à moins qu'ils ne soient atteints d'une faiblesse nerveuse innée, auquel cas les enfans eux-mêmes n'en sont pas plus exempts, que les personnes qui sont arrivées au moment le plus florissant de la vie, notamment celles qui ont dépassé l'âge de trente-cinq ans, et dont le corps a déjà souffert par des excès quelconques; en un mot, celles qui sont parvenues à un âge où les résultats de toutes les influences débilitantes antérieures commencent à se faire sentir. A peine est-il nécessaire de dire que, dans le cas d'une prédisposition héréditaire, des causes puissantes, comme un refroidissement considérable et prolongé, ou une affection très déprimante, qui paralyse toutes les forces de l'organisme, peuvent donner lieu à la manifestation soudaine de la goutte.

Quiconque a été plusieurs fois atteint de rhumatisme peut être certain d'avoir la goutte un jour ou l'autre, à moins qu'il ne change sa manière de vivre, ou ne puisse se soustraire à temps aux influences fâcheuses qui ont agi sur lui jusqu'alors. La facilité avec laquelle le rhumatisme affecte un corps est toujours l'annonce d'un système nerveux déjà affaibli, et d'une réaction qui ne suffit plus pour résister aux causes morbifiques. On fait donc sagement, dès qu'on éprouve une première attaque de rhumatisme, de bien scruter son genre de vie, de peser la quantité et la qualité des alimens, d'éviter les vêtemens trop chauds, de se laver tous les jours avec de l'eau froide, de prendre journellement de l'exercice au grand air, de s'abstenir de tous les excès, physiques ou moraux, qui affaiblissent les nerfs, d'abandonner une demeure sombre et humide, en un mot, d'écarter, autant que possible, toutes les causes qui amènent ordinairement le rhumatisme et la goutte. Avec ces précautions, on se soustrait au danger d'être tourmenté pendant une grande partie et même tout le reste de sa vie, par des douleurs, et l'on a l'espoir d'améliorer une constitution débile par elle-même, ou affaiblie par de funestes influences. Les néglige-t-on, au contraire, la difficulté d'une guérison radicale va toujours croissante, et il finit par ne plus y avoir de ressources, ou bien les conditions à remplir deviennent si dures, que les inconvéniens qu'elles entraînent égalent ou surpassent ceux de la maladie elle-même.

Il est toujours cent fois plus facile de prévenir une maladie, notamment la goutte et le rhumatisme, que de la guérir. Aussi les parens doivent-ils se faire un devoir d'assurer la santé et la bonne complexion de leurs enfans; autrement ils s'exposent à ce que ceux-ci, au lieu de leur avoir obligation de l'existence, maudissent le jour où ils ont été appelés à une vie remplie pour eux d'amertume. Les fautes que l'indif-férence, les préjugés ou une tendresse aveugle font commettre aux parens, contribuent certainement plus à détériorer la constitution des enfans que celles de ces derniers eux-mêmes.

Je sais plus d'une famille dans laquelle les enfans sont élevés de manière à ne pouvoir devenir que de maigres et chétives créatures, quoique leurs mères se croient des modèles de sagesse. On les couvre des vê-temens les plus chauds qu'on peut imaginer, on les tient dans des appartemens bien chauffés, on bassine leur lit, on leur permet à peine de mettre le nez à l'air, on les couche à sept heures et on ne les lève qu'à neuf, on les bourre de café, de thé, de vin, même de liqueurs, on leur donne des alimens gras et irritans, on ne les lave et baigne qu'à l'eau chaude, on se hâte de les envoyer à l'école, on surcharge leur mémoire de choses qu'ils ne comprennent pas et répè-tent comme des perroquets, sans songer que le déve-loppement précoce des facultés intellectuelles n'a lieu qu'aux dépens de celles du corps. J'insiste d'autant plus sur ce dernier article, qu'il est bien reconnu qu'un garçon qui ne commence à étudier qu'à neuf ans, quand son corps est robuste et son esprit sain, est tout aussi avancé à douze que celui dont on a martyrisé le pauvre petit cerveau dès l'âge de cinq ou de six ans.

Ce n'est pas ici le lieu d'entrer dans tous les développemens que cette proposition comporterait. Je rappellerai seulement les paroles des Indiens, auxquels le congrès des Etats-Unis proposait d'élever quelques-uns de leurs enfans, pour les faire participer aux bienfaits de l'éducation et de la civilisation. Après avoir mûrement réfléchi, ils répondirent : «Nous apprécions les bonnes intentions du congrès, mais nous ne pouvons accepter ce qu'il nous propose; car l'expérience nous a déjà appris que les jeunes gens qui revenaient parmi nous après avoir reçu l'éducation des grandes villes, n'étaient plus bons à rien; ils ne savaient plus employer leurs facultés physiques, et ne pouvaient plus rien supporter. Nous vous offrons, au contraire, de prendre parmi nous quelques-uns de vos enfans, et d'en faire des hommes. » Il est vrai que par là les Indiens entendaient autre chose qu'une chétive créature portant culotte et parlant latin.

Sans doute nous ne devons pas élever nos enfans comme ceux des sauvages ; mais c'est un devoir sacré que de faire tout ce qui dépend de nous pour leur assurer une bonne santé , et de redoubler d'efforts quand nous pouvons supposer que l'état de la nôtre propre les prédispose à des maladies susceptibles d'être prévenues ou atténuées par une éducation physique bien dirigée.

J'ai déjà signalé les fautes par lesquelles on prédispose de bonne heure les enfans à la goutte et aux rhumatismes. Il suffit donc, pour les mettre à l'abri de ces maladies douloureuses, de suivre une marche absolument inverse.

On doit, avant tout, accoutumer les enfans, dès leur plus bas âge, à la modération dans le boire et le manger, afin qu'ils ne perdent pas le sentiment de la faim et de la satiété naturelles, et que plus tard ils sachent quand leur estomac a reçu assez d'alimens, ce qu'avec notre manière de les élever, tant d'entr'eux désapprennent bientôt, si même ils ont jamais été en état de le savoir.

Il ne faut leur donner que des alimens simples et doux, tirés en plus grande partie du règne végétal que du règne animal ; on leur interdit les épices et les boissons excitantes, qui stimulent l'appétit. Rien de plus révoltant que de voir donner plusieurs fois par jour du café à de jeunes enfans, comme on le fait dans certaines familles. J'en connais un, qui n'a pas encore accompli sa seconde année, et qui prend chaque jour cinq ou six tasses de ce breuvage stimulant ; et cependant ses parens sont des gens fort éclairés, ce dont on serait en droit de douter d'après cela. (1) Malheureusement il est rare qu'un mal marche seul,

(1) J'ai appris depuis que cet enfant venait d'éprouver des attaques d'épilepsie. Que font les parens ? Renoncent-ils au café ? Non ; dès que l'accès est passé, ils donnent à l'enfant du café et des gâteaux, parce que c'est ce qui lui plaît le plus !

et qui manque de bon sens dans une chose, n'en a souvent pas non plus dans une autre. Que plusieurs de ces vices d'éducation viennent à coïncider ensemble, et l'on ne sera pas surpris de trouver un rhumatisant ou un goutteux dans chaque maison.

On doit laver journellement les enfans depuis les pieds jusqu'à la tête, pendant les premiers mois avec de l'eau tiède, dont on abaisse peu-à-peu la température, jusqu'à ce qu'on finisse par ne plus employer que de l'eau froide. Dès qu'ils ont acquis un certain âge, on leur fait prendre journellement des bains froids, bien entendu avec toutes les précautions que la prudence exige. On les envoie chaque jour au grand air; dès qu'ils peuvent marcher, au lieu de les tenir au lit ou dans le berceau, on les met sur leurs jambes, afin qu'ils puissent se fortifier par l'exercice, et être moins sujets aux refroidissemens, par le surcroît d'activité que ce dernier imprime à la transpiration. Ce bain d'air est un baume pour les enfans, et même alors que le temps est mauvais, l'air du dehors vaut mieux que celui du dedans, nécessairement vicié par les émanations du corps des habitans.

Il ne faut pas que les enfans restent dans des chambres échauffées, ni qu'ils dorment dans des lits trop mous. L'un et l'autre les amollit. Je connais plusieurs familles, dont tous les membres passent la nuit dans la même chambre; aucun d'eux non plus ne porte le cachet de la santé, et à chaque instant on voit éclater une angine, un rhume, une inflammation de poitrine, etc. Du moins faudrait-il ne jamais coucher dans la chambre où l'on passe la journée, et dont l'air est chargé d'exhalaisons de toute espèce. Mais les lits mous et chauds ont encore un autre inconvénient, celui de développer prématurément les organes géni-taux, et de contribuer à répandre un vice dangereux, qui n'est déjà que trop commun. Une nourriture trop forte, des vêtemens trop chauds, un lit trop délicat, le défaut d'exercice et l'usage des boissons échauffan-tes, le café surtout, voilà certainement les principales causes de l'onanisme.

Autant que possible, on fait prendre aux enfans de l'exercice le soir jusqu'à ce qu'ils soient fatigués, et on ne les couche jamais l'estomac plein. Un souper léger suffit, et leur procure un sommeil tranquille. Ce qui convient le moins, c'est de leur donner du café ou de la viande. On ne les laisse pas au lit trop long-temps; on les éveille de bonne heure et on leur fait prendre l'air pur du matin, après qu'ils se sont lavé le corps entier à l'eau froide.

Il importe que l'habitation soit propre et sèche, car une chambre humide suffit souvent seule pour prédis-poser à la goutte et au rhumatisme. Je me souviens d'un homme qui habitait une maison dans les caves de laquelle coulait une source d'eau excellente, et qui fut obligé de la quitter, parce que sa fille, âgée de quinze ans, souffrait continuellement de rhumatisme; à peine eut-il habité quelques semaines un autre loge-ment bien sec, que la maladie disparut d'elle-même.

J'aurais encore bien des choses à dire sur ce sujet; mais je crains qu'on ne trouve ma digression déjà trop longue, c'est pourquoi je renvoie aux traités *ex-pro-fesso*. Les conseils coûtent trop peu pour qu'on les écoutent ; ce ne sont pas des conseils que l'on veut, mais des secours après qu'on est puni pour n'avoir pas suivi de bons avis (1). Voyons donc ce qu'il faut faire quand le mal existe.

1. RHUMATISME AIGU.

Le rhumatisme est une douleur brûlante, déchirante et lancinante, dans les parties musculeuses du corps, accompagnée souvent d'une fièvre très violente. Ordinairement il succède à un refroidissement, et, dans la plupart des cas, il se dissipe en peu de temps lorsqu'on suit une méthode convenable. Mais parfois aussi il persiste avec opiniâtreté dans l'endroit qu'il a choisi pour siège, ou bien il change de place, et pendant des mois, des années même, il brave tout ce qu'on tente contre lui.

Plus la peau est faible, plus le sujet court risque d'être atteint de rhumatisme, ce dont il est facile de se rendre compte d'après la théorie précédemment exposée. Un exemple rendra la chose plus sensible. Qu'on expose une partie quelconque de son corps, par exemple la nuque, à un coup d'air : les nerfs sont affectés d'une manière désagréable, leurs fonctions finissent par être paralysées, les pores de la peau se ferment, la transpiration demeure dans le corps, et des douleurs se font sentir. Si le coup d'air a été reçu dans un mo-

(1) A. Leroy, *Médecine maternelle* ou *L'art d'élever et de conserver les enfans*, Paris, 1830, in-8°.— Hufeland, *Macrobiotique*, ou *L'art de prolonger la vie de l'homme*, Paris, 1838, in-8°. — A. Donné, *Conseils aux mères sur la manière d'élever les enfans nouveau-nés*, Paris, 1842, in-18.

ment où le corps transpirait, et si l'air à l'action duquel la partie suante s'est trouvée exposée, était humide et froid, ce qui arrive, par exemple, lorsqu'on quitte son lit la nuit pour regarder par la fenêtre, le refroidissement a lieu d'une manière brusque et avec beaucoup d'intensité, parce que les liquides destinés à être exhalés affluaient en grande quantité vers la peau , que les nerfs étaient plus sensibles, et que les pores se sont fermés plus promptement.

Si l'on ne fait rien pour rappeler une réaction énergique dans la partie atteinte, ranimer l'action des nerfs, rappeler la transpiration, et chasser du corps les substances retenues qui y sont devenues matière morbifique, cette partie souffre de deux manières ; les nerfs sont affaiblis par la persistance de la surexcitation, les muscles et les vaisseaux s'enraidissent, et leur état inflammatoire occasione des douleurs continuelles.

Quand des organes importans viennent à être pris ainsi, il s'ensuit assez souvent leur destruction et la mort. La surdité, la cécité, les inflammations de poitrine, la paralysie des extrémités, etc. , ne sont ordinairement autre chose que les conséquences d'un grand refroidissement ou d'un fort rhumatisme, qui n'a pas besoin d'être né directement dans l'organe, et qui peut s'y être jeté par métastase , après avoir abandonné une partie moins essentielle.

Le meilleur moyen, pour prévenir le rhumatisme, consiste, comme je l'ai dit, à diriger rationnellement l'éducation physique, et à endurcir modérément le corps entier, mais surtout la peau. Cet endurcissement ne doit pas néanmoins dépasser certaines bornes , au-delà desquelles il nuit plus qu'il n'est utile. Qu'on n'oublie jamais que notre vie est une lutte continuelle avec la nature extérieure, lutte qui la fortifie tant qu'elle en sort victorieuse, mais qui l'affaiblit et l'accable quand elle n'a pas le dessus.

Si la vie a succombé dans la lutte, et que le rhumatisme se soit développé, une irritation énergique de la peau est ce qui convient le mieux pour stimuler l'organisme, et lui faire redoubler les efforts tendant à le débarrasser de l'ennemi qui lui est tombé sur les bras. Les médecins se servent de vésicatoires, etc.; l'hydriatrie emploie l'eau froide et la glace.

Les affusions d'eau à la glace, plusieurs fois répétées, sur la partie malade, ou les frictions avec de la neige provoquent ordinairement une réaction suffisante pour qu'une fomentation excitante, appliquée quelques minutes après, détermine une transpiration qui élimine la matière morbifique et rétablit l'action des vaisseaux et des nerfs. Mais il faut se hâter de recourir au remède. Plus l'état rhumatismal dure long-temps, plus la force de réaction est engourdie, et plus on a de peine à la ranimer. Quelquefois cependant, surtout quand la force vitale a déjà baissé un peu, ce procédé simple ne suffit pas pour triompher du rhumatisme, et il faut y revenir à plusieurs reprises, en ayant égard, tant à la constitution du sujet qu'aux circonstances dans lesquelles la maladie s'est produite.

Le rhumatisme correspond, sous beaucoup de rapports, au catarrhe, c'est-à-dire à l'état inflammatoire des membranes muqueuses du nez, de la gorge et de la trachée-artère, auquel donne lieu la rétention de la

transpiration ou le refroidissement, c'est-à-dire qu'en
général il provient des mêmes causes, et ne diffère,
eu égard aux symptômes, qu'à raison de la structure
et des fonctions différentes des organes atteints dans
l'une et l'autre affection. L'abattement, la fièvre, sont
tout aussi caractéristiques dans un rhumatisme aigu
que dans un catarrhe; mais il s'y joint ici, chaleur,
rougeur, intumescence et endolorissement de la partie ; le malade peut à peine remuer cette partie sans
accroître ses sensations douloureuses, déjà si vives.
Une sueur légère diminue ordinairement les douleurs,
quand on peut l'entretenir sans excitation, tandis que
la trop grande chaleur du lit et des appartemens les augmente. Si les moyens que j'ai indiqués plus haut demeurent sans effet, ou si l'excitation fébrile et la fièvre
sont fort intenses, et que le rhumatisme ait son siège
sur un point où l'on craigne d'appliquer le froid, il
faut recourir à un traitement systématique.

Les fomentations froides sont le meilleur moyen à
mettre en usage contre les douleurs: suivant les circonstances, on les emploie très chargées d'eau, et on
les renouvelle souvent, ou on les exprime bien, et on
les laisse quelque temps en place. Dans certains cas,
même, la glace et la neige produisent de bons effets.
Le malade boit de l'eau dégourdie, et se tient au lit,
qu'il supporte très bien quand les parties souffrantes
sont entourées de fomentations. La chambre doit être
échauffée modérément, à environ douze ou quatorze
degrés. Dès que les douleurs le permettent, après avoir
renouvelé les fomentations locales, on enveloppe le
malade dans une couverture de laine, et on l'y laisse

suer. Au commencement, la douleur augmente après
l'apparition de la sueur, mais diminue aussitôt que
celle-ci coule. Pendant la sueur, on donne souvent de
l'eau à boire. Le malade sue une heure ou deux, suivant qu'il s'en trouve plus ou moins bien. Il faut avoir
soin de ne pas dépasser un certain terme, parce qu'une
excitation trop forte accroîtrait beaucoup les douleurs.
Après avoir sué, le malade se lave bien, ou prend un
demi-bain dégourdi, dans lequel il reste assis jusqu'à
ce qu'il soit complètement rafraîchi. L'excitation est-
elle portée, chez lui, au point qu'il ne puisse pas supporter le demi-bain, et qu'une lotion seulement soit
praticable, il prend, immédiatement après, un bain
de siège dégourdi, d'où il ne sort qu'après que l'excitation déterminée par la sueur est tout-à-fait dissipée;
autrement il augmenterait ses douleurs. Après le bain,
il couvre les parties souffrantes de fomentations excitantes, par-dessus lesquelles il étend un morceau de
taffetas ciré, s'il n'est point obligé de se remettre au
lit. Quand ses forces le lui permettent, il prend un peu
d'exercice, mais en évitant de s'échauffer, comme de
s'exposer à un air froid et humide. Cependant l'air
frais et sec convient mieux que l'air chaud.

Si la partie malade est tellement douloureuse qu'on
ne puisse pratiquer l'enveloppement dans la couverture de laine, on continue les fomentations pendant
quelque temps, on fait boire beaucoup d'eau, et,
au besoin, on cherche à diminuer l'inflammation et
la douleur par des bains locaux. Mais ces bains ne
doivent point être appliqués à la partie malade
elle-même, parce qu'en exaltant la réaction, ils

exaspéreraient les douleurs, ou détermineraient une métastase du principe morbifique. On baigne donc les parties situées au-dessous 'du mal , ou, à défaut de celles-ci , celles qui sont placées au-dessus , mais en choisissant toujours celles que parcourent les vaisseaux par lesquels le sang est amené à l'organe souffrant. Par là , on rafraîchit le sang , on enlève l'inflammation , et on calme, si même on ne fait pas cesser tout-à-fait les douleurs. Pendant le bain, on renouvelle plusieurs fois les fomentations.

Boire beaucoup d'eau contribue à accélérer le traitement. Si le temps est mauvais, le malade passe la plus grande partie de la journée au lit, pour favoriser la transpiration. Je ne doute pas que la méthode de Cadet-de-Vaux n'ait eu de grands succès dans le rhumatisme aigu : cependant , je ne la conseillerais point aux personnes qui ont l'estomac faible, parce que l'eau chaude doit trop débiliter les organes digestifs , quoi qu'en dise l'inventeur de cette méthode. Je rapporterai , au paragraphe de la goutte , les résultats d'un essai que j'ai fait sur moi.

Quelquefois le rhumatisme aigu se termine par des urines , et d'autres fois aussi par des sueurs. Cependant , en général, l'urine est épaisse et brune pendant toute la durée de l'accès : il s'y forme un sédiment, qui, dans certains cas, ressemble à de la brique pilée. Lorsque le malade éprouve une très forte fièvre , il faut l'envelopper à plusieurs reprises dans des draps mouillés.

On doit se tenir sur ses gardes quand le cou ou d'autres régions voisines de parties nobles , sont atteints du rhumatisme, et il ne faut pas alors discontinuer le traitement avant la cessation complète des douleurs. Je sais plus d'un cas de phthisie trachéale qui a été déterminée par un rhumatisme négligé du cou; cependant il y en a aussi dans lesquels on est parvenu encore à guérir cette maladie, lorsqu'elle n'avait pas fait trop de progrès.

Il va s'en dire que, dans le rhumatisme aigu, on doit éviter toute espèce d'excitation, physique ou morale, et que le malade doit user seulement d'alimens légers, faciles à digérer : le gruau, le riz, le sagou, le salep, les fruits cuits, les panades, les soupes au lait, le bouillon de poulet, sont la meilleure nourriture pour lui. La viande ne peut que lui nuire, et les alimens épicés, irritans, les boissons spiritueuses, seraient de véritables poisons.

S'il y a constipation, on donne des lavemens d'eau tiède, et l'on applique des fomentations froides sur le bas-ventre; les linges doivent être bien exprimés, et renouvelés de temps en temps.

Les accès très violens, surtout lorsqu'ils menacent des parties nobles, exigent à-peu-près le même traitement que les inflammations de poitrine. On met le malade dans un demi-bain tiède, on couvre les parties affectées de fomentations, qu'on change souvent, on frotte les membres, pour entretenir la circulation, et l'on attend ainsi un frisson, qui enlève les douleurs et l'inflammation. Cette méthode conduit bien plus sûrement au but que les sangsues, les vésicatoires et les autres moyens de la médecine ordinaire, qui ne font souvent qu'accroître encore la violence des douleurs.

Je connais beaucoup d'exemples de guérison de rhumatisme aigu ; mais il n'est pas venu à ma connaissance un seul cas dans lequel ce traitement dont j'ai posé les bases , ait entraîné de métastase, ni le moindre inconvénient ; tandis que les médecins rapportent eux-mêmes un grand nombre de circonstances dans lesquelles les malades sont morts malgré leurs remèdes. On peut consulter à cet égard l'ouvrage de Cox. Pourquoi ne veut-on pas enfin comprendre que l'eau froide est ce qu'il y a de mieux contre l'inflammation , et que rien au monde n'est plus propre qu'elle à diluer et dissoudre l'âcreté rhumatismale , dont il ne manque pas encore de fous qui révoquent l'existence en doute ?

2. RHUMATISME CHRONIQUE.

Le rhumatisme chronique a lieu quand une personne est affaiblie par des accès fréquens de rhumatisme aigu , agissant d'ailleurs sur une constitution débile et très accessible aux refroidissemens, ou lorsque la force médicatrice de la nature n'est point assez puissante pour juger les premiers accès d'une manière avantageuse. On peut, en quelque sorte, le considérer comme faisant le passage à la goutte, dans laquelle il dégénère aussi lorsque la faiblesse des facultés digestives vient s'y joindre.

Lorsqu'un rhumatisme est devenu chronique depuis peu , et qu'il se promène dans le corps, sans se fixer nulle part, le malade doit faire la plus grand attention à sa manière de vivre, et, s'il s'aperçoit que ses digestions soient mauvaises, adopter un régime analogue à celui que j'indiquerai quand il sera question de la goutte.

Le traitement des parties atteintes varie en raison de leur situation et de leur nature. On emploie les douches, les bains partiels, les fomentations. Sur elles. En général, les fomentations excitantes sont les plus innocens de tous les moyens ; elles calment presque toujours la douleur et l'inflammation, ramollissent le principe morbifique, rendent la circulation plus facile, dissipent, par conséquent, les stases qui ont toujours lieu dans les parties malades, sans qu'on ait à craindre qu'elles fassent naître des métastases, ou qu'elles accroissent trop la réaction.

La douche est toujours dangereuse : il ne faut l'administrer qu'avec beaucoup de circonspection, car elle augmente souvent l'inflammation locale. On ne devrait jamais l'employer quand des parties nobles peuvent être en danger. Suivant moi, elle procurerait de bons effets si on la faisait agir sur les muscles du voisinage, en supposant que leur situation le permît, et que les circonstances ne s'y opposassent pas. De cette manière, on activerait la circulation dans les parties malades, et on contribuerait à la résolution des stases, sans que le choc du filet d'eau exaspérât localement l'inflammation et la douleur. Cependant, il y a des cas où l'action directe de la douche est d'une grande utilité et d'un prompt effet.

Les frictions avec la glace ou la neige, ou son application sur la partie souffrante, sont moins dangereuses et cependant fort efficaces. Mais il faut surveiller la puissance réactionnaire, et par exemple employer de simples frictions, lorsque la réaction contre la glace appliquée n'est point assez forte. Autrement, on fixerait le rhumatisme au lieu de l'éloigner, parce qu'on éteindrait complètement le peu d'activité qui reste encore. L'application de la glace et de la neige quand elle est de mise, doit aussi avoir lieu à des intervalles justement proportionnés d'après la force du malade, la situation des parties et l'intensité du mal.

Les bains partiels exigent la même circonspection, quand il y a quelque chose à craindre pour un organe noble voisin. Du reste, ils ne peuvent non plus avoir quelque utilité, que quand on y joint des frictions énergiques sur les parties malades. Ainsi, par exemple, ils seraient déplacés dans l'ophthalmie rhumatismale, tout aussi bien que la glace, la neige et la douche, qu'il ne passera jamais par la tête de personne d'employer en pareil cas.

Dans certaines circonstances, l'emploi de la glace produit des effets remarquablement salutaires. Chez un malade à qui un rhumatisme ne permettait pas d'écarter les mâchoires l'une de l'autre ni d'exercer la mastication, j'ai vu l'application de la glace et les frictions avec la neige procurer une guérison complète dans l'espace de moins d'un mois. On commençait par casser la glace en petits morceaux, et on l'enfermait entre deux linges, ou bien on l'appliquait à nu sur la peau. Un autre malade avait subi pendant huit mois, sans grand soulagement, le traitement usité à Graefenberg; à son départ, on ne pouvait nullement le regarder comme rétabli. Priesnitz ne veut point entendre parler de glace. Weiss l'emploie, et fort souvent il s'en trouve bien.

Il y a des cas où l'on peut s'abstenir de faire suer le malade. En général, même, ce procédé ne doit être employé qu'avec certaines restrictions, parce qu'il use le corps, et qu'on arrive à-peu-près au même but, sans risquer les inconvéniens de la sueur, en frictionnant souvent les parties malades ou celles qui en sont voisines, et y appliquant des fomentations. Le dernier des deux malades dont je viens de parler restait huit à dix heures chaque jour enveloppé dans la couverture, et, malgré tant de persévérance, il n'arriva pas au but de ses désirs.

Dans le rhumatisme vague, la sueur est plus nécessaire que dans celui qui est fixe. Ici, il s'agit de favoriser la circulation générale et de réveiller l'activité de l'organisme entier. C'est donc le cas d'employer un procédé général. Au reste, le rhumatisme vague peut être soumis au même traitement que la goutte ; seulement, la diète a besoin d'être un peu plus sévère.

Si les forces du malade sont épuisées par de nombreux accès qui se renouvellent sans cesse, on prescrit un régime nourrissant, mais dont les excitans soient bannis. Le lait, les alimens de facile digestion, qui, sous un petit volume, renferment beaucoup de matière alibile, comme le gruau, le riz, le sagou, le salep, conviennent parfaitement. Le malade évite les habitations humides, il ne sort pas quand le temps est mauvais, il se couvre modérément. L'humidité empêche la transpiration et augmente l'irritabilité des nerfs, tandis que, d'un autre côté, la trop grande chaleur aggrave l'état inflammatoire.

Les avis sont très partagés sur la question de savoir si les rhumatisans doivent porter de la laine ou de la toile sur la peau. Priesnitz est grand ennemi de la flanelle et l'interdit une fois pour toutes. Je pense, néanmoins, qu'il y a beaucoup de personnes chez lesquelles le port d'un gilet de flanelle produit de meilleurs effets qu'un long traitement à Graefenberg, qui ne fait souvent disparaître la disposition à se refroidir, chez les sujets débilités, que pendant le cours de sa durée et qu'aussi long-temps que le malade ne revient pas de ses mauvaises habitudes. Il est bientôt temps que nous cessions de croire aveuglément qu'il n'y a que l'eau seule qui puisse guérir, qu'un homme seul a le sens commun, et que tous les autres sont des insensés. Si quelqu'un a une haute opinion des vertus de l'eau, c'est assurément moi ; mais l'expérience m'a appris qu'on ne doit pas lui attribuer l'impossible, et que, chez les sujets d'une constitution débile, un genre de vie rationnel et en harmonie avec leur complexion, procure un bienêtre plus durable qu'un traitement long et suivi à la rigueur. Si quelqu'un trouve dans la flanelle un moyen de se mettre à l'abri des refroidissemens, comment le blâmer de ne pas se conformer aux préceptes d'un seul homme, qui a rendu, il est vrai, d'inappréciables services à ses semblables, mais qui, en définitive, est bien loin encore d'avoir toujours raison.

Il faut plus d'un moyen pour rétablir la santé d'une

personne sujette aux affections rhumatismales. Il
faut le concours de plusieurs influences favorables,
l'éloignement de toutes celles qui pourraient nuire;
mais, par-dessus tout, l'attention de ménager les forces, afin que le corps apprenne à supporter d'inévi-
tables souffrances. Mais comme la vocation d'une foule
d'hommes ne leur permet pas de remplir complètement les deux premières de ces conditions, pourquoi,
tandis qu'on leur conseille de se fortifier par l'emploi
de l'eau froide, les empêcher d'user d'un préservatif
innocent qui, dans beaucoup de cas, suffit pour prévenir de nouveaux accès de leur maladie douloureuse? Un gilet de flanelle est certainement fort utile
aux employés qui sont obligés de sortir, quelque temps
qu'il fasse, aux marchands qui passent la journée
entière dans des comptoirs humides, aux personnes
que leurs occupations exposent à des courses échauffantes, suivies d'un repos soudain, etc. Que l'on pratique en même temps des lotions avec l'eau froide,
la peau ne s'amollira pas beaucoup, et l'on pourra,
quand les jours seront plus chauds, se contenter
d'une chemise en coton et même en toile. Le point
important est de ne pas s'habituer exclusivement à la
laine, et de varier, suivant le temps, les occupations
auxquelles on se livre, l'état où l'on se trouve, etc.

Priesnitz porte en hiver des caleçons en chamois.
Je ne sais s'il conseillerait cette manière de se vêtir
à quelqu'un qui irait moins souvent que lui au
grand air, qui prendrait moins d'exercice, qui
aurait une peau moins active, car la peau s'oppose
davantage que la laine à l'accès de l'air, et, par con-

séquent aussi, elle laisse passer moins facilement la transpiration. Les inconvéniens des vêtemens de cette sorte sont connus, comme ceux des manteaux imperméables. Quand on fait beaucoup d'exercice, la transpiration se rassemble en grosses gouttes à leur face interne, et ils empêchent le corps d'entrer en rapport avec l'air, qui le reconforterait si bien. Il faut donc que les habillemens des rhumatisans soient en rapport avec leurs souffrances, mais légers et poreux. Une légère étoffe de laine est assurément ce qu'il y a de mieux.

Le traitement de certaines formes de rhumatisme, comme la sciatique, le tic douloureux de la face, etc., sera exposé quand je parlerai de la goutte, de laquelle ces affections dépendent assez fréquemment. Là aussi j'entrerai dans quelques autres détails, qui ne seraient pas aussi bien placés.

Je terminerai en rapportant quelques cas intéressans de guérison du rhumatisme.

Un homme robuste, d'une quarantaine d'années, fut atteint, en sortant du spectacle, par un froid très rigoureux, d'un rhumatisme, qui le priva de la faculté olfactive pendant plus d'une année. Tous les moyens qu'on mit en usage demeurèrent sans effet. Le malade se soumit enfin à un traitement hydriatrique, qui, dans l'espace de quatre mois, lui fit recouvrer l'odorat et le goût, qu'il avait également perdus en partie. Je le rencontrai à Graefenberg, où il se trouvait précisément au milieu de la crise. Il venait d'avoir une forte fièvre, avec un caractère nerveux très prononcé, dont Priesnitz l'avait débarrassé en quelques jours, et maintenant il souffrait de douleurs affreuses dans la tête. Priesnitz annonça un abcès qui (ainsi qu'il arrive ordinairement en pareil cas) s'ouvrirait dans l'oreille, et qui effectivement ne tarda pas à crever. A mesure que le pus s'écoulait, l'odorat et le goût revenaient. Le malade avait sué deux fois par jour, pris des bains de tête, de bouche et de nez, et enfin appliqué une fomentation sur les tempes.

Un autre était atteint, depuis plusieurs années, d'une surdité rhumatismale. Après avoir essayé en vain une foule de remèdes, il vint à Graefenberg, et y subit le traitement avec beaucoup de persévérance et d'énergie ; il prenait surtout des bains de tête et d'oreilles, et portait continuellement des fomentations sur les oreilles, ou des linges mouillés, dans le conduit auditif. Sa patience fut récompensée par un succès complet.

Un garde-chasse éprouvait, depuis un refroidissement, des douleurs rhumatismales très vives entre les deux épaules. Comme à l'ordinaire, il épuisa la boutique du pharmacien avant de venir à Graefenberg, où le traitement fut également couronné de succès; mais il ne put quitter l'établissement qu'après y avoir passé huit ou neuf mois.

Les lecteurs verront, d'après ce petit nombre d'exemples, que la guérison d'un rhumatisme ancien et enraciné n'est pas l'affaire de quelques jours, et qu'elle exige beaucoup de persévérance. Mais le traitement hydriatrique a de plus l'avantage de fortifier le corps et de l'endurcir contre les refroidissemens, tandis que ceux de la médecine ordinaire relâchent la fibre et rendent l'organisme entier plus impressionnable encore qu'il ne l'était aux influences nuisibles de l'atmosphère.

Cependant, il ne manque pas non plus de cas dans lesquels l'usage de l'eau froide soulage presque instantanément. C'est ce qui arrive surtout dans le mal de dents rhumatismal : là il suffit presque toujours de tenir un peu d'eau tiède dans sa bouche, puis de se frotter les mâchoires, les tempes et le derrière des oreilles avec les doigts trempés dans l'eau froide, jusqu'à ce que les parties deviennent bien rouges, ou même qu'il s'élève des ampoules à leur surface. L'âcreté rhumatismale se trouve ainsi poussée à la peau, et peut-être aussi atténuée par les frictions. On fait bien de boire ensuite quelques verres de vin. S'il y a congestion vers la tête, ou que les douleurs ne cèdent point à ce procédé, on prend un bain de pieds froid, mais qui ne soit pas très profond, en se frottant bien les jambes, agissant comme ci-dessus et buvant de l'eau froide : frotter les gencives jusqu'au sang fait parfois aussi cesser la douleur en peu de temps. Les exemples se renouvellent à chaque instant et pour que l'eau manque son effet, il faut que le mal ait une cause plus profonde.

Dans les douleurs de tête rhumatismales, les fomentations sur le front et les tempes conviennent : on les porte jour et nuit, quand la céphalalgie est chronique. Les bains de pieds et ceux de siège produisent aussi d'excellens effets dans ce cas. Lorsque les douleurs sont violentes, et persistent pendant long-temps, il faut appliquer le traitement entier, avec les bains de siège et de tête.

Quand le rhumatisme n'est point invétéré, il cède souvent en peu de temps, même aux simples bains froids. Floyer rapporte l'histoire d'un homme de cinquante-six ans, qui, depuis six années, était atteint d'hydropisie et de jaunisse, avec douleurs dans les membres et maux de reins. Après trois bains froids, l'enflure des jambes se dissipa, comme aussi l'ictère et les maux de reins; une grande quantité de matière jaune s'écoula par le nez, et la proportion des urines dépassa de beaucoup celle des boissons.

Une petite fille de sept ans se plaignait depuis longtemps de douleurs dans la poitrine, qui l'avaient fait croire phthisique et traiter en conséquence. Les parens l'ayant amené à Graefenberg, Priesnitz déclara sa maladie rhumatismale, et la soumit au traitement, avec les précautions que réclamait son âge : il appliqua aussi des fomentations excitantes sur la poitrine. L'enfant fut bientôt prise de fièvre, avec accroissement des douleurs. Priesnitz ordonna des draps mouillés, qu'on changeait plusieurs fois par jour, et de simples lotions avec l'eau dégourdie. Cet état fébrile dura dix jours, et inquiéta d'autant plus la mère, que son médecin lui avait bien recommandé de cesser le traitement à la moindre exaspération. Dans son anxiété, elle n'exécuta pas toujours fidèlement les ordonnances, et par là, peut-être contribua-t-elle à prolonger les accidens. Au dixième jour, la crise se termina : toutes les douleurs avaient disparu. L'enfant continua encore le traitement pendant quelques jours, et quitta Graefenberg parfaitement guérie.

Un homme se refroidit dans un petit voyage pendant

16

lequel il avait surchargé son estomac d'alimens et de boissons. Bientôt après, il éprouva des douleurs rhumatismales dans le bras et le dos, et fut traité pendant plus d'une année par son médecin. Voyant que son état ne changeait pas, il eut recours à l'eau froide. Après en avoir bu durant trois semaines, en prenant aussi chaque jour des bains, il eut tout le corps couvert d'une forte éruption, avec laquelle il vint à Graefenberg. Là, Priesnitz le guérit, en deux mois, nonseulement de l'exanthème et du rhumatisme, mais encore d'un asthme qui s'était développé depuis sa maladie.

OErtel rapporte la guérison d'une phthisie laryngée commençante, qui devait naissance à un rhumatisme.

3. GOUTTE.

La goutte consiste en une tendance existante dans le corps de l'homme, ou plutôt dans le corps animal (car les animaux ont aussi la goutte, les chiens surtout), à la production d'une humeur âcre particulière, qui, aussitôt qu'elle existe en quantité suffisante, est rejetée, par la force médicatrice de la nature, des organes internes vers les parties extérieures, les articulations principalement, où elle fait naître des douleurs et de l'inflammation, et où, quand les accès se répètent fréquemment, il se produit des dépôts calcaires, qui raidissent les jointures, ou les privent de tout mouvement.

Un accès de goutte est donc un effort de la nature pour détourner la matière arthritique des organes internes, l'appareil digestif surtout, où elle entraînerait de graves inconvéniens, sans que cependant, à cause de la disposition particulière des nerfs de ces organes, sa présence en eux vînt aussi clairement à la conscience des malades qu'elle le fait quand elle se dépose dans les parties situées à l'extérieur. Cependant son existence dans les voies digestives s'annonce par toutes sortes de désordres, qui disparaissent dès que l'accès est passé et que la matière est déposée près de la surface du corps. L'appétit extraordinaire, qui précède quelquefois les accès, semble devoir être considéré comme un signe que l'estomac éprouve une irritation insolite, de même que celui qui se fait sentir après ces mêmes accès donne à entendre que l'estomac, débarrassé de ce qui le gênait, veut reprendre régulièrement le cours de ses fonctions.

Un premier accès de goutte a ordinairement lieu à la suite d'un désordre de la digestion, d'irritation, d'abattement, et pendant les premières heures du sommeil, c'est-à-dire vers minuit environ. Suivant les observations des pathologistes, il attaque en général une des petites articulations, notamment celle d'un des gros orteils, d'où peu-à-peu il se propage aux autres. Chez moi, et chez quelques personnes de ma connaissance, la goutte s'est permis de déroger à cette loi établie par la pathologie, comme il arrive si souvent à la nature de le faire par rapport aux lois que nous autres hommes prétendons lui dicter. Elle a d'abord attaqué chez moi la hanche, c'est-à-dire une des plus grandes articulations. Au demeurant, quelle que soit celle qu'elle envahit, la douleur qui en résulte est si violente, si déchirante, si brûlante, si lancinante, et

le corps éprouve une excitation fébrile si générale,
qu'il ne faut plus songer ni au repos ni au sommeil,
et que le malade soupire après tous les remèdes qui lui
promettent même le moindre soulagement. La douleur et la fièvre, avec plénitude et dureté du pouls,
durent communément vingt-quatre heures et plus, et
cessent dès que le corps vient à se couvrir d'une douce
sueur exhalant une odeur aigrelette. Quelquefois le soulagement a lieu dès le matin, mais les douleurs se ré-
veillent le soir. L'articulation prise ne tarde pas à
paraître rouge, tuméfiée, enflammée ; elle est extrêmement sensible à la plus légère pression. L'odeur
aigre de la sueur est surtout très prononcée dans l'endroit malade. Parfois la sueur a tant d'âcreté qu'elle
noircit l'argent.

Ces alternatives de mieux et de pire durent quinze
jours et au-delà, jusqu'à ce que la nature ait chassé
du corps toute la matière arthritique qui s'y trouve.
Alors le malade se sent beaucoup mieux qu'il n'était
avant l'accès. Le ventre, resserré pendant toute la durée de ce dernier, se détend, et le dépôt cesse dans
l'urine. Si le temps est beau, le malade renaît, pour
ainsi dire, d'une nouvelle vie, et s'il profite de l'avertissement qu'il vient de recevoir, s'il s'abstient de
retomber dans des écarts de régime, si la constitution est d'ailleurs bonne, il reste long-temps, parfois
plusieurs années, quelquefois même toujours ; sans
avoir d'autres accès. Mais si le corps est déjà débilité
et que les erreurs de régime se reproduisent, un nouvel accès survient ordinairement à la prochaine saison humide ou froide ; puis il finit par en revenir

régulièrement un en automne et au printemps, qui souvent dure plusieurs mois sans la moindre interruption.

Au premier accès, nous avons encore plus ou moins notre sort entre nos mains. La guérison radicale d'une goutte totalement développée a lieu rarement, ou bien elle coûte de si lourds sacrifices que la plupart des malades aiment mieux la garder que de se soumettre aux conditions sans lesquelles ils ne pourraient en être délivrés.

Les accès fréquens, qu'ils affectent, des retours réguliers, ou qu'ils reviennent à la moindre occasion, constituent la goutte chronique, qu'on distingue encore en régulière, celle qui, fixée sur certaines parties, reparaît à des époques déterminées, et irrégulière, celle à laquelle ces deux qualités manquent. L'irrégularité de la goutte et la longueur des accès, peuvent être considérées comme des signes fâcheux, car elles témoignent d'un affaiblissement général du corps. Cette constitution arthritique exige une attention continuelle; il faut surveiller toutes les habitudes et influences nuisibles, si l'on veut éviter une triste catastrophe.

Les dépôts arthritiques, qui rendent les articulations raides, et les mettent hors de service, sont un signe que la force médicatrice de la nature n'est point assez puissante pour expulser du corps la matière morbifique. Ils accompagnent ordinairement la goutte irrégulière : cependant on les observe assez fréquemment aussi dans celle qui est régulière. Outre qu'ils rendent les articulations immobiles, ils ont encore

le grave inconvénient d'empêcher le malade de prendre un exercice sans lequel il ne faut pas songer à la
guérison de la goutte, et par conséquent d'aggraver
continuellement son état. Chez certains individus, la
force de réaction est si peu considérable que cette
raideur des articulations s'établit sans douleurs préa-
lables ; ce qu'on peut regarder comme étant du plus
mauvais augure, car le défaut de réaction met aussi
obstacle à tout traitement.

Suivant les parties du corps qu'elle affecte, la goutte
reçoit des noms différens. Ainsi, nous avons la podagre, la gonagre, la chiragre, la goutte des hanches,
de la tête, des intestins, etc. La plus fâcheuse de toutes et la plus difficile à guérir, bien qu'elle soit très
commune, est la goutte de la tête. Du moins n'en
est-il pas que j'aie appris à tant redouter, moi qui
connais toutes les espèces par ma propre expérience.
On ne saurait lui assimiler que celle des intestins,
qui entraîne plus de danger, mais qui ne cause peut-
être pas autant de douleur.

Comme je l'ai déjà dit, la goutte est accompagnée
de troubles manifestes des fonctions digestives, bien
qu'il ne manque pas de goutteux qui prétendent que
la digestion se fait bien chez eux. Ceux-ci se trom-
pent ; et bien que, dans le principe même durant des
années entières, ils n'éprouvent pas de symptômes
gastriques, jamais ils n'ont la certitude que ces symptômes ne se feront pas sentir plus tard ; s'ils voulaient faire bien attention à tout ce qui se passe
dans leur bas-ventre, avant et après les repas ; ils
remarqueraient certainement des phénomènes qui les

tireraient de leur erreur. Je me souviens très bien
d'avoir long-temps partagé la même illusion ; à Graefenberg surtout, j'oubliai tout-à-fait que la goutte a
principalement sa source dans l'abdomen, et je crus,
avec Priesnitz, qu'il suffisait de bien suer, de prendre beaucoup de bains, de boire de l'eau en abondance pour obtenir la guérison radicale d'une maladie que, comme lui, je me figurais produite par une
matière morbide qu'on devait éliminer de toutes les
manières possibles. Mon estomac supportait alors
des quantités vraiment énormes d'alimens ; et
comme j'avais un très bon appétit, je mangeais
sans scrupule, me contentant de boire ensuite beaucoup d'eau, sur la recommandation de Priesnitz.
Trompé par une fausse apparence de succès,
je persévérai malheureusement trop long-temps
dans ma croyance, et ne commençai à faire attention à mon bas-ventre que quand mes facultés digestives furent ruinées, quand je me trouvai bien plus
faible que je ne l'étais au début du traitement. En-
thousiaste, comme je l'étais alors, j'exagérai le traitement à tel point, pendant plusieurs mois, que mes
forces, qui d'abord s'étaient relevées d'une manière
surprenante, retombèrent presque tout-à-coup. Une
fièvre violente me consumait ; d'affreuses douleurs
m'enlevaient le sommeil ; une constipation continuelle
et le gonflement du bas-ventre m'invitaient à la sobriété ; mais comme j'attendais encore tout des ulcères qu'on m'avait prophétisés, et qui devaient me
débarrasser du principe morbifique, de tous les médicamens dont j'étais imprégné, etc., je continuai à

maltraiter mon corps du mieux qu'il me fut possible.
Les ulcérations tant désirées ne manquèrent pas , et
comme je les nourrissais largement avec de la viande
de porc, des saucissons , de la choucroûte , de la pâtisserie , et autres alimens non moins difficiles à digérer , j'eus la joie de les voir durer long-temps , d'en
être , pour ainsi dire , couvert de la tête aux pieds,
et de manquer d'y perdre un doigt ; il me fallut même
partir, au cœur de l'hiver, avec des caleçons mouillés , parce que les plaies des cuisses ne me permettaient pas le moindre mouvement dès qu'elles étaient
sèches. Mais ce qui me manquait, c'était la joie d'être
guéri par le traitement seul et sans le secours du régime. Je fus obligé de continuer à suer et à me baigner. Ma peau devint de plus en plus âpre, la sueur
de plus en plus rare, la digestion de plus en plus
faible, et la constipation habituelle ; les vents augmentaient d'une manière effrayante ; toutes les tentatives
pour me faire vomir avec de l'eau, ou pour obtenir
quelque bénéfice de la nature, finirent par demeurer sans effet, et augmenter encore la faiblesse du
canal intestinal. En un mot, ne sachant plus ou donner de la tête, j'eus recours, d'après les conseils d'un
brave médecin, à un moyen que j'aurais dû tout d'a-
bord employer : je mangeai moins, et j'évitai les alimens qui ne me convenaient pas : dès ce moment je
n'eus plus besoin de suer, du moins aussi souvent.
Ma santé s'améliora. Les accès de goutte laissèrent
entre eux des intervalles de plus en plus longs. Ma
peau redevint souple et halitueuse; mon humeur
cessa d'être aussi sombre. Le moindre écart de régime

me faisait voir combien j'avais eu tort de chercher
ma maladie tout entière dans des matières peccantes
à éliminer, et de faire si peu d'attention à mes facultés
digestives, dont un mauvais traitement avait amené
la débilitation. Que cet aveu de mes fautes profite à
d'autres goutteux, je me croirai amplement récom-
pensé des maux qu'elles m'ont fait souffrir.

C'est principalement à la structure des nerfs de
l'appareil digestif qu'il tient que les troubles de la
digestion ne se manifestent souvent qu'assez tard chez
les goutteux. Ces nerfs n'apportent pas clairement et
nettement à notre connaissance ce qui se passe dans
l'estomac et les intestins. La nature a sagement voulu
que les choses fussent ainsi. Nous n'aurions certes
pas beaucoup de jouissance si nous sentions tous
les changemens que subissent les alimens ingérés
dans nos voies digestives, tous les gaz qui se dé-
gagent, tous les acides qui se développent. Nous
éprouvons seulement un sentiment vague de bien-
être ou de malaise, qui ne se convertit en douleur
qu'autant que les désordres sont poussés à un très
haut degré. Mais, quand les troubles sont continus,
ce sentiment acquiert une grande vivacité, et peut
même aller jusqu'à nous déranger l'esprit, sans que
pour cela nous ayons une idée plus nette de ce qui se
passe dans notre bas-ventre. De là l'humeur vacillante
des hypocondriaques qui se réjouissent ou s'attristent,
s'emportent ou s'apaisent, sans motif. S'il leur était
donné de voir dans leur abdomen, ils compren-
draient que l'état d'irritation des nerfs de certaines
parties du corps se communique au système nerveux

tout entier, et le porte à la tristesse ou à l'hilarité. Or,
le matière arthritique s'élabore au milieu de l'obscu-
rité qui enveloppe les fonctions de l'appareil digestif.
Une bonne digestion ne peut tirer que de bons sucs
d'alimens sains, en supposant que la quantité de ces
derniers n'excède pas ses forces. Mais si elle a lieu d'une
manière irrégulière, et qu'avec de bons alimens elle
prépare de mauvais sucs, comme il arrive chez les
goutteux, on conçoit qu'il n'y a qu'une régularité
sévère dans les repas et un choix non moins rigoureux dans les alimens, qui puissent ramener l'ordre et
permettre aux organes de fabriquer des sucs de bonne
qualité. Nous examinerons plus loin quels sont les
moyens par lesquels on vient en aide à ce régime :
ici notre unique but est de prouver qu'il y a réellement trouble de la digestion dans la goutte.

Ce que nous venons de dire est encore démontré par
une autre circonstance, celle que chaque accès de
goutte s'accompagne d'un désordre plus ou moins
prononcé des fonctions digestives. Car, soit avant,
soit après, on remarque l'excès ou le défaut d'appétit,
des rapports amers et aigres, le gonflement du ventre,
la constipation, des hémorrhoïdes, l'hypocondrie, etc.,
accidens qui tous disparaissent peu-à-peu après l'accès, et font place à un sentiment de bien-être général.

Un second symptôme de la goutte est l'inertie de la
peau. Quand on se rappelle les désordres que la suppression de la transpiration occasionne même chez une
personne en santé, on n'est pas surpris des inconvéniens qu'entraîne l'insuffisance de cette fonction chez
un sujet dans lequel prédomine déjà la tendance à la

production d'humeurs de mauvaise qualité; car la force médicatrice de la nature se trouve ainsi privée d'un des principaux moyens qui lui servent à débarrasser le corps des matières nuisibles et superflues. Si l'on ajoute que les goutteux sont fort souvent constipés, on comprend que leur corps doit être surcharg de mauvais matériaux, et la masse de leurs humeur viciée.

Parmi les substances étrangères qui prédominent dans la masse des humeurs; chez les goutteux, on distingue les acides et les sels. Il y a aussi dans l'appareil digestif une grande disposition à produire des acides. On est surtout frappé de la grande quantité de matières terreuses, et surtout d'urate de chaux, qui se forme. Je ne me hasarderai pas à décider si la masse qui sert à réparer les pertes journalières des os est dissoute par les acides, ou si ce sont seulement les débris des os eux-mêmes qui subissent le changement. Ce qu'il y a de positif, c'est que les os des goutteux finissent par devenir très cassans et friables, et que leur formation n'a plus lieu d'une manière parfaitement régulière. La destruction des dents et la déformation des os fournissent déjà des preuves à l'appui de cette assertion. Sous ces rapports, comme à plusieurs autres égards encore, la goutte a beaucoup de rapports avec les scrofules, entre lesquelles, et elle il règne d'ailleurs une grande analogie, ce qui fait que les enfans nés de parens goutteux deviennent fréquemment scrofuleux.

La viciation du suc nutritif, et le défaut tant de sécrétion que d'excrétion, expliquent aussi la surabon-

dance de mucosités et l'épaississement des humeurs
qu'on observe chez les goutteux, et qui, dans beaucoup de cas, se donnent à connaître par une expuition
abondante. Un goutteux sexagénaire, qui subissait le
traitement chez moi, expectorait, depuis vingt ans,
des quantités considérables d'une matière visqueuse
et puriforme, ce qui l'avait fait souvent soupçonner
d'être atteint de phthisie pulmonaire, bien que ses
poumons fussent parfaitement sains. Toutes les fois
que l'expuition s'arrêtait, il se sentait plus mal. L'u-
sage de l'eau fraîche améliora notablement son état.

De cet épaississement des humeurs, il suit que le
sang circule avec plus de lenteur et qu'il s'arrête dans
les vaisseaux, ceux surtout des parties malades. La
masse visqueuse des humeurs se meut lentement dans
ses conduits, et fréquemment même ne peut les traverser. Les vaisseaux sont obstrués davantage encore
par les matières terreuses qui s'y déposent. Il survient
un état inflammatoire et des douleurs qui ne sont
peut-être dus qu'à la seule accumulation du sang,
puisqu'on a observé des phénomènes analogues après
la ligature des artères. Une fois que l'obstrucation des
vaisseaux a commencé dans une articulation, ou ailleurs, ce qui arrive ordinairement aux extrémités,
parce que les conduits vasculaires y vont en diminuant de calibre, il est tout naturel que les matières
épaisses et visqueuses s'y déposent de plus en plus,
et finissent par mettre les parties hors de service,
quand la force médicatrice de la nature ne parvient
pas à les débarrasser par une réaction violente et générale (accès de goutte). On conçoit de quelle utilité

l'eau fraîche, bue en abondance, et l'exercice, doivent être contre tous ces symptômes, puisque la première dilue les humeurs, et que l'autre facilite la circulation, et par là favorise la transpiration ; car un autre inconvénient de l'arrêt de la circulation, c'est que la perspiration cutanée, déjà fort incomplète, le devient encore de plus en plus, les pores de la peau étant bouchés, et le sang ne coulant qu'avec lenteur dans les capillaires par le moyen desquels la nature accomplit cette fonction.

Les douleurs ne sont fréquemment causées que par le défaut de circulation, et par l'accumulation qui s'ensuit du sang dans certaines parties du corps. Ce qui le prouve, c'est qu'il suffit de frictionner ces parties, ou d'imprimer du mouvement au corps par la marche, pour les faire cesser, ou même pour prévenir un accès imminent. Plus d'une fois la violence des douleurs m'a obligé de quitter le lit ; et quand je m'étais promené une heure ou deux dans ma chambre, je retrouvais du calme. Souvent aussi, quand je me couchais sans m'être préalablement échauffé les pieds par la marche ou par des frictions, j'éprouvais des accès de goutte céphalique, qui cédaient après qu'en me promenant de long et en large j'étais parvenu à me réchauffer les pieds et à me procurer une légère transpiration.

Si les accès de goutte surviennent volontiers la nuit et pendant les premières heures du sommeil, c'est également à la gêne de la circulation qu'il faut l'attribuer. Au lit, la masse du sang éprouve de l'expansion et se trouve plus ou moins arrêtée dans les parties

souffrantes, ce qui entraîne les phénomènes dont j'ai
parlé tout-à-l'heure. Mais le sommeil y contribue aussi
pour sa part. On sait que les vaisseaux sanguins ont
plus de volume quand on a dormi pendant quelques
heures, et que des douleurs d'un autre genre, les
maux de dents, par exemple, augmentent aussi par le
seul fait de cette circonstance. Plus le lit est chaud,
plus l'accès se dessine rapidement, parce que la
masse des humeurs subit alors une expansion très
prompte, et que la stase a lieu d'une manière plus
prononcée. Voilà pourquoi les lits trop couverts nuisent aux goutteux. Mais il ne leur convient pas non
plus de ne point se couvrir assez, parce qu'il importe
d'exciter chez eux une légère transpiration. Une chose
digne de remarque, c'est que la douleur cesse quand
la sueur apparaît ; preuve que la tension douloureuse
diminue, et que la circulation recommence à s'accomplir d'une manière régulière, notamment dans les
vaisseaux capillaires de la peau.

Outre les causes prédominantes dont je viens de
parler (la viscosité de humeurs, etc.), d'autres encore peuvent contribuer à troubler la circulation.
Ainsi, le froid aux pieds peut déterminer en peu de
temps un accès de goutte céphalique, parce que le
sang, épais et visqueux, ne circulant qu'avec peine à
travers les vaisseaux resserrés des extrémités inférieures, s'accumule dans les parties supérieures du corps,
où il détermine de la douleur et de l'inflammation.
Marcher beaucoup, sans toutefois se fatiguer, est donc
une précaution d'absolue nécessité dans la goutte céphalique. Les vents, par la pression qu'ils exercent

sur les vaisseaux du ventre, les ligatures serrées, etc.,
produisent un effet analogue. On connaît l'influence
d'une température humide, qui arrête la transpiration. Un exercice léger est le meilleur moyen de combattre toutes ces causes. Celui qui ne peut pas marcher,
remplace le mouvement actif par des mouvemens
passifs, la voiture, le cheval, les frictions, le massage, le brossage, etc. Je connais un goutteux qui ne
s'asseoit jamais, si ce n'est pour manger : il exécute
ses travaux debout, et marche un peu toutes les demi-
heures; quand il néglige ces précautions, il ressent
de la douleur.

Les états dont je me suis occupé jusqu'ici sont assez
matériels, et l'on pourrait, si l'on voulait, les associer à ceux qui résultent de la présence dans le
corps du mercure et autres substances médicinales.
Mais si l'on considérait la goutte comme absolument matérielle, et qu'on la traitât en conséquence
d'une telle vue, on ne parviendrait pas plus à se rendre raison de l'existence énigmatique de cette maladie, qu'à en obtenir la guérison radicale. De même
que dans toutes les fonctions du corps, soit en santé,
soit en maladie, le système nerveux joue ici un rôle
fort important, qui ne cesse qu'avec la vie : car sans
les nerfs, organes du principe vital, et sans ce principe lui-même, qui nous est inconnu, le corps animal
ne serait qu'une agglomération de matières mortes,
qui bientôt se résoudrait en ses élémens primitifs.

Chez tous les goutteux, il y a irritation plus ou moins
grande du système nerveux, faiblesse de ce système
entier ou de quelques-unes de ses parties, celle surtout

qui préside à la fonction digestive. Les irrégularités de la digestion, la tristesse, qui va souvent jusqu'à la mélancolie, l'irascibilité, la facilité à être impressionné par les intempéries de l'air, l'influence nuisible des travaux d'esprit, du coït, des affections morales, de la grande chaleur, des boissons échauffantes et des alimens stimulans, démontrent l'état d'irritation et de faiblesse du système nerveux, quelque peu disposés que certains goutteux soient à y croire, en contemplant le large développement de leurs muscles. Quoique ce système ne soit pas débilité dans toutes ses parties, il est morbidement affecté dans quelques-unes, et à coup sûr il l'est, chez tous les goutteux, dans celle de ses portions qui appartient aux organes abdominaux. S'il n'en était pas ainsi, ces organes rempliraient leurs fonctions avec plus de régularité; car, placés sous la dépendance des nerfs ganglionaires, ils ne vivent et n'agissent que par eux, et doivent faire tout ce que ces derniers leur commandent. Tant que les nerfs du bras sont sains et soumis à l'empire de la volonté, nous avons la faculté de remuer ce membre comme il nous plaît; mais que les nerfs qu'il reçoit viennent à être malades, il se meut contre notre gré (spasmes), ou n'obéit plus à l'impulsion de notre libre arbitre. Donc, quand les nerfs du bas-ventre ont subi un changement morbide, les mouvemens et fonctions des organes placés sous leur domination doivent aussi s'accomplir d'une manière irrégulière; tandis que si ce changement maladif n'avait point lieu, ils fonctionneraient régulièrement, à coup sûr, si toutefois quelque obstacle matériel ne les en empêchait.

Mais quand les nerfs d'un appareil sont devenus le siège d'un changement morbide, le désordre s'étend facilement au système nerveux tout entier, et il se propage d'autant plus volontiers, que d'autres influences déprimantes ou irritantes viennent simultanément agir sur ce système. Or, dans beaucoup de cas, la goutte n'est que le résultat d'influences de cette nature, et le changement morbide des nerfs du bas-ventre n'est que la conséquence de l'affaiblissement général du système nerveux, comme nous le voyons chez les goutteux qui se sont livrés à des travaux intellectuels épuisans, qui ont éprouvé des soucis et des chagrins, qui sont adonnés à l'onanisme, etc. En pareil cas, les mauvais effets des bains chauds, et l'aggravation qui succède à l'abus des bains froids et de la sueur, prouvent combien il importe d'avoir égard à l'état du système nerveux. Il ne suffit donc pas de bien baigner et de bien faire suer tous les goutteux indistinctement, pour les guérir. Des milliers de traitemens hydriatriques qui ont échoué démontreraient au besoin qu'on n'a pas su apprécier l'importance du système nerveux dans cette maladie, et que beaucoup de personnes plus instruites que Priesnitz n'y voient pas mieux que lui en ce cas, comme en beaucoup d'autres. Plus d'une fois, il m'est venu à l'idée que celui qui dirigeait le traitement devait être frappé de cécité complète, quand je le voyais traiter le corps de son malade comme un drap mis à la lessive, sans s'inquiéter le moins du monde des ravages qu'il exerçait dans le système nerveux.

Si la goutte était purement matérielle, quelques

verres de bon vin, l'exercice poussé jusqu'à la sueur, une nouvelle affligeante, une contrariété n'auraient pas, comme il arrive si souvent, le pouvoir de provoquer soudainement un accès. Il suffirait, pour guérir, de se tenir chaudement, de suer, etc. ; et la méthode de Cadet de Vaux serait parfaitement à sa place, tandis qu'elle n'est de quelque utilité que chez les sujets robustes, au système nerveux desquels aucune influence n'a porté d'atteinte, et qu'elle ne manque jamais de nuire chez les personnes débiles. C'est l'abus de cette méthode qui l'a fait tomber dans le discrédit, et en se conduisant de même avec l'hydriatrie, on arriverait au même résultat. Sans prendre le moindre souci de leur état, les malades se jettent avidement sur le premier moyen nouveau dont ils entendent parler, et si ce moyen ne convient pas à tout, il n'est bon à rien; on pousse la démence jusqu'à condamner des enfans aux bains froids, puis on rejette la méthode sans prendre la peine de l'étudier et de rechercher quels sont les cas spéciaux auxquels elle est applicable. Voilà pourquoi Priesnitz ne compte que des fanatiques parmi ses partisans et ses adversaires. Le tort de ces derniers est d'exiger de lui plus qu'il ne peut faire, et celui des premiers de le présenter comme un homme qui peut tout, comme un homme dont le talent n'a jamais eu et n'aura jamais d'égal. Les uns poussent la modestie au-delà de toutes les bornes, et les autres se montrent coupables d'une grossière injustice.

On a cherché à établir, d'après les spasmes, et notamment le trisme des mâchoires, que la goutte a un caractère nerveux. Mais la preuve ne me semble pas péremptoire, attendu que l'affection de certaines parties nerveuses, par l'âcreté arthritique, peut donner lieu aux spasmes, et que nous observons aussi ces phénomènes dans le rhumatisme, où l'état du système nerveux est beaucoup plus satisfaisant. Au reste, cette preuve est inutile, car, sans un trouble morbide du système nerveux, la plupart des phénomènes de la goutte seraient inexplicables pour nous.

En admettant que la force vitale est inégalement répartie, ou qu'elle n'est point en juste proportion avec les matériaux sur lesquels elle doit s'exercer, on explique sans peine la surcharge de l'appareil digestif après des repas copieux, l'épaississement des humeurs, la production de matériaux de mauvaise qualité, la lenteur de la circulation, etc.; et nous comprenons, avec non moins de facilité, comment la tempérance, la sobriété, le soin d'éviter les alimens difficiles à digérer, améliore notablement l'état arthritique, parce qu'alors la force vitale reprend le dessus sur la matière morbide, et s'en débarrasse plus aisément. Ce n'est que par l'influence des nerfs qu'on parvient à se rendre raison de l'utilité de l'eau appliquée à l'extérieur, de l'exercice au grand air, de la distraction, de l'abstinence du coït, des choses excitantes et des travaux intellectuels, du mauvais effet des médicamens, etc. La formation de concrétions terreuses dans les articulations est elle-même une preuve que la force vitale n'a point assez d'énergie pour rejeter au dehors ces matériaux étrangers, qui s'accumulent quelquefois en quantité incroyable.

Je pense que si la goutte affecte fréquemment les

personnes replètes et bien musclées, c'est parce que celles-ci, en prenant une nourriture trop substantielle et trop abondante, sollicitent le système nerveux, celui surtout du bas-ventre, à un excès d'action, et l'entretiennent en conséquence dans un état continuel d'irritation, jusqu'à ce qu'enfin il subisse le changement morbide dont j'ai parlé. Quand cette irritation vient à être exaspérée encore par des liqueurs fortes, les suites doivent s'en manifester d'une manière plus prompte, et c'est effectivement ce que nous avons occasion de voir chez ceux qui boivent du vin. Si les premiers phénomènes apparaissent, non dans l'estomac, mais dans les articulations, c'est que la force médicatrice de la nature cherche à éloigner le principe morbifique des organes nobles, et à le repousser vers les parties qui font le plus de mouvement et dont les vaisseaux sont le plus prédisposés, par leur petit calibre, à le laisser déposer dans leur intérieur.

Mais, en tant que les accès de goutte doivent être considérés comme des efforts de la force médicatrice de la nature pour débarrasser les parties nobles du poison qui menace de les détruire, nous devons admettre qu'ils contribuent à prolonger la vie, puisqu'ils témoignent que la constitution possède l'énergie suffisante pour protéger les organes essentiels. Il ne faut donc pas regarder la goutte comme une maladie qui, de son essence, abrège la durée de la vie, et l'on doit seulement la redouter à cause des douleurs insupportables qui s'y rattachent.

Si les personnes débiles sont rarement atteintes de

la goutte, c'est peut-être parce qu'elles surveillent mieux leur santé, et fuient les excès auxquels ne craignent pas de se livrer les complexions robustes. Malheureusement, la goutte ruine tôt ou tard le corps le mieux constitué, par les douleurs continuelles et l'irritation soutenue du système nerveux.

§ I. CAUSES DE LA GOUTTE.

Il y a des gens qui nient que la goutte soit héréditaire. Si par là ils entendent qu'on ne reçoit pas une maladie de ses parens, ils ont raison la plupart du temps, mais non toujours, puisque la syphilis, par exemple, apparaît déjà chez les nouveau-nés, avec tous ses redoutables symptômes. Au reste, on ne conçoit pas sur quoi repose cette négation. S'il est bien démontré que très souvent les enfans ressemblent d'une manière frappante à leurs parens, sous le rapport du physique et du moral, et si cette ressemblance démontre la transmission des qualités qui distinguent l'homme fait à sa progéniture, on conçoit que des nerfs faibles ne peuvent pas produire des nerfs forts, ni de mauvaises humeurs des sucs de bonne qualité, ni une poitrine étroite un thorax spacieux, etc. Les précautions qu'on prend pour l'élève des chevaux sont bien connues : si un lourd cheval de Saxe pouvait engendrer des produits aussi parfaits qu'un animal arabe, à quoi bon dépenser de si grosses sommes pour se procurer de beaux étalons? Et si les avantages sont transmissibles de race en race, pourquoi refuser d'admettre que les vices le soient également? Ne voyons-nous pas tous les jours s'éteindre des familles dans lesquelles la phthisie pulmonaire a passé des pères aux enfans ? La démence ne traverse-t-elle pas quelquefois plusieurs générations de suite, en restant chez le sexe qui en a d'abord été atteint? Les spasmes et autres accidens nerveux ne sont-ils pas des phénomènes fort ordinaires chez les enfans dont les parens n'ont pas mené une bonne conduite?

A la goutte aussi s'appliquent les paroles du Seigneur, que les vices des pères passeront aux enfans jusqu'à la troisième et quatrième génération. Presque tous les goutteux procréent des enfans qui ont des scrofules, des dartres et autres maladies de la masse des humeurs, ou qui sont eux-mêmes atteints de la goutte à l'âge viril. Je ne puis rien dire de mon aïeul du côté paternel. Mon père eut d'abord l'épilepsie, puis plus tard la goutte. Ma sœur aînée a toujours joui d'une parfaite santé : mais la cadette et moi nous avons eu de très bonne heure des spasmes, qui s'annonçaient la nuit par des grincemens de dents. Dès l'âge de seize ans, ma sœur a été affectée de la goutte dans la tête, et à dix-sept, j'eus la jambe gauche presque paralysée par un violent rhumatisme. Tous trois nous étions fortement constitués, et je possédais une énergie musculaire étonnante. Notre mère, femme robuste et bien portante, qui vit encore aujourd'hui, et à soixante-et-dix ans montre plus d'activité que beaucoup de personnes de trente ans, nous avait toujours bien nourris, trop bien peut-être. Notre père mourut à soixante ans d'une hydropisie de poitrine, compagne fréquente de la goutte. A vingt-neuf ans, ma sœur et moi nous étions tous deux arthritiques.

Les enfans de ma sœur se portent bien. Quant à moi, j'ai perdu six enfans au berceau. Des quatre qui me restent, deux sont scrofuleux, et l'un d'eux a de plus des dartres ; les deux autres sont bien portans et robustes. L'avenir des deux aînés m'a souvent donné beaucoup de soucis, quoique j'aie amélioré leur santé par le secours de l'eau et d'un bon régime. Puissent-ils être le dernier anneau d'une triste hérédité ! Les exemples analogues ne sont point rares.

Très souvent les hémorrhoïdes suffisent, chez les parens, à cause de l'affinité entre les deux maladies, pour imprimer à leurs enfans le cachet de la goutte ; ce qui s'explique sans peine, quand on admet que les hémorrhoïdes ne sont qu'une goutte cachée, dans laquelle la nature se débarrasse du principe morbifique par le canal intestinal, au lieu de le jeter sur les articulations.

Les parens qui souffrent de la goutte doivent surveiller de près l'éducation de leurs enfans, s'ils veulent les mettre à l'abri d'une existence misérable. On ne saurait trop insister sur la nécessité d'être sobre ; d'éviter les alimens irritans et les boissons échauffantes, de prendre beaucoup d'exercice, et de choisir une profession qui s'accorde le mieux possible avec les exigences de la maladie, si un jour elle se développe. En observant ces précautions, on évitera bien des maux à ses enfans.

La question de savoir si la goutte est contagieuse n'a pas encore été résolue jusqu'ici. J'ai connu des époux qui l'eurent l'un après l'autre, et qui pensèrent, d'après cela, qu'ils se l'étaient communiquée.

Mais j'en sais beaucoup aussi, et je suis du nombre, chez lesquels la transmission n'a point eu lieu. Peut-être n'y a-t-il eu, dans le premier cas, que coïncidence, par l'effet de la similitude des influences. Dans tous les cas, la prudence veut qu'on ne couche pas dans le même lit qu'un goutteux, qu'on ne se serve pas de ses habits, surtout quand il y a sué, et en général qu'on évite tout contact prolongé avec lui.

Après la prédisposition native, le défaut de sobriété et d'exercice est une des premières causes de la goutte. S'il s'y joint encore l'usage de choses irritantes et échauffantes, la maladie ne s'en développe que plus promptement et avec un caractère plus grave. Elle peut, en pareille circonstance, éclater avec beaucoup de violence, même chez les femmes qui n'ont point encore perdu leurs règles, quoique d'ordinaire cet écoulement serve d'émonctoire au principe morbifique. Du reste, les femmes sont moins sujettes à la goutte que les hommes; large compensation des maux nombreux qu'elles sont appelées seules à supporter.

De même qu'une nourriture trop copieuse et trop succulente, des alimens de mauvaise qualité et en trop petite quantité peuvent engendrer la goutte, surtout si, comme il arrive presque toujours, les soucis et le chagrin viennent s'y joindre, ou si les repas sont pris avec irrégularité, ce qui, d'ailleurs, entraîne toujours de grands inconvéniens, même alors que le régime est bon. L'estomac est une horloge qu'il faut monter en temps opportun, si l'on veut qu'elle aille bien ; on ne doit ni la laisser des jours entiers en repos, ni y toucher à chaque instant. Le défaut de travail affaiblit ce viscère, trop de travail épuise sa force, et remplit en outre le corps d'une surabondance de mauvais matériaux.

Le défaut d'exercice est une cause puissante des maladies, car la santé exige que la circulation se fasse bien partout et que les forces soient réparties d'une manière uniforme. Mais si, à ce défaut, se joint le manque de sobriété, le dommage devient double : ventre plein rend paresseux, et ces deux circonstances réunies amènent la goutte. Louis XVIII était un exemple remarquable de l'influence de la gourmandise et du défaut d'exercice; aussi souffrait-il beaucoup de la goutte. Mais, il régnait sur trente-trois millions d'hommes, et n'avait pas assez d'empire sur lui-même pour améliorer sa situation en modérant son appétit. Avec ce qui alimentait sa goutte, il aurait pu nourrir deux cents pauvres chez lesquels cette maladie était la conséquence de la misère.

Si, d'un côté, la paresse, l'excès de chaleur, le trop long séjour au lit, et autres habitudes débilitantes, peuvent être causes de la goutte, d'un autre côté, l'excès de fatigue, le manque de repos, les refroidissemens, les habitations humides, enfin tout ce qui abat et mine les forces, produit le même résultat. Il y a débilitation négative dans le premier cas, et débilitation positive dans le second. Une répartition uniforme des forces, et la régularité dans l'exercice des fonctions, sont les meilleurs moyens de prévenir la goutte.

Comme le système nerveux préside à toutes les
fonctions de l'organisme, on prévoit quel empire
les influences morales doivent avoir chez les sujets
prédisposés à la goutte. Les travaux intellectuels excessifs, les soucis, le chagrin, les passions débilitantes, l'espoir déçu, l'amour malheureux, le repentir,
une imagination trop ardente, la colère, le dépit, etc.,
affaiblissent le système nerveux et agissent sur l'appareil digestif, chez les personnes d'une constitution
arthritique. Un goutteux qui travaille beaucoup de
tête crache ordinairement beaucoup, et éprouve un
sentiment désagréable dans l'estomac. Chercher à
développer prématurément les facultés intellectuelles
des enfans, peut les disposer à la goutte.

Les excès vénériens et l'onanisme contribuent peut-
être plus encore que toutes les causes précédentes à
ruiner le système nerveux et à poser les fondemens
de la goutte. Les uns et les autres sont les résultats
d'une mauvaise éducation, du genre de vie factice et
efféminé que nous avons adopté, de notre avidité de
savoir, de l'abus que nous faisons de la lecture, et de
la sensiblerie qui en émane. Plus nous nous éloignons
de la nature, plus nos instincts deviennent contraires à ceux qu'elle nous inspire, et plus nos penchans
prennent un caractère vicieux, plus aussi nous ren-
dons notre existence malheureuse : car toute trans-
gression des lois de la nature reçoit aussitôt son irré-
missible châtiment. On exerce de trop bonne heure
l'esprit des enfans, et on l'occupe de choses qui ne
sont point à sa portée ; on élève ces petits êtres dans
de véritables serres chaudes ; on surcharge leur sys-

tème nerveux par des boissons échauffantes, par des alimens excitans ; en un mot, on fait tout pour les vieillir avant l'âge, et les priver du seul vrai bonheur ici-bas, celui que procurent l'innocence et l'insouciance. Si nous ne voulons faire de nos enfans que des savans, notre but est rempli ; mais nous avons oublié que ce savant, qui bien souvent ne sera rien moins qu'une lumière du monde, eût été plus heureux dans l'humble condition d'artisan ou de laboureur, que très probablement il ne se serait pas énervé le corps et l'âme par la funeste habitude dont nous avons fait naître en lui le germe : les femmes, surtout, se rendent coupables à cet égard, en gorgeant leurs enfans de friandises, et ne leur permettant même pas l'exercice nécessaire.

L'onanisme et l'abus des plaisirs de l'amour exercent plus particulièrement leur influence débilitante sur le système ganglionaire, celui qui préside aux fonctions nutritives, et qui ne reconnaît pas l'empire de notre volonté. La digestion, la respiration, la circulation sont troublées, et la goutte est une conséquence ordinaire de pareils désordres. Si le défaut de sobriété se joint à ces causes, la ruine du système nerveux ganglionaire devient complète. Et encore, malheureusement, c'est ce qui arrive presque toujours chez les personnes adonnées aux vices dont il s'agit ici ; car l'état maladif de leurs nerfs détermine un appétit qui, en général, les fait manger outre mesure. Eviter toutes les choses irritantes, venteuses et difficiles à digérer, prendre beaucoup d'exercice, laisser les facultés intellectuelles en repos, s'abstenir

des plaisirs de l'amour, observer la plus rigide sobriété, et faire un usage circonspect des bains froids,
tels sont les seuls moyens d'améliorer l'état de ces
infortunés, qui, dévorés du repentir de leurs fautes,
n'ont cependant la force de n'y plus succomber que
quand il est trop tard.

Parmi les causes qui portent le désordre dans le
système nerveux et engendrent la goutte, il faut ranger
l'usage fréquent des boissons spiritueuses (1). L'irritation continuelle que ces boissons entretiennent
dans l'appareil digestif, finit par ruiner peu-à-peu le
corps. Les bières fortes, les vins de mauvaise qualité
et l'eau-de-vie sont surtout nuisibles. On sait que les
buveurs de vin sont sujets à la goutte, et que cette
maladie n'est pas rare non plus dans les pays où l'on
fait usage de ce qu'on appelle la bière double. J'ai vu
à Freiberg plus d'un buveur de bière commencer
par mettre le trouble dans son ménage et le désordre
dans ses affaires, puis, peu-à-peu, tomber malade de
la goutte, et finir par l'hydropisie, après des années
de souffrances. Dans un climat humide, âpre et in-
constant comme celui de cette ville, il vaudrait mieux
renoncer à une habitude qui n'a d'autre résultat que
d'abrutir l'esprit et d'exposer à la funeste influence d'un
air que les robustes poumons d'un ramoneur auraient
eux-mêmes de la peine à supporter. Si l'usage de la
bière est poussé jusqu'à l'ivrognerie, comme chez
beaucoup de jeunes gens de l'Allemagne, ce vice dé-

---

(1) Ch. Roesch, *De l'abus des boissons spiritueuses* (*Annales
d'hygiène publ. et de méd. lég.*), Paris, 1838, t. xx, pag. 5, 240.

truit plus d'une santé qui annonçait devoir être florissante, et éteint plus d'un talent qui faisait concevoir de belles espérances. N'est-il pas surprenant que
des hommes appelés à fournir un jour des professeurs
à nos écoles, des prêtres à nos autels, des juges à nos
tribunaux, des médecins à nos hôpitaux, cherchent
la gloire dans la bière et la fumée de tabac; et parmi
les animaux en voit-on qui parient entre eux à qui
boira le mieux? Combien ne vient-il pas, dans les
établissemens hydriatriques, d'hypocondriaques, d'hémorrhoïdaires, de goutteux, qui ne sont redevables
de la ruine de leur santé qu'aux folies de leur jeune
âge; et combien est grand le nombre des ouvriers qui
ont été arrachés prématurément à leur famille, à leur
patrie, parce qu'ils n'ont pas eu la raison de se soustraire à cette pernicieuse et dégradante habitude! Je
le répète : il est plus facile de prévenir cent maladies
que d'en guérir une seule.

Souvent la goutte est la suite d'autres maladies, et
peut-être l'est-elle tout aussi fréquemment de la mauvaise manière dont celles-ci ont été traitées. Les personnes qui ont employé beaucoup de mercure pour combattre la syphilis ou quelque maladie inflammatoire
sont ordinairement prises plus tard de la goutte. On
a fait la même remarque sur les ouvriers qui manient
les substances métalliques, le plomb, le cuivre, etc.
L'empoisonnement métallique a été observé, dans ces
derniers temps, chez des payeurs. La production de la
goutte, en pareil cas, peut être expliquée de deux manières : ou en admettant que le poison métallique introduit dans le corps occasione sans cesse de nouvelles

douleurs, ou en supposant une débilitation de l'organisme, qui résulte du travail et qui ne permette pas le
rejet du poison au-dehors. Très probablement, les
deux causes agissent ensemble; mais, en général, la
seconde a lieu plus souvent que la première, bien
qu'on ne puisse pas nier que les poisons médicamen-
taux restent dans le corps.

Beaucoup de maladies auxquelles la goutte succède ne
peuvent point en être considérées comme la cause; elles
rattachent seulement aux mêmes circonstances, qui
plus tard donnent naissance à l'affection arthritique.
Ainsi, on a vu des ophthalmies, des pleurésies, des
coliques, des asthmes, des hypocondries, des hémorrhoïdes, etc., disparaître à l'invasion de la goutte ar-
ticulaire. Le principe morbifique se portait, des parties
sur lesquelles il s'était d'abord jeté, vers les articulations. De là vient aussi que la suppression d'hémorrhagies, de sueurs aux pieds, etc., devient cause
occasionelle de la goutte. La matière morbifique qui
s'échappait auparavant du corps par les excrétions,
s'y trouve retenue, et la force médicatrice de la nature cherche une nouvelle voie pour l'éliminer. On
juge d'après cela combien il importe d'apporter de
circonspection dans le traitement de ces maladies, ou
plutôt de ces symptômes, qui servent à entretenir la
santé du corps, et combien peu la médecine doit
s'en occuper; elles annoncent seulement que le temps
est venu de changer son genre de vie, de purifier
et fortifier son corps par l'application de l'hydriatrie. Mais, d'ordinaire, l'avertissement est compris
trop tard.

Je dois encore faire remarquer que la syphilis, le traitement mercuriel, et en général l'abus des médicamens, communiquent un caractère nerveux à la goutte, quand elle survient ensuite, et que cette maladie devient plus dangereuse, souvent incurable, à cause de la destruction du système nerveux que ces sortes de médicamens ne manquent jamais d'entraîner à leur suite. Il faut bien se garder alors de faire trop suer le malade, dans l'espoir d'attirer au dehors les poisons dont son corps est imprégné, parce qu'on ébranlerait encore davantage ses nerfs, et mettrait la maladie absolument au-dessus des ressources de l'art. On peut s'attacher à rétablir l'équilibre des fonctions, à ménager les nerfs, à fortifier le corps et à égayer l'esprit, ce qui ne saurait être l'effet d'un traitement poussé à l'excès. Souvent on est obligé de renoncer à l'espoir d'une guérison radicale, et tout ce qu'on peut obtenir est de rendre l'état plus supportable. Il n'y a pas moyen de guérir quand la nature est moins forte que la maladie.

§ II. PRONOSTIC DE LA GOUTTE.

On admet généralement que la goutte est incurable. En effet, quand elle est passée en habitude et que l'organisme se trouve fort affaibli, une guérison radicale devient fort difficile. Mais si le malade peut prendre sur lui de suivre un régime sévère et un genre de vie approprié à son état, si en même temps le mal n'est pas trop invétéré, on a droit d'espérer la guérison, pourvu que l'organisme possède la force réactionnaire qu'exige un traitement hydriatrique, et que ce traitement soit suivi aussi long-temps qu'il le faut pour purifier la masse des humeurs, faire cesser l'irritation du système nerveux et rétablir toutes les fonctions.

Si tant de goutteux quittent les établissemens hydriatriques sans être guéris, ou éprouvent ensuite des rechutes, c'est qu'ils n'y restent pas le temps nécessaire à leur complète guérison, ou retombent dans les erreurs de leur régime passé. Le traitement est fort long; il exige beaucoup de patience et de persévérance, tout comme la maladie a ordinairement exigé de longues années pour se développer. Mais après la guérison, il reste une prédisposition en raison de laquelle les causes capables d'engendrer la goutte chez une personne saine doivent être évitées avec plus de soin encore qu'il n'aurait fallu le faire autrefois. On ménage plus un vieil habit qu'un neuf, parce qu'on sait qu'il offre moins de résistance : pourquoi ne pas agir de même envers le corps usé et affaibli? Le régime et la persévérance peuvent seuls guérir un goutteux, et il n'y a non plus que le régime qui puisse ensuite le maintenir en santé.

On se fait toujours une fausse idée de la santé, en se figurant par là un état dans lequel il soit possible de tout se permettre sans en souffrir; mais la santé n'est qu'un état relatif, où tel supporte très bien ce qui porterait préjudice à un autre. Ira-t-on se croire malade parce qu'on n'aura pas la force de soulever un quintal, comme le fait le saltimbanque qui se montre à prix d'argent, ou parce qu'on ne pourra pas, comme son voisin, manger la moitié d'un veau et boire trois

bouteilles de vin à son dîner ? Que chacun proportionne
ses jouissances et ses travaux à ses forces, et nous au-
rons beaucoup moins de malades. Habituons nos enfans
à se conduire d'après ces principes, et la santé publique s'améliorera. Accoutumons nos descendans à guérir par l'eau et le régime les maladies que leurs précautions n'auront pu détourner, et bientôt le nombre
des médecins et des apothicaires sera réduit de beaucoup. Mais il faudra long-temps pour cela, car rien
n'est plus difficile que de renoncer à des coutumes
absurdes ; et tant que nous persisterons dans nos erreurs, il faudra qu'il se trouve des gens qui viennent
nous secourir au besoin.

Nous autres hydriatres, nous admettons donc que
la goutte est curable, mais nous entendons qu'elle
l'est dans le sens indiqué plus haut ; autrement nous
ne serions pas toujours dans la ligne du vrai. Il y a
quelque temps un de mes amis écrivait à une de ses
connaissances : « Voilà trois étés consécutifs que je
« suis le traitement à Elgersbourg, et cependant j'ai
« beaucoup souffert encore l'hiver dernier. Que dois-
« je donc penser de cette méthode ? Rien de bien favo-
« rable. » Il avait oublié d'ajouter qu'à peine hors de
l'établissement, il s'était remis à son ancien genre de
vie, dans lequel les alimens gras, copieusement arrosés
de vin, jouaient un grand rôle. Le traitement hydriatrique n'empêche pas qu'on soit puni quand on retombe
dans les mêmes fautes que celles qui avaient amené la
maladie. Que ceux qui attendent cela de lui restent
chez eux, sautant d'un médecin à un autre, et se plai-
gnant à qui veut les entendre que les recettes pharma-

ceutiques ne les guérissent point. Quel est l'insensé qui voudrait qu'une plaie, dont on vient d'obtenir la cicatrisation, ne se rouvrît pas, si le couteau qui l'a faite venait à agir de nouveau sur la partie? Je demande pardon à mon ami de lui dire si crûment la vérité, mais il le méritait bien; et beaucoup d'autres personnes pourront, comme lui, s'appliquer ce que je viens de dire.

Nous avons déjà dit que la durée des accès était de plusieurs jours. Dans la goutte habituelle et confirmée, ils finissent par durer des mois entiers, avec de légères intermissions. Quand la maladie en est arrivée là, il devient très difficile d'obtenir une guérison radicale, et le mieux ne se manifeste qu'avec une lenteur extrême. Dans le principe, les accès reviennent tous les deux ou trois ans; puis ils se rapprochent, en augmentant peu-à-peu d'intensité et de durée; enfin ils sont presque continuels, ou la moindre cause suffit pour les rappeler.

Ordinairement ils se terminent par le retour à la santé. Celle-ci persiste jusqu'à ce qu'il se soit amassé assez de matière arthritique dans le corps pour provoquer un nouvel accès. Le malade peut arriver à un âge fort avancé; mais cependant il finit presque toujours par souffrir des suites de ses accès. Assez souvent la goutte se dissipe par les progrès de l'âge, ce que j'attribue au changement de régime, au plus grand calme de l'âme, et à plusieurs circonstances favorables, telles, par exemple, que la propension moins grande aux maladies inflammatoires.

Dans beaucoup de cas, la goutte dégénère en d'autres maladies. La digestion se trouble de plus en plus, la faiblesse va toujours croissant, des maladies organiques, la surdité, la pierre, le marasme, l'hydropisie, etc., se déclarent, et de cette manière la goutte devient parfois beaucoup plus dangereuse qu'elle n'était par elle-même.

Une goutte rentrée, quand elle se jette sur des organes nobles, peut entraîner la mort en peu de temps. C'est un évènement assez rare, et qui le deviendra moins encore quand on aura renoncé aux tisanes relâchantes et aux poisons anti-arthritiques, en supposant toutefois qu'on ne ruine pas de plus en plus l'appareil digestif par un régime à la Priesnitz, ou en buvant de l'eau avec excès.

La guérison de la goutte est possible, mais il ne faut la demander ni aux drogues des pharmaciens, ni aux arcanes, malgré les bons effets qu'ont pu quelquefois produire ces divers moyens. Pour guérir la maladie, il faut le concours de plusieurs circonstances favorables et l'éloignement complet des causes qui ont contribué à la produire. Très souvent il y a nécessité d'adopter un genre de vie tout-à-fait différent de celui qu'on a mené jusqu'alors, ou d'aller habiter un autre climat. La méthode hydriatrique ne garantit pas des récidives, quoiqu'elle contribue plus qu'aucune autre à diminuer la prédisposition, à endurcir le corps contre les influences extérieures, à le débarrasser de la matière morbifique qui s'y est amassée, et à fondre les dépôts auxquels celle-ci a déjà donné lieu.

§ III. TRAITEMENT DE LA GOUTTE.

Nous avons maintenant à examiner le traitement de
la goutte en général et celui de la goutte chronique ,
le traitement des accès aigus , enfin le traitement de
la goutte interne ou de celle qui s'est jetée sur les parties nobles intérieures.

A. *Traitement de la goutte en général et de la goutte*
chronique en particulier. — Des discussions dans lesquelles je suis entré relativement à l'état goutteux , et
des considérations auxquelles je me suis livré par rapport aux causes , il suit déjà que les médicamens
doivent plutôt nuire qu'être utiles dans cette maladie,
puisqu'ils ne font qu'irriter encore davantage les nerfs,
affaiblir de plus en plus les organes digestifs , et ajouter un nouveau poison aux substances de mauvaise
qualité qui existent déjà dans le corps. Les médecins
s'accordent tous à dire qu'il n'y a point de spécifique
contre la goutte ; et si quelques-uns ont cru la guérir
par les frictions mercurielles, c'est là une triste erreur,
dont les suites fâcheuses se feront sentir tôt ou tard.
Je traite en ce moment un goutteux qui a été mis
presque aux abois par ces frictions, et qui ne doit
qu'à la vigueur remarquable de son tempérament de
n'être pas tout-à-fait sans ressource. A l'exception de
quelques violens accès d'une goutte aiguë , sa santé
était si florissante qu'on lui donnait dix ans de moins
que son âge : depuis la malheureuse épreuve à laquelle
il a été soumis, tout est changé en lui , le physique
comme le moral, et la guérison, qu'il eût été facile

d'obtenir de prime abord, présente maintenant d'assez grandes difficultés, car la force médicatrice de la nature se trouve presque réduite à zéro.

Quoique les autres moyens qu'on emploie contre la goutte n'entraînent pas autant de dangers, ils n'en sont pas moins inutiles, et n'ont d'autre résultat que de ruiner encore davantage la santé, quand on ne les manie pas avec circonspection. Ceci s'applique surtout à la bryone et au colchique, qui ont été regardés à tort comme possédant des vertus spécifiques contre la goutte. Chacun sentira de suite que les purgatifs et les vomitifs ne peuvent manquer de nuire, en débilitant l'appareil digestif, en creusant, par conséquent, la source de la maladie. En les administrant, on se propose d'agir contre la matière morbifique existante, sans songer à l'avenir, et sans savoir que l'eau froide en lavemens et en boissons produirait de bien meilleurs effets, outre qu'elle aurait l'avantage de fortifier les parties externes. Les inconvéniens qui ressortent de l'usage des purgatifs sautent tellement aux yeux, qu'on s'explique à peine comment ces substances ont pu trouver des prôneurs. Elles mettent souvent la vie du malade en danger. Ce n'est pas sans frémir que je me rappelle un violent accès dans lequel on me fit vomir et on me purgea si bien que la goutte se jeta sur les intestins, qu'il me fallut passer une nuit entière sur la chaise percée, et que je fus sur le point de rendre l'âme : c'était un véritable choléra, avec froid à la peau, soif ardente, diarrhée aqueuse continuelle, et douleurs brûlantes dans le bas-ventre.

Le résultat n'est guère meilleur avec les toniques et

les amers, qui, parfois, semblent produire de très
bons effets pendant quelque temps. Ils irritent les viscères, et y fixent la goutte ; de sorte que le malade se
trouve pris ensuite de goutte stomacale et intestinale,
et que sa situation devient alarmante, tandis qu'on
n'a rien fait pour sa guérison radicale.

J'ai lu dernièrement avec surprise qu'un médecin
anglais, le docteur Hamilton, prescrivit à un de ses
malades atteint d'une goutte stomacale aiguë, de boire
pendant l'accès deux verres de forte eau-de-vie ;
l'auteur ajoute tranquillement, comme s'il rap-
portait la chose du monde la plus indifférente, que
la mort s'ensuivit sur-le-champ. Qu'un médecin
fasse une pareille action, on le conçoit, puisque
errare humanum est; mais qu'après avoir pris le
temps de la réflexion, il puisse en faire confidence au
public, c'est ce que je regarde comme une énigme. Si
tous ses confrères étaient aussi francs, nous ne man-
querions certainement pas d'historiettes du même
genre.

Les vésicatoires, qu'on applique sur les parties souffrantes, augmentent généralement les douleurs, irritent encore plus le système nerveux, déjà surexcité,
et ajoutent aux tourmens du malade, sans lui être
d'un grand secours. Combien de fois m'a-t-il fallu
renoncer au plaisir de me retourner dans mon lit,
empêché que j'en étais par de larges plaies dont on
avait grand soin d'entretenir la suppuration par des
pommades épispastiques ! Combien plus soulage une
simple fomentation d'eau froide ! Les vésicatoires
qu'on m'avait posés pour une goutte de la hanche me

tinrent des semaines entières sur le côté, sans que mes douleurs diminuassent : tandis que plus tard, avec une fomentation froide et un bain de pieds je me suis plusieurs fois procuré du repos dans le court espace d'une demi-heure. Les cantharides ont d'ailleurs le grave inconvénient d'être absorbées par la peau et portées dans le torrent de la circulation, d'où elles se jettent volontiers sur les voies urinaires, et produisent la dysurie, ce qui n'est pas une petite addition faite aux souffrances de la goutte.

Si l'on ajoute à ces inconvéniens des médicamens, ceux des tisanes chaudes qui relâchent les organes et inspirent le dégoût, de la chaleur excessive du lit et des appartemens, des soucis qu'entraînent la longueur et les frais du traitement, personne ne sera tenté de soutenir que celui-ci soit plus agréable, plus court, plus utile et moins dispendieux qu'un traitement, même prolongé, par l'hydriatrie.

Il suffit souvent d'éloigner les causes, de renoncer aux médicamens, et d'essayer un petit voyage, pour voir son état s'améliorer d'une manière notable. Lorsque je quittai Freiberg, faible et souffreteux, pour aller chercher mon salut à Graefenberg, je me sentis déjà mieux pendant le trajet, et au bout de quinze jours mon état dépassait toutes mes espérances, quoique mes médecins et mes amis m'eussent prédit que je ne supporterais pas le traitement. Quiconque résiste à un traitement médical, peut certainement aussi supporter un traitement par l'eau, et quand celui-ci ne le soulage pas, il n'y a rien non plus à attendre de l'autre, sinon l'accroissement de ses douleurs.

On emploie volontiers les bains de vapeur, comme accessoire ou principal dans le traitement des goutteux. Les bains sont plus utiles sans doute que tous les médicamens, mais ils ont l'inconvénient d'affaiblir la peau, les poumons et les yeux, et de prédisposer à de nouveaux accès. Les meilleurs sont ceux dans lesquels, par une disposition particulière de l'appareil, la tête se trouve en dehors de la caisse qui reçoit les vapeurs, et où, après avoir achevé de suer, le malade prend un bain froid de courte durée, ou une bonne lotion froide. Mais ne vaut-il pas mieux encore suer à la Graefenberg, dans une couverture de laine, les fenêtres ouvertes, et prendre ensuite le bain froid?

Une autre méthode que je me contenterai de signaler, parce que les inconvéniens en sautent aux yeux, consiste à exciter la sueur en se plaçant sur une escabelle entourée d'une couverture de laine, et faisant brûler une lampe à esprit-de-vin sous le siège.

Les bains chauds, et surtout certaines eaux minérales, comme celles de de Tœplitz, de Vichy (1), de Carlsbad, etc., produisent de bons effets dans la goutte, en ce qu'elles dissolvent et enlèvent la matière morbifique. Mais, comme les bains de vapeur, ces moyens affaiblissent la peau et disposent à de nouveaux accès : ils doivent nuire aux sujets nerveux et très débiles, et cela d'autant plus que le liquide est plus chaud. Quoique je ne fusse pas affligé de contrac-

(1) Rapport à l'Académie royale de médecine sur l'emploi des eaux de Vichy, pour le traitement de la goutte. (*Bulletin de l'Académie royale de médecine*, Paris, 1840, t. 5, pag. 60 et suiv.

tures, que ma goutte fût vague, et que les causes qui lui avaient donné naissance, travail forcé de tête, soucis, inquiétudes, défaut de sobriété, annonçassent assez qu'elle avait un caractère nerveux, le médecin qui m'envoya pour la première fois aux bains me recommanda de les prendre aussi chauds que possible. Je les pris effectivement de trente-quatre à trente-six degrés; mes douleurs de tête n'en furent que plus fortes.

Les bains tièdes valent incontestablement mieux : cependant je préférerais, chez les personnes qui ne peuvent pas supporter les bains froids, des lotions froides dans la chambre, ou même dans le lit, au moyen d'un mouchoir humide ou d'une éponge.

Tout le monde a entendu parler de la méthode de Cadet de Vaux, qui a fait époque avant l'hydriatrie. Elle consiste à boire, dans l'espace de douze heures, quarante-huit verres d'eau chaude, depuis quarante jusqu'à quarante-cinq degrés, sans rien manger, et en gardant le lit ou se tenant dans une chambre médiocrement échauffée. Chaque verre est évalué à une demi-livre. On cite beaucoup de succès à l'appui de cette méthode, qui cependant a le grand défaut d'affaiblir la digestion et d'abattre les forces. L'inventeur n'a rapporté que les cas favorables, et il a passé sous silence ceux dans lesquels son traitement avait échoué ou même nui.

La théorie très vraisemblable d'après laquelle on disait l'eau chaude plus propre que la froide à dissoudre les acides et les sels, m'engagea à essayer cette méthode sur moi-même dans un accès violent et prolongé qui lassait ma patience. Elle n'a aucun rapport avec le nôtre; mais enfin il ne s'agissait non plus que d'eau, et d'ailleurs elle pouvait mettre sur la voie de découvertes susceptibles d'être avantageuses à d'autres. Ce dernier motif fut surtout celui qui me décida à tenter une expérience, dont le projet roulait dans ma tête depuis quelques années. On m'a blâmé, parce qu'on a oublié qu'il n'y a que les expériences qui mènent à des résultats. D'ailleurs, je ne suis pas de ces fanatiques qui s'imaginent que, hors de la doctrine de Priesnitz, il n'y a rien de bon au monde.

A six heures du matin, je fis chauffer de l'eau jusqu'à trente-huit degrés dans un vase en fer-blanc, sur une lampe à esprit-de-vin, et je me mis à en boire un verre tous les quarts d'heure. Je ne tardai pas à m'apercevoir qu'elle avait une saveur moins désagréable quand elle était plus chaude, et j'en portai peu-à-peu la température jusqu'à quarante-cinq degrés. Jusqu'à midi tout alla assez bien, et je ne concevais pas comment on avait pu faire tant d'embarras pour un procédé qui me semblait n'avoir rien de fatigant. Cependant, vers deux heures, je ressentis quelque chose du côté de l'estomac, et j'éprouvai de légers vertiges. Bientôt j'eus des bourdonnemens d'oreilles. Les vaisseaux se gonflaient, et le corps entier augmentait visiblement d'étendue. Les pores s'ouvraient, et l'eau que j'avais bue s'échappait, à n'en pas douter, par la transpiration. Cependant il n'y eut pas de sueur ruisselante proprement dite. Dans la soirée, il fallut rester étendu presque sans mouvement, ayant à peine la force de répondre aux questions qu'on m'adressait.

Ce ne fut qu'avec des efforts extrêmes que je parvins
à mettre par écrit les changemens survenus en moi.
Je crus ne pouvoir pas avaler les derniers verres, tant
l'eau chaude me dégoûtait. Le dernier seul fut suivi
d'un vomissement insignifiant, après quelques éruc-
tations, qui s'étaient déjà produites auparavant. Une
heure après ce dernier verre je pris une panade, qui
ne me sembla pas bonne. Les douleurs dans la tête
avaient commencé à diminuer dès le douzième verre,
et maintenant elles étaient disparues. De temps en
temps cependant je sentais de légers tiraillemens à
la face. L'urine était fort peu abondante, mais le
corps très gonflé. L'urine ne commença à couler en
plus grande quantité que dans la nuit, et cette diu-
rèse, qui dissipa peu-à-peu l'enflure du corps, dura
tout le jour suivant. A mesure que je rendais l'eau,
les douleurs revenaient : c'est pourquoi je recommen-
çai le troisième jour; mais, cette fois-là, je ne bus
que vingt-quatre verres d'eau. Le résultat fut le
même. Voyant que les douleurs reparaissaient le lendemain, je me fis empaqueter, et j'avalai encore,
dans la couverture, douze verres d'eau chaude, qui
me firent tant suer qu'en sortant de l'enveloppe
j'avais tout le corps couvert d'une éruption miliaire.
Je considérai cette éruption comme un bon signe,
et j'espérai qu'il s'ensuivrait du soulagement; mais
mon attente fut trompée : au contraire, je ne tardai
pas à être pris d'une colique venteuse, et l'eau chaude
m'avait tellement attaqué l'estomac, que je fus long-
temps sans pouvoir supporter la froide, et qu'il me
fallut recourir auparavant à l'eau de gruau. J'en re-

vins donc à l'eau froide, dès qu'il me fut possible de le faire; je pris, comme par le passé, des bains de siège, je suivis un régime sévère, et quand le temps redevint moins mauvais, je recouvrai ma santé, que le climat, les soucis et les chagrins avaient entièrement délabrée. La tentative à laquelle je venais de me livrer éteignit en moi tout espoir d'obtenir des résultats avantageux de l'eau chaude. Personne ne me blâmera de n'avoir pas voulu faire l'essai sur un autre que sur moi.

On a eu recours, pour calmer les douleurs locales, au taffetas gommé, à la chair de bœuf coupée par tranches minces, aux sangsues, aux cataplasmes chauds, etc. Les suites sont connues. Ces moyens ne font rien, ou servent à très peu de chose. Les tranches de viande fraîche sont peut-être le moins mauvais; du moins m'a-t-il semblé quelquefois qu'elles diminuaient un peu les douleurs à la face; mais l'effet ne durait pas plus que l'application. C'était presque le seul remède qu'employât Louis XVIII. Il est assez remarquable que son utilité tient uniquement à l'humidité froide dont la viande est imprégnée : or, on en peut obtenir autant, et à meilleur marché, des fomentations froides, qui, d'après ma propre expérience, sont le moyen le plus efficace contre les douleurs.

Le taffetas ciré retient la transpiration et interdit tout accès à l'air extérieur. On peut cependant en recouvrir les fomentations humides, dans le cas de gonflemens très invétérés; il concentre la chaleur et produit un bain de vapeur local, qui contribue puis-

samment à résoudre les stases. Mais il faut s'en abstenir lorsque les douleurs sont violentes, parce que
l'accroissement de la chaleur rend celles-ci plus vives
encore.•

Les fomentations chaudes et sèches ne sauraient
être d'aucune utilité dans un état inflammatoire; elles
ne rendent parfois quelque service que chez les sujets
nerveux, et quand il n'y a point d'inflammation. En
pareil cas, les froides ne sont pas toujours suppor-
tées; mais un mouchoir de soie ou de coton est tout
aussi efficace que des sachets de plantes.

J'ai essayé sur mon propre corps presque toutes les
méthodes communément employées contre la goutte,
même un traitement mercuriel, et je puis assurer que
toutes, non-seulement ne m'ont été d'aucun avantage, mais même n'ont fait que ruiner la complexion
herculéenne dont j'étais doué. En me rappelant tous
les inconséquens et ridicules essais qu'on a tentés sur
un malheureux père de famille, je me sens pris du
plus profond mépris pour une science qui, par or-
gueil et opiniâtreté, repousse le seul moyen dont on
puisse tirer avantage contre la goutte, sans jamais
courir le risque de nuire.

Ma ferme et intime conviction est qu'un goutteux
qui se tient tranquille dans son lit ou sa chambre,
favorise, autant que possible, la transpiration, boit
de l'eau, suit un régime sévère et s'abstient de tous
efforts d'esprit, s'entretient le ventre libre par des
lavemens, et entoure les parties douloureuses de fomentations, doit guérir en moitié du temps qu'exigerait l'une des méthodes ordinaires de la médecine,

et que, durant cet espace de temps, il aura moitié
moins de douleurs à endurer. Au reste, ce n'est pas
la médecine qui le rétablit quand il guérit : c'est la
transpiration favorisée par la chaleur, c'est sa propre
nature, à l'aide de laquelle sont venus le repos et un
régime approprié. Qu'on ne se figure pas que j'en suis
arrivé à cette conviction par ce que j'ai éprouvé moi-
mêm e: non, c'est par des centaines d'exemples dont
j'ai été témoin dans les établissemens hydriatriques.
Malheureusement là même on n'abuse que trop souvent du moyen simple et si efficace qui s'y administre,
comme si la nature ne pouvait rien créer sans que la
sottise de l'homme le fît tourner à son détriment, Au
lieu de prendre un fouet pour chasser la goutte, on
s'arme d'une massue, et, en la frappant à mort, on
ne tue que trop souvent le pauvre malade avec elle.

L'eau froide est bonne contre la goutte, à l'intérieur
ou à l'extérieur. Intérieurement, elle ne peut nuire
que quand on en fait excès, quoique la perspicacité
des médecins aperçoive en elle bien d'autres inconvéniens. A l'extérieur, elle demande à être employée
avec circonspection ; c'est parce qu'on n'a pas toujours
agi avec prudence, et qu'on s'est trop empressé d'appliquer à d'autres malades les méthodes qui avaient
été utiles à un, qu'on a provoqué des accidens, qu'on
a semé l'effroi, et qu'on a fait oublier au public que
l'eau, ce moyen préférable à tous les autres réunis, a
su compter dans chaque siècle des partisans pleins de
zèle parmi les médecins les plus éclairés. A la vérité,
il n'a jamais manqué non plus de gens qui se sont
élevés contre ce moyen, parce qu'ils ne le connaissaient

pas, ou parce qu'ils en avaient peur, ou parce que, faute d'habileté, ils avaient échoué en l'essayant. Ainsi, il n'y a pas bien long-temps encore, le traducteur allemand du *Traité de la Goutte* de Barthez, s'écriait qu'aucun de ses compatriotes ne sera tenté d'essayer sur lui-même ou sur ses malades les admirables effets que l'auteur attribue aux bains froids. On eût regardé alors comme digne d'être mis aux petites-maisons celui qui aurait osé dire qu'un jour viendrait où un homme ferait sauter les goutteux tout dégouttans de sueur dans une cuve d'eau froide, ou les enverrait au fond d'un bois prendre une douche glacée.

Si l'eau est déjà par elle-même un excellent moyen contre la goutte, l'emploi systématique de la méthode usitée à Graefenberg la rend un remède qui répond à toutes les indications. Cependant la sueur a aussi ses inconvéniens, car elle a conduit à la fausse opinion que la goutte est une maladie purement matérielle, qu'elle ne demande autre chose que l'élimination d'une matière morbifique, et que le meilleur moyen d'arriver à ce but est d'employer des sueurs immodérées. J'ai déjà combattu la théorie matérielle, et je ne comprends pas comment l'eau seule, sans la sueur, aurait pu rétablir tant de goutteux, s'il ne s'agissait que d'entraîner une matière hors du corps, s'il n'était pas question aussi de fortifier le système nerveux, de lui imprimer une grande modification. Les effets souvent soudains de l'eau froide viennent à l'appui de mon opinion.

Une jeune femme avait tellement souffert de la podagre pendant plusieurs mois, qu'après avoir inutilement employé une foule de moyens divers, entre autres les eaux de Tœplitz, elle fut poussée par son instinct à se plonger les jambes dans un baquet plein d'eau froide. Au bout d'une demi-heure, elle ne ressentait plus de douleurs. Elle reçommença plusieurs fois, et depuis sept années la goutte n'a point reparu.

Un sexagénaire, atteint de la goutte depuis vingt ans, pouvait à peine sortir de son lit. Mon livre lui tomba entre les mains. Il ne voulut pas suer, mais il employa les bains froids : depuis quelque temps toutes ses douleurs ont disparu.

Un professeur atteint de la goutte depuis vingt années, en a été délivré par le docteur Lauda, de Leitmeritz, qui n'a employé que des affusions et des bains d'eau froide. J'ai vu plusieurs fois ce malade; ses doigts se sont redressés, et il n'a plus que deux orteils qui conservent encore un peu de raideur.

M. Bausset rapporte qu'ayant eu les jambes mouillées au passage de l'Ezla, en Espagne, la goutte qui le fatiguait depuis plusieurs mois, cessa tout-à-coup de le tourmenter.

D'après cet exemple, joint au premier, on voit que si les douleurs avaient dépendu uniquement d'un principe matériel, elles n'auraient pas pu disparaître par l'application brusque de l'eau froide, sans transpiration préalable, sans accroissement des sécrétions et excrétions; donc l'eau froide n'agit que parce qu'elle exerce une impression soudaine sur le système nerveux, change le mode de la circulation, fait cesser les stases, etc.; donc aussi la goutte n'est point une maladie exclusivement matérielle.

J'ai commencé par rapporter ces preuves, afin de justifier mon opinion qu'on ne doit pas, dans le traitement de la goutte, s'imaginer que tout se réduit à balayer, laver et dissoudre ; il faut que la méthode mise en usage ménage le système nerveux, qu'elle tende à le fortifier, et que, dans tous les cas, elle soit habilement calculée d'après l'état dans lequel ce système se trouve ; autrement, loin d'être utile, elle devient préjudiciable. Il faut pour traiter la goutte plus d'expérience que n'en a un jeune médecin qui quitte les bancs de l'école, ou qu'on n'en peut acquérir par un séjour de trois semaines à Graefenberg. Le latin et le grec ne sont d'aucun secours ici ; on n'en doit attendre que de la seule expérience, et, autant que possible, des expérimentations faites sur soi-même. ·

L'hydriatrie, dans le traitement de la goutte, invoque l'assistance de plusieurs autres moyens fort puissans, le régime, l'exercice, l'air et la soustraction des causes qui ont provoqué la maladie.

Les cas de guérison subite d'une goutte invétérée sont des évènemens rares. En général, pour guérir cette affection, il faut le concours de tous les moyens dont je viens de faire l'énumération, il faut la réunion d'un grand nombre de circonstances favorables. Toute exagération du traitement nuit ; elle ajoute encore à la souffrance du système nerveux, fait prendre un caractère des plus chroniques à la goutte, et la rend souvent incurable. Les sueurs trop abondantes et trop souvent répétées, affaiblissent les nerfs, soustraient à l'organisme une trop grande quantité de bons matériaux, non encore hors de service, dessèchent la fibre, débilitent la peau, en un mot, vieillissent le sujet, sans accélérer la guérison. Les bains et les douches qu'on répète trop fréquemment, ou dont on prolonge trop la durée, enlèvent trop de chaleur au corps, diminuent la réaction, au lieu de la stimuler, surexcitent les nerfs, et réduisent le malade à ne pouvoir plus supporter sans inconvénient une simple lotion froide. Des bains partiels trop prolongés fixent les concrétions dans les articulations, au lieu de solliciter la force méditatrice de la nature à les résoudre. L'eau bue en trop grande abondance affaiblit l'estomac et le canal intestinal, engendre des flatuosités, détermine la constipation, et peut même, quand l'abus est poussé fort loin, donner lieu à des accidens qui compromettent la vie. Boire trop d'eau et manger avec excès sont les meilleurs moyens de rendre la goutte incurable.

Je pourrais étayer cette dernière assertion d'une multitude de preuves. Cependant Priesnitz n'y a aucun égard, et les directeurs d'établissemens hydriatriques ne prennent pas le moindre souci de réformer l'absurde usage introduit par une imitation malheureuse de ce qui se passe à Graefenberg, quoique l'évènement vienne à chaque instant prouver que, sans le régime, les méthodes hydriatriques, quelque extension qu'on leur donne, ne sont d'aucun secours ! Seraient-ils donc sourds à la voix de l'expérience, ou bien n'écouteraient-ils que leur intérêt personnel, en flattant les malades par une condescendance coupable, sur un point si chatouilleux, et comptant par là les retenir plus long-temps dans leurs établissemens? Qu'on n'aille pas croire qu'un médecin est incapable de calculs aussi honteux, car il y a des hommes sans moralité jusque dans les classes les plus recommandables de la société. Je connais plus d'un hydriatre qui s'inquiète fort peu de ce que ses malades font, pourvu qu'ils restent et paient bien, et qui, en toute occasion, jettent la pierre à l'homme non pourvu d'un diplôme, dont l'inopportune franchise nuit à l'esprit de spéculation. Le médecin loyal est un baume que la divinité appose sur les plaies du genre humain; mais le médecin sans probité est un misérable, qui dépouille les malades de ce qu'ils ont de plus cher au monde, la santé et la fortune. Fasse donc la Providence que les médecins déloyaux restent étrangers à l'exercice de l'hydriatrie; car si la moralité est nécessaire, c'est surtout quand il s'agit de diriger un établissement hydriatrique, d'où l'on a tant de préjugés à extirper, si l'on veut réellement être utile. Mais la méthode de Priesnitz n'est que trop souvent considérée comme une vache à lait qu'on trait jusqu'à ce qu'elle ne donne plus rien, après quoi on adopte quelqu'autre système momentanément exalté par la mode.

J'ai donné, dans un autre ouvrage, plus d'un exemple de l'exagération avec laquelle on pousse le traitement, et des tristes conséquences qui en résultent. Ce n'est pas sans une surprise toujours croissante qu'on voit tant de gens, poussés par une foi aveugle, se maltraiter eux-mêmes au-delà de tout ce qu'il est impossible d'imaginer, et traiter leur corps comme s'ils croyaient ne pouvoir en obtenir assez tôt la ruine complète. J'ai connu des personnes qui portaient en

hiver des chemises et des caleçons mouillés, et qui,
à une température de quinze à dix-huit degrés au-
dessous de zéro, se promenaient des journées entières
en pantalons d'été et la poitrine découverte. D'autres,
en grand nombre, passaient huit ou dix heures à suer
dans la couverture; quelques-uns buvaient jusqu'à
dix ou quinze pots d'eau par jour.

Cette croyance aveugle aux effets de l'eau est tout
aussi nuisible qu'une foi implicite au pouvoir de la
médecine. Ni l'hydriatrie, ni la médecine ordinaire, ne
peuvent guérir une goutte invétérée, si le régime et
le genre de vie ne changent pas et ne sont pas mis en
harmonie avec les circonstances. Cependant il y a des
gens qui croient guérir en demeurant fidèles à leurs
mauvaises habitudes, et ce sont ceux-là précisément
qui poussent le traitement à l'excès; l'eau doit laver
leurs péchés, et plus ils pèchent, plus ils consomment
d'eau.

Cependant il ne manque pas non plus de cas qui
exigent un traitement fort actif. Les goutteux, dont les
membres sont tombés hors de service par l'effet de
dépôts et de gonflemens, ne peuvent être rétablis que
par un traitement énergique, car les concrétions ne
se résolvent jamais d'elles-mêmes. Seulement il ne faut
jamais perdre de vue l'état de la force vitale, laisser
de temps en temps des intervalles de repos, afin que le
corps puisse se refaire, n'omettre rien de ce qui peut
soutenir les forces, et ne jamais oublier que tout traitement est une fatigue imposée, un état contre nature,
qu'il importe de laisser durer le moins long-temps possible. Une fois les concrétions dissipées, on n'a plus

besoin de fortes sueurs, ni de douches ; il faut s'occuper de rétablir l'équilibre, et veiller à ce que la matière
morbifique ne se reproduise plus. Or, ce n'est pas par
un traitement énergique qu'on arrive à ce but, mais
par le régime et par un genre de vie approprié à l'état
du malade, genre de vie dans lequel d'ailleurs l'eau
continue encore de jouer un grand rôle.

Je vais reproduire en un cadre serré, les idées que
j'ai présentées éparses dans le cours de ce long article.

La goutte n'est pas une maladie qu'on puisse chercher sur un seul point, ni guérir par un seul moyen.
Le système nerveux y souffre toujours, et par-dessus
tout, celui de l'appareil digestif : de là, des troubles
dans les fonctions de ce dernier appareil, des humeurs
de mauvaise qualité, visqueuses et âcres, sont engendrées, la circulation se fait mal, la transpiration s'arrête, et tant par l'effet de l'âcreté des humeurs, que
par celui des stases, il survient des douleurs. Pour
guérir la goutte, il faut d'abord éloigner les causes
qui la produisent, éviter tout ce qui excite le système
nerveux, débilite le corps et fatigue la digestion, employer, au contraire, tout ce qui fortifie les nerfs, sou-
tient la faculté digestive, et favorise la circulation et
la transpiration. On doit, avant tout, épargner la force
vitale, parce que c'est elle qui préside à toutes les
fonctions. Ainsi on se garde bien de l'affaiblir par des
excès, par des fatigues, par le coït, par des travaux
de tête, par des affections morales déprimantes, par
une chaleur trop forte, par un trop long séjour au lit.
par des boissons spiritueuses, par des conversations
prolongées, par des lectures fatigantes, le soir sur-

tout, par le défaut de sobriété, etc. On la fortifie, au contraire, par le grand air, par un exercice modéré, par des lotions froides et des bains froids, par des occupations agréables, par la fréquentation de personnes gaies, par un changement de relations, par de petits voyages, par le jeu de billard, etc. On réduit et on simplifie ses besoins, pour ne plus en être l'esclave, on se tranquillise l'esprit, et l'on attend patiemment la cessation de ses souffrances. L'impatience est souvent cause qu'on ne guérit pas, qu'on devient même plus malade. Il faut manger avec modération, régler ses repas, se coucher à l'heure convenable et se lever matin. On tient sa chambre bien aérée, on fait ventiler son lit et ses habits, on observe la plus grande propreté, on veille à ce que les pieds soient chauds et le ventre libre, on boit de l'eau, et l'on s'observe sans cesse, pour découvrir les choses qui sont utiles ou qui portent préjudice.

Quand on a le temps et le courage de suivre ces préceptes généraux, et qu'on ne se fait pas comme un malin plaisir de les mal interpréter, on arrive certainement à voir ses souffrances diminuer, si elles ne cessent pas tout-à-fait, car, dans beaucoup de cas, la guérison est radicale. Souvent il faut avoir recours aussi à des moyens plus actifs; mais ceux-là s'appliquent à tous les goutteux sans exception. C'est pourquoi on n'en saurait trop recommander la stricte observation en toutes circonstances, et avant de commencer le traitement proprement dit.

Comme l'épaississement des humeurs, la gêne de la circulation, le défaut de transpiration et le mauvais état de la digestion, sont les symptômes qui se prononcent en première ligne dans la goutte, prendre beaucoup d'exercice est une condition indispensable pour la guérison de cette maladie. L'exercice favorise la circulation, la transpiration, la digestion et toutes les autres fonctions; pris surtout au grand air, il exerce une influence salutaire sur les nerfs et les muscles. La pression que ces derniers exercent sur les vaisseaux sanguins et lymphatiques contribue à dissiper les stases, et à faire avancer les humeurs visqueuses; ce qui fait qu'elle suffit souvent seule pour amener la cessation des douleurs. Le meilleur exercice est la marche, qui entretient la circulation dans les membres inférieurs et n'échauffe pas la tête. Cependant il ne faut pas que la déambulation soit trop rapide, ni trop prolongée, car alors elle détermine des congestions, et comme tous les mouvemens actifs exagérés, elle fait naître des accès de goutte. Ces inconvéniens ont lieu d'autant plus vite que le temps est plus chaud, et qu'on s'expose aux rayons brûlans du soleil. Un jour, à Graefenberg, m'étant beaucoup échauffé à gravir une montagne, je fus pris d'un accès de goutte si violent, qu'il me fallut garder le lit pendant plusieurs jours. Une autre fois, après avoir bien sué en remuant de la neige, ce qui était un des amusemens des hôtes de Graefenberg, j'eus une forte crise, qui dura plus de quinze jours. Depuis j'ai fait la même remarque sur une foule d'autres personnes. Ce qui nuit surtout, c'est de manger aussitôt après une vive excitation, parce qu'alors les organes digestifs ne peuvent remplir leur fonction que d'une manière incomplète. J'en dirai autant des fatigues intellectuelles. Quand le temps est mauvais, on se promène dans sa chambre. On peut aussi se livrer à quelque travail mécanique, ayant soin de ne pas se refroidir les pieds, et de faire choix d'une occupation qui ne détermine pas de congestions. Mais à quelque espèce de mouvement actif qu'on ait recours, il ne faut jamais le pousser jusqu'à la fatigue : on prend conseil de ses forces, et mieux vaut répéter la promenade plusieurs fois dans la journée, que de la faire durer trop long-temps.

Après la déambulation, l'exercice du cheval et celui de la voiture méritent d'être recommandés. Les personnes qui ne peuvent marcher doivent y recourir chaque jour, attendu que le grand air et la distraction sont déjà un excellent moyen de remonter la force vitale. Seulement il importe de se tenir les pieds chaudement ; car rien n'est plus désagréable pour les goutteux que d'avoir la circulation troublée dans les extrémités, tandis que le mouvement de la voiture ou du cheval fait affluer le sang dans les gros vaisseaux de la tête, de la poitrine et du bas-ventre. La sensation pénible qui résulte de là, ne cesse que quand on est parvenu à rétablir la circulation dans les parties refroidies, soit en les frictionnant, soit en se promenant.

Les goutteux qui sont fort sujets à se refroidir les pieds, et qui cependant ne peuvent marcher, font bien de se les envelopper dans la voiture, et quand ils montent à cheval, de porter des guêtres en étoffe de laine grossière. Du reste, on peut essayer de temps en temps le trot et le galop, pour activer la circulation. Les jambes doivent être bien garnies aussi dans la chambre, surtout si la tête est le siège de la goutte.

Toutes les fois qu'on peut prendre un exercice quelconque, il ne faut pas négliger de le faire. Ce moyen suffit souvent, à lui seul, pour améliorer l'état du malade ; tel qui tremblait de peur au moment de monter en voiture, revient, une heure après, plus dispos et mieux portant qu'il ne l'était depuis plusieurs semaines.

L'exercice dans la chambre, ou en plein air, n'est pas le seul moyen connu de favoriser la circulation. On arrive au même but par le massage, les frictions, le brossage et les lotions froides, après lesquelles on essuie les parties avec du linge grossier.

Le massage journalier du corps entier est surtout très propre à résoudre les stases. Mais comme il échauffe beaucoup, le mieux est d'en charger un étranger.

Le brossage et les frictions étaient déjà recommandés par les anciens médecins, dont plusieurs prétendent même qu'ils suffisent pour guérir la goutte. Quand on réfléchit à l'efficacité de ces moyens pour rétablir la circulation et accroître l'action de la peau, on est fort tenté de partager leur opinion. Les frictions réunissent les principaux avantages d'un traitement anti-arthritiques, et sont, à coup sûr, cent fois plus utiles que tous les médicamens pris ensemble. Pourquoi ne les recommande-t-on pas plus sérieusement ?

Boerhaave avait remarqué que les frictions avec une flanelle sèche, répétées matin et soir, non-seulement procuraient un grand soulagement à certains goutteux, mais encore prévenaient le retour des accès.

Desault rapporte l'exemple remarquable d'un cen-
tenaire qui, trente ans avant sa mort, s'était délivré
de la goutte, qui lui causait de grandes souffrances,
en se faisant frotter matin et soir avec un gant de
laine.

Il est singulier que les hommes aient l'esprit si in-
ventif, toutes les fois que leurs intérêts matériels
entrent en jeu, et qu'ils affectent tant d'insouciance
pour la santé, sans laquelle il n'y a point de vrai bonheur ici-bas. Nous savons, par exemple, que les chevaux se trouvent très bien d'être pansés deux fois par
jour avec une brosse rude, et dans la cavalerie, on
tient sévèrement la main à ce que ce pansage soit
exécuté avec le plus grand soin. A la vérité, les soldats s'imaginent qu'il n'est question que d'enlever la
poussière, et ils ignorent que la chose véritablement
utile est le frottement, parce qu'il réveille l'activité
de la peau, irrite les petits vaisseaux qui parcourent
son tissu, et favorisent la circulation; mais ceux qui
les commandent devraient être instruits de ces particularités. Quant aux soldats eux-mêmes, on ne les
assujettit pas à la propreté journalière du corps, car
le corps ne se compose pas uniquement de la figure et
des mains; il est vrai que ce sont tout simplement des
hommes; on les a pour rien, tandis qu'on est obligé
d'acheter les chevaux. Avec quel soin on visite les
écuries, on veille à ce que les chevaux soient bien
pansés, sans s'inquiéter de savoir si ceux qui les
montent ont ou non lavé leurs pieds depuis plusieurs
mois ! à dire vrai, l'inspecteur n'est peut-être pas plus
soigneux de sa propre personne.

En un mot, nous savons que les frictions sont salutaires au corps : autrement nous ne les emploierions
pas pour nos animaux. Mais nous sommes trop paresseux pour les essayer sur nous-mêmes, et nous
procurer les avantages qui en résultent. Il faut pour
cela que la douleur nous y contraigne.

Je n'ai pas besoin de dire que le brossage agit plus
énergiquement à la suite d'une bonne lotion froide.
Après s'être bien frotté, on prend encore une éponge
ou une serviette mouillée, pour enlever toutes les
écailles dont le corps est couvert.

Les avantages qui ressortent du frottement de la
peau mettent hors de doute l'influence salutaire que
doit avoir aussi l'usage des vêtemens du dessous en
flanelle, car la laine produit à-peu-près le même effet
sur les tégumens, en y exerçant de légères frictions.
continuelles. Cependant, on ne doit pas perdre de vue
que l'usage habituel de la flanelle émousse la sensibilité de la peau, et que quand une fois on s'y est accoutumé, on ne peut plus la quitter sans inconvéniens, à moins d'avoir recours à un traitement hydriatrique, pour fortifier l'enveloppe cutanée.

Priesnitz proscrit la flanelle en toutes circonstances
et d'une manière absolue. Je suis convaincu qu'il va
trop loin sous ce rapport. Si la flanelle est inutile, ou
même nuisible, pendant le traitement, attendu que les
sueurs journalières sont bien suffisantes pour activer
la transpiration, et qu'une irritation continue relâche
la peau, cependant on ne saurait, sans de graves inconvéniens, l'interdire indistinctement à tous les malades, quels que soient leur âge, leur constitution et

leur profession. La résolution dont un homme a fait preuve, après s'être aperçu qu'il pouvait quitter son gilet sans se refroidir, pendant toute la durée du traitement, l'abandonne quand il est revenu dans ses foyers, à son bureau, à son comptoir; il reprend ce gilet, le met d'abord par-dessus sa chemise, puis bientôt par-dessous, et demeure enfin convaincu que Priesnitz a tort de prétendre qu'on ne doit jamais porter de laine sur la peau. Ce qui convient à beaucoup n'est pas bon pour tous. Il y a une foule de goutteux auxquels je recommanderais la flanelle, quoiqu'en général je sois convaincu que celui qui n'est pas obligé d'y avoir recours fait sagement de s'en abstenir. Je regarde comme un acte insensé de compromettre sa santé dans l'unique vue de rester fidèle à un système, et les caleçons de peau de Priesnitz, qui ne permettent point à la transpiration de passer, ne valent certainement pas mieux qu'un tissu léger et poreux, à travers lequel l'air et les émanations cutanées circulent librement. Mais quiconque se résout à porter de la laine, doit s'assujettir à la plus stricte propreté, et changer souvent de vêtemens. Si ses moyens ne le lui permettent pas, il doit au moins ventiler chaque jour son gilet de flanelle. Le mieux est aussi de le quitter la nuit, pour donner à la peau le temps de se reposer, et empêcher qu'elle ne s'habitue à l'irritation de la laine, qui finirait par demeurer sans action sur elle. Les lotions froides journalières contribuent puissamment à ce résultat.

Au reste, il faut, autant que possible, ne pas s'accoutumer tellement à la laine, qu'on ne puisse plus la

quitter, même pendant la saison chaude, et l'on y
parvient, en peu de temps, à l'aide de ces mêmes
lotions froides. On se réserve ainsi un moyen qui,
durant l'hiver, le printemps et l'automne, ou pendant
les accès de goutte, peut être employé à titre de palliatif
ou de dérivatif, tandis que, quand on en a contracté
l'habitude au point de ne pouvoir plus s'en passer, il
cesse de produire aucun effet spécial. Ainsi les bains
et les caleçons de flanelle conviennent durant les
accès de goutte à la tête; mais il faut les quitter dès
que l'accès est passé.

Les vêtemens des goutteux doivent être chauds,
mais sans être trop pesans et trop denses. On évitera
donc les étoffes imperméables, les pelisses, qui ne
permettent pas à la transpiration de passer, et qui
laissent le corps sans contact avec l'air : il importe
surtout qu'une bonne chaussure mette les pieds à
l'abri du froid et de l'humidité. Si le malade est sujet à
suer des pieds, il portera des bas de laine, qu'il chan-
gera plusieurs fois par jour, en prenant bien garde
de se refroidir.

Le coucher doit être plutôt dur que mou. Le meilleur lit est un sommier de crin, avec une couverture
assez chaude pour favoriser la transpiration, mais pas
assez pour provoquer la sueur. Si l'on souffre de la
tête, un cousin en crin est préférable à un oreiller
ordinaire. Dans le cas de goutte céphalique, on ne doit
se mettre au lit qu'après s'être échauffé les pieds par
la marche : c'est le moyen de mieux dormir, et même
d'éviter un accès pendant la nuit. Celui qui ne peut
pas marcher, se frictionnera les jambes. Il faut se

coucher vers les dix heures du soir, et se lever aussi
matin que les circonstances le permettent. Certains
goutteux éprouvent le besoin de rester au lit, le matin, pendant quelques heures, afin d'entretenir la
transpiration des parties inférieures ; cependant il ne
faut pas trop prolonger ce séjour, qui exerce sur le
système nerveux une influence dont on se ressent
souvent toute la journée.

L'habitation d'un goutteux doit être sèche, aérée,
et, autant que possible, exposée aux rayons du soleil.
Les appartemens situés au rez-de-chaussée ou tournés
au nord ne valent rien. Plus l'air est léger et sec dans
la chambre, mieux la transpiration s'accomplit, parce
que l'atmosphère, qui n'est pas déjà chargée de particules aqueuses, enlève plus facilement l'humidité
déposée à la surface de la peau.

Le climat exerce une grande influence sur les goutteux : c'est fréquemment à lui seul qu'il faut s'en prendre de ce que tous les moyens et toutes les précautions
dont on se sert ne produisent aucun résultat. Une atmosphère humide, un temps variable, âpre ou ora-
geux, les vents d'est et de nord sont fort contraires à
la goutte. Voilà pourquoi les personnes qui viennent
habiter les montagnes ou un plateau élevé, y contrac-
tent facilement cette maladie ; pendant la belle saison,
ces climats agissent ordinairement d'une manière
avantageuse, parce que l'air y est pur et l'eau de bonne
qualité ; mais, au printemps et en automne, les douleurs y deviennent plus vives, et en hiver, elles sont
souvent portées à un degré insupportable. Le mieux,
pour les goutteux, serait de passer l'été dans les mon-

tagnes, et la mauvaise saison dans une ville. La solitude des champs et le défaut de distraction réagissent d'une manière fâcheuse sur leur moral pendant l'hiver, tandis qu'en été les montagnes offrent une foule de sites romantiques, qui procurent des jouissances qu'on chercherait en vain au sein des villes.

Certaines localités sont extrêmement favorables au développement de la goutte. L'Angleterre et la Hollande fourmillent de rhumatisans. A Freiberg et dans les hautes montagnes de la Saxe, on trouve à peine une maison où il n'y ait quelqu'un atteint de rhumatisme ou de la goutte. Les goutteux ne doivent pas, sans de graves motifs, passer l'hiver à Graefenberg ou à Elgersbourg. En général, quand ils ont le choix du lieu de leur séjour, ils doivent préférer les endroits abrités du nord par des montagnes et exposés à la douce influence des rayons solaires, et fuir les contrées marécageuses.

Le séjour des pays chauds doit-il être conseillé aux goutteux? C'est une question à laquelle on ne peut répondre qu'autant qu'on prend en considération la complexion des malades. La Bible parle d'un grand nombre de goutteux en Palestine, ce qui prouve que le climat ne met point à l'abri de cette maladie. Un pays modérément chaud serait sans doute le meilleur; car la trop grande chaleur contribue tout autant que le froid très vif à reproduire les accès, chez les personnes nerveuses.

J'arrive maintenant à un point capital de traitement de la goutte, au régime proprement dit. Comme les fonctions digestives sont plus ou moins en désordre chez tous les goutteux, ce doit être un objet principal que de fortifier les organes qui les accomplissent, et de régulariser leur mode d'action, car il n'y a pas d'autre moyen de boucher entièrement la source des souffrances. Cornaro nous a prouvé, par son propre exemple, combien un genre de vie réglé, la sobriété et le soin d'éviter tout ce qu'on a reconnu capable de nuire, peuvent être utiles, même à une constitution délabrée. Cet Italien avait ruiné sa santé par des excès de tous les genres, et à trente ans il se voyait sur le bord du tombeau, quand, par un régime commencé avec courage et soutenu avec persévérance, il parvint à se restaurer si bien, qu'il poussa sa carrière jusqu'à l'âge de quatre-vingt-seize ans. Chaque jour il pesait ses alimens et ses boissons; une seule fois, il s'avisa d'en prendre, pendant dix jours, deux onces de plus qu'à l'ordinaire, et cette épreuve tourna si mal, qu'il s'empressa de revenir à sa dose accoutumée.

Il y a certainement de grands avantages à s'en tenir, comme le fit Cornaro, à une quantité déterminée, et toujours la même, d'alimens. On prévient par là une foule de désordres qui sont occasionés par le trop ou par le trop peu, et auxquels il n'est pas aussi facile de remédier, chez un sujet maladif, que chez un homme robuste, dont les fonctions s'accomplissent régulièrement, dont l'économie répare sans peine les légères atteintes qui peuvent lui être portées. Mais il faut observer un juste milieu, manger assez pour réparer les pertes journalières, et pas assez pour se surcharger de matières indigérées, de crudités. Le soin de trouver cette mesure doit être laissé à chacun,

car elle ne saurait être la même pour tout le monde.
Il est toujours bon de se sentir l'estomac et la tête
libres, au sortir de table, et de ne s'y mettre que
quand la faim se fait déjà sentir depuis quelque
temps. D'ailleurs, on doit régler l'heure de ses repas, car on ne se détruit pas moins l'estomac en mangeant à chaque instant qu'en prenant des alimens
outre mesure.

Un excellent moyen de se rendre sobre, est d'adopter une nourriture simple. Des mets trop variés stimulent l'appétit, et excitent à manger plus qu'il ne le
faut pour apaiser la faim. D'un autre côté, une trop
grande uniformité ne vaut rien non plus, car l'estomac se fatigue de recevoir toujours les mêmes alimens, comme l'esprit de rester constamment tendu
sur les mêmes occupations. En général, d'ailleurs,
les extrêmes sont nuisibles, et telle chose qui passe
bien un jour, incommodera si l'on y revient trop
souvent.

Lorsqu'une personne s'est attirée la goutte par un
régime vicieux, elle doit en adopter un inverse, sans
néanmoins briser brusquement le fil de ses habitudes.
Ainsi celui qui a fait trop largement usage de la viande
et du vin, boira de l'eau et accordera la préférence
aux alimens tirés du règne végétal. En général, les
végétaux conviennent mieux que la viande aux goutteux, quoiqu'un bon rôti, de temps en temps, ne
puisse leur porter aucun préjudice. On doit éviter tous
les corps gras et venteux, la pâtisserie, les fruits qui
ne sont pas bien mûrs, les choses aigres, la salade.
La bière ne vaut rien, non plus que le cidre et le poiré.

Les sujets pléthoriques font très bien de ne boire que de l'eau ; ceux qui ont de la tendance à engendrer beaucoup de vents, y ajoutent avantageusement une petite quantité de vin. Le lait n'est pas non plus exempt d'inconvéniens , et ne convient pas à tous les malades indistinctement. Il va sans dire qu'on s'abstient de café, de thé et de toute liqueur forte.

Les goutteux doivent user du coït avec beaucoup de réserve , quoique la vive excitation du système nerveux les y rende souvent fort enclins.

L'usage de l'eau en boisson a été poussé trop loin jusqu'ici. Assurément il ne peut qu'être utile à un goutteux de boire beaucoup de bonne eau fraîche ; surtout quand il avait contracté l'habitude de n'apaiser sa soif qu'avec des boissons spiritueuses. L'eau rafraîchit, elle ranime la digestion , elle dissout les humeurs épaisses et visqueuses , elle dilue les âcretés, elle dissipe les stases , elle favorise la transpiration. Mais lorsqu'on en boit trop , elle débilite l'appareil digestif, oblige l'organisme à de plus grands efforts , et par là augmente la faiblesse. C'est ce qu'on observe surtout chez les personnes sujettes aux vents , et dont la digestion a été complètement ruinée par l'eau , bue en trop grande abondance. On en voit aujourd'hui qui peuvent à peine la supporter , et qui sont obligées de se réduire à trois ou quatre verres par jour ; tandis qu'auparavant elles en avalaient jusqu'à huit carafes.

Une habitude pernicieuse surtout, est celle de boire beaucoup d'eau pendant ses repas, ou comme le prescrit Priesnitz , pour empêcher les alimens gras

de nuire. Elle peut très bien convenir à des estomacs
robustes comme le sien, mais une foule d'autres s'en
trouvent fort mal. Il ne faut pas boire à table plus que
la soif ne l'exige, et surtout ne pas abuser de l'eau
quand on est sujet aux vents.

Une autre mauvaise habitude consiste à vouloir
prévenir les suites du défaut de sobriété en se faisant
vomir avec de l'eau. Quoique ce moyen soit très bon,
lorsqu'on y a recours rarement, il n'y en a pas de
plus certain pour ruiner l'estomac quand on en abuse,
et que rassuré par les excellens effets qu'il produit
d'abord, on croit pouvoir retomber toujours impunément dans le même péché.

Au début du traitement, on peut boire beaucoup
d'eau pour dilater les vaisseaux obstrués, étendre les
humeurs et activer les fonctions de la peau ; mais, une
fois ce but obtenu, on doit s'arrêter à une quantité de
liquide qui ne fatigue pas l'estomac. Si l'on continue,
outre les inconvéniens que j'ai déjà signalés, on a
encore à craindre que l'eau, qui favorisait d'abord les
excrétions, ne resserre le ventre, en relâchant le canal
intestinal, et neutralisant tellement les sécrétions
stimulantes de cet organe, qu'elles n'exercent plus
d'action sur lui ; alors on est obligé d'avoir recours
à d'autres moyens, ou d'attendre que les matières se
soient accumulées assez pour solliciter le tube alimentaire à des contractions anormales. Cette constipation peut devenir habituelle, durer plusieurs
années, et même ne vouloir plus jamais céder. En
pareil cas on doit prendre des lavemens frais ou tièdes, le matin et le soir.

J'ai remarqué que les lavemens froids sont trop irritans chez certaines personnes, et qu'au lieu de provoquer les déjections, ils ne déterminent qu'un simple resserrement du canal intestinal. C'est le cas alors de les prendre tièdes, et en plus grande quantité. Il convient en même temps d'avaler un verre d'eau fraîche et de faire un peu d'exercice.

Les lavemens sont surtout indiqués dans la goutte céphalique; pris deux fois par jour, ils font plus d'effet que tous les autres procédés réunis du traitement hydriatrique. Tant que la constipation opiniâtre dure, on s'abstient d'alimens difficiles à digérer, et l'on se garde bien surtout de dépasser sa proportion ordinaire, si l'on ne veut pas que les lavemens demeurent inertes, ou qu'il faille en prendre jusqu'à six et huit avant d'obtenir le résultat désiré.

On reproche aux lavemens de passer tellement en habitude qu'on finit par ne pouvoir plus avoir de déjections sans leur secours. Ce reproche n'est pas dénué de fondement, en tant qu'il s'agit de personnes très affaiblies; mais celles-là ont à choisir entre deux maux le moindre, et je consens à ne pas leur conseiller les lavemens si l'on découvre quelque meilleur moyen de remplir l'indication; or tous les laxatifs ont cela de commun que la nature finit par s'y accoutumer; tous irritent, et c'est par cela même qu'ils stimulent la paresse de l'intestin; tous ont le défaut de surexciter et d'affaiblir les nerfs de cet organe, et de ne plus produire d'action sur lui qu'autant qu'ils sont assez forts pour l'écorcher. Au contraire, les lavemens simples ne stimulent qu'à raison de leur basse

température, ou de la distension qu'ils déterminent :
ils ne peuvent donc ni surexciter, ni corroder les tu-
niques intestinales : ils sont donc le plus innocent de
tous les évacuans connus.

Quant aux propriétés de l'eau destinée à la boisson,
ce liquide doit être exempt de principes salins ou ter-
reux. L'eau qui tient en dissolution des substances minérales, quelles qu'elles soient, ne convient nullement
aux goutteux; elle ne peut qu'augmenter la masse,
déjà surabondante, des molécules terreuses dans le
corps, et par conséquent accroître encore la raideur
des articulations, par le dépôt qui se fait de ces
substances. Une dame qui avait suivi ailleurs un
traitement hydriatrique pendant cinq mois, vint à
Elgersbourg avec les mains et les pieds si déformés
que je désespérais presque de la remettre dans son état
naturel. Elle avait forcé le traitement, comme on est
dans l'usage de le faire, et aussi beaucoup mangé. Un
régime plus sévère, une eau plus pure et des moyens
plus en harmonie avec son état, ne tardèrent cependant pas à déterminer de fortes crises ; durant long-
temps ses sueurs eurent une odeur insupportable, ses
urines déposèrent un sédiment vert, ses mains et ses
pieds se couvrirent d'ulcérations et de phlyctènes, et
il n'y avait plus moyen pour elle de dormir la nuit,
tant ses souffrances étaient grandes; enfin les articulations, presque pétrifiées, commencèrent à se gon-
fler, à se ramollir, et il en sortit une énorme quantité
de liquide visqueux et acide : de temps en temps, elle
retirait de petits grains calcaires, et sa peau était
fréquemment toute couverte d'une sorte d'incrusta-

tion. Peu-à-peu l'état s'améliora, l'odeur de la sueur se dissipa, l'urine cessa d'être sédimenteuse, les doigts pâlirent et s'amincirent, leur ancien épiderme se détacha, et il devint possible de s'en servir même pour les ouvrages de femme les plus délicats. Les mains avaient tellement diminué de volume, que tous ceux qui voyaient la malade ne pouvaient s'empêcher d'en témoigner leur surprise.

Parmi les établissemens que j'ai visités, Graefenberg, Elgersbourg, Ilsenau, Kreischa, près Dresde, Schweizermuhle dans la Suisse saxonne, et Hohnstein, non loin de Chemnitz, sont ceux qui possèdent la meilleure eau.

Je répète encore que tout excès à l'égard de l'eau prise en boisson, n'est pas moins nuisible que le défaut de sobriété, dans la goutte invétérée, et quand les fonctions digestives sont fort affaiblies. Qu'on n'oublie jamais qu'un traitement ne peut durer toute la vie, et qu'il doit avoir un terme. Or, par boire de l'eau à titre de moyen curatif, j'entends en avaler des quantités beaucoup plus considérables que le corps n'en exige pour l'accomplissement de ses fonctions normales.

La sueur est un moyen si efficace que nous ne saurions être trop reconnaissans envers Priesnitz, de l'avoir associée à l'usage de l'eau froide. Il est réellement surprenant qu'on n'ait pas songé plus tôt à cette méthode si simple et si utile. Nulle autre manière de provoquer la sueur ne fatigue moins, n'excite moins le système vasculaire et nerveux, et ne porte moins d'atteinte aux forces, que celle de suer dans une couverture de laine. Tous les goutteux devraient se réunir pour élever un monument à l'inventeur, car c'est à eux surtout que cette découverte profite. Cependant, elle aussi peut nuire quand on en abuse, car la sueur use l'organisme, surexcite le système nerveux, débilite la peau, endurcit peu-à-peu les fibres, et dérange les fonctions des viscères ; suer est un état contre nature : il ne faut donc pas le répéter, ni le faire durer plus long-temps que ne l'exige impérieusement l'état du malade ; mais trop souvent on viole cette règle, et on enlève au malade des forces dont il avait besoin pour la guérison de son mal.

Il est difficile de déterminer combien on doit suer : car cela dépend des circonstances, de la constitution du sujet, du degré de la maladie, de l'abondance des dépôts arthritiques, etc. La règle générale est de suer une fois par jour, et doucement, pendant une heure ou une heure et demie environ. Chez les personnes irritables, on laisse de temps en temps une journée de repos, ou bien on ne fait suer que tous les deux jours. Quand il y a raideur extrême des articulations, ulcérations, sueurs fétides et autres signes d'accumulation de mauvaises humeurs, le malade sue davantage, mais jamais assez néanmoins pour s'affaiblir, ou, comme je l'ai vu souvent à Graefenberg, pour être pris de vertige et tomber en syncope quand on le retire de la couverture. Avec une pareille exagération, loin d'atteindre le but, on le recule, ou même on rend impossible d'y arriver. Il faut relever les forces et non les abattre, si l'on veut que la maladie guérisse. Avec de la lenteur, de la patience et de la persévérance, on va souvent beaucoup plus vite qu'en cherchant de suite à couper le nœud.

Il arrive des momens, pendant le traitement, où la sueur refuse de couler, avec quelque soin qu'on enveloppe le sujet. Qu'on se garde bien alors de prolonger outre mesure l'empaquettement, comme je l'ai souvent fait, et tant d'autres avec moi ; il faut passer une heure ou deux dans des draps mouillés, puis, quand on ne sent plus d'excès de chaleur, rester quelques heures tranquille au lit, pratiquer ensuite une simple lotion, observer le régime, et attendre que le corps ait recouvré assez de force pour pouvoir recommencer la lutte ; la plupart du temps, on s'épargnera tous ces soins en suivant un genre de vie convenable. Qu'on ne s'afflige pas de ne pas voir survenir des crises, des ulcérations, qui ne sont souvent que le résultat d'un mauvais régime et d'un traitement poussé au-delà des bornes raisonnables. Je n'ai jamais vu guérir de la goutte que ceux qui vivaient sagement et sobrement.

Cependant, il peut se présenter des cas où la complication de la goutte avec des maladies médicinales oblige de faire suer beaucoup et long-temps ; mais alors on doit toujours se régler sur les forces du malade, et bien se garder de rien faire qui soit capable de les diminuer.

Nous en devons dire autant des bains. S'agit-il de provoquer une excitation pour détacher des matières étrangères qui étaient fixées : on les prolonge assez pour solliciter le système nerveux à une réaction énergique et durable. Mais si l'on répète souvent ce pro-

cédé, il finit par s'ensuivre une détente, une surexcitation, et l'impossibilité de faire naître une réaction
suffisante. Priesnitz me disait un jour : l'hydriatrie
est l'inverse de la médecine ; dans celle-ci, il faut
donner des remèdes de plus en plus forts, parce que
la nature s'y accoutume ; dans celle-là, on affaiblit
d'autant plus le traitement qu'il se prolonge davantage. Je crois qu'on s'exprimerait d'une manière plus
correcte en disant que la médecine ordinaire n'agit
qu'à l'aide de forts irritans locaux ou généraux, en
sorte que le corps ne tarde pas à devenir insensible à
l'impression de ces agens, et qu'on est obligé d'en
prendre à chaque instant de plus énergiques, pour
atteindre son but. Dans un traitement hydriatrique
exagéré, c'est-à-dire qui ne correspond point aux
forces du malade, comme toutes les parties de l'organisme se trouvent stimulées simultanément, le
système nerveux est surexcité, et le corps, frappé de
faiblesse, devient incapable de supporter davantage
l'action qu'on exerce sur lui, de manière qu'on est
obligé d'adoucir par degrés les moyens, jusqu'à ce qu'il
n'en reste plus aucune trace. De là vient aussi qu'il se
rencontre des sujets qui, dès le principe, témoignent
d'une faculté réactionnaire si faible, qu'on ne peut
pas les soumettre à l'épreuve du traitement, et qu'il
faut se contenter de leur faire observer les règles de
la diététique.

On ne doit jamais rester plus long-temps dans le
bain qu'il n'est nécessaire pour provoquer une réaction énergique. Après le bain, on se réchauffe en toute
diligence, et on éprouve un sentiment de bien-être

qui dure long-temps. Si le froid et le tremblement se
prolongent trop, si on éprouve de la surexcitation
toute la journée, c'est une preuve qu'on est demeuré
trop long-temps dans le bain, ou qu'on ne peut pas
supporter le bain entier, auquel cas il faut recourir à
des demi-bains, et même à de simples lotions. Il y a
des jours où les goutteux ne supportent qu'une lotion
tiède. Qu'en pareille circonstance on ait grand soin
d'obéir à la voix de la nature, et qu'on se garde bien
d'amener une perturbation. Je ne parle pas ici à ceux
qui débutent dans le traitement, et qui ne doivent pas
s'en rapporter à leur instinct, mais à ceux qui sont
déjà initiés aux secrets de la méthode, et qui ne sont
que trop enclins à abuser des bonnes choses.

Si les bains généraux nuisent quand on les prend
trop longs, ou qu'on les renouvelle trop fréquemment,
la même chose a lieu pour les bains partiels. Quand
ceux-ci sont employés à titre de dérivatif, ils doivent
naturellement durer long-temps, depuis trois quarts
d'heure jusqu'à une heure et demie; mais si l'on y a
recours pour mettre la matière arthritique en émoi,
et que par conséquent on les applique sur les parties
malades elles-mêmes, il ne faut pas les répéter trop
souvent, ni les prolonger, parce qu'autrement ils affaiblissent le pouvoir réactionnaire dans la partie, et y
fixent la matière goutteuse. C'est là une faute que l'on
commet bien souvent dans les établissemens hydriatriques: aussi n'est-il pas rare d'y voir des malades
qui sont en bon chemin pour se pétrifier, et qui tiennent chaque jour leurs membres enraidis plongés pendant plusieurs heures dans l'eau, quoique leur état
empire incessamment.

On peut laisser prendre ces bains; mais ils doivent durer peu, et le malade doit, pendant tout le temps qu'il demeure dans l'eau, frotter les parties avec force, afin de favoriser la circulation, et par elle la réaction. Quand on s'aperçoit que toute la matière arthritique disséminée dans le corps a de la tendance à se jeter sur les articulations, il faut épargner celles-ci, et chercher à débarrasser l'économie par des sueurs journalières. Frotter les parties gonflées avec de la flanelle ou avec une brosse produit de très bons effets, et ne nuit jamais.

La douche exige beaucoup plus de circonspection encore. Elle est déplacée chez un grand nombre de goutteux, quoique, par erreur, on la fasse prendre à presque tous. Une goutte invétérée, chez un sujet fatigué par des traitemens antérieurs, peut, dans l'espace de dix minutes, dégénérer, par l'effet de la douche, en un accès des plus aigus, parce que le système nerveux, déjà très irrité, est hors d'état de supporter une si forte impression. Qu'on ne s'imagine pas toujours qu'il soit nécessaire, pour se guérir radicalement, de chasser la goutte du lieu où elle s'est fixée. La guérison radicale s'obtient en fortifiant le système nerveux et l'appareil digestif, et non en chassant des produits morbides, qui fort souvent ne sont pas où on les cherche, que d'ailleurs la force médicatrice de la nature sait fort bien expulser à elle seule quand on lui laisse le temps de se refaire, et qu'on ne l'absorbe pas ailleurs par des efforts déplacés.

Quant aux sujets robustes, ils se trouvent très bien de la douche, surtout s'ils ne la prolongent pas trop.

Elle accroît encore leurs forces, met la matière arthritique en mouvement, ou plutôt excite l'organisme à ne pas la supporter, fortifie la peau débilitée par les sueurs, stimule les muscles, et rétablit le cours des humeurs stagnantes. Mais, poussée à l'excès, elle produit, comme les bains, la surexcitation et l'affaiblissement. En général, on est obligé de cesser tout-à-coup la douche, quand on l'a employée trop forte d'abord, et souvent ensuite on ne peut plus jamais y revenir. C'est une grande folie de s'y soumettre pendant la fièvre, car elle accroît celle-ci à un degré énorme.

Lorsqu'une douche prise dans l'état d'excitation détermine des douleurs et autres phénomènes frappans, on la supporte ordinairement dans la pieuse croyance que les choses doivent commencer par empirer avant de s'améliorer, et l'on est envié par les autres, qui regrettent de ne pas participer au même bonheur. Assurément l'état du malade commence toujours par s'aggraver un peu au début de tout traitement hydriatrique, une foule d'anciens produits morbifiques sont mis en mouvemens, et la croyance populaire ne manquerait pas tout-à-fait de fondement s'il ne s'agissait que d'une matière à éliminer, s'il n'était question que de laver le corps comme on balaie une chambre ou comme on nétoie du linge. Mais nous avons prouvé que la goutte ne consiste pas uniquement en une matière morbifique, que les douleurs ne sont pas dues uniquement à cette matière, produit de la maladie, et qu'elles peuvent tenir aussi à la surexcitation des nerfs, à une grande lassitude, etc. Les douleurs qui ont lieu souvent à la suite d'une douche trop forte ou intempestive, n'annoncent pas toujours que la matière arthritique s'est mise en mouvement, et les cas sont bien plus communs où elles donnent à connaître que le système nerveux a été surexcité. Donc les personnes qui ont les nerfs fort irrités, comme il arrive surtout dans les cas de goutte invétérée, ou quand la maladie a été produite soit par l'excès du travail, soit par l'abus des plaisirs de l'amour, ne doivent user de la douche qu'avec la plus grande prudence.

La douche produit souvent des effets surprenans dans les douleurs rhumatismales ou goutteuses fixes. Je serais tenté de les attribuer à ce qu'elle active la circulation, et développe la vitalité dans la partie malade, ce qui amène l'expulsion du principe morbi-fique, et rend aux articulations leur liberté normale. Pendant un mois entier, à Graefenberg, j'ai employé la douche contre une douleur fixée à la hanche gau-che : je me couchais sur le côté droit, et je recevais avec d'effroyables douleurs, le jet tombant de vingt pieds sur l'articulation. Les douleurs revinrent bien à plusieurs reprises, mais elles finirent par disparai-tre entièrement. Cependant, lorsque le temps est mau-vais, j'en ressens encore de légères atteintes, qui tiennent peut-être à ce que ma cuisse gauche avait auparavant souffert de plusieurs accidens.

Vouloir doucher la partie souffrante dans la goutte céphalique, serait une absurdité, car on ne ferait par là qu'accroître les douleurs à un degré énorme. Je sais quelques personnes qui l'ont essayé et qui ont eu à s'en repentir. Priesnitz me l'a formellement défendu. Les malades atteints de cette sorte de goutte, qui

20.

peuvent d'ailleurs supporter la douche, doivent la recevoir sur les extrémités, où elle opère une dérivation salutaire pour les parties nobles. Ce sont les plantes des pieds surtout qu'il convient de doucher. Jamais la durée de la douche ne doit excéder dix minutes, et la plupart du temps même le maximum doit être de cinq minutes.

Quand on ne fait pas usage de la douche tous les jours, les effets en sont beaucoup plus forts. Elle détermine une puissante réaction et favorise la sueur. Employée ainsi, elle contribue à l'expulsion de la matière morbifique, sans causer une excitation qui oblige d'interrompre le traitement.

S'il survient une surexcitation extraordinaire pendant le cours du traitement, il faut renoncer de suite à la douche. On doit également user de modération à l'égard des autres bains, ou les remplacer par de simples lotions. Mais il n'y a pas nécessité d'interrompre brusquement le traitement, ce qui peut avoir des inconvéniens, ou tout au moins retarder le résultat définitif. Quand le sujet a de la propension aux sueurs abondantes, on le laisse dans la couverture tant que celle-ci coule facilement et sans grande excitation ; mais s'il survient de la chaleur, des palpitations de cœur, un accroissement des douleurs, on le développe, et on lui fait prendre sa lotion ou son demi-bain. S'il y a chaleur sèche, et que la sueur refuse de s'établir, on a recours aux draps mouillés, dans lesquels le malade peut suer, ou au moins transpirer : le reste de la journée, il se tient tranquille, ou tout au plus vers le soir, avant de se mettre au lit, il prend un bain de siège dégourdi, dans lequel il ne reste pas long-temps.

Toutes les fois qu'on remarque une forte excitation critique, on n'emploie que l'eau dégourdie, afin de ne pas surexciter encore davantage le système nerveux. La température du liquide doit rarement dépasser quatorze degrés, parce qu'alors il perd ses effets rafraîchissans.

Parmi les phénomènes critiques que l'on observe pendant le cours du traitement de la goutte, l'un des plus communs est le vomissement. On le favorise en faisant boire de l'eau froide en abondance, et s'il dure trop long-temps, on prescrit un bain de siège.

La diarrhée, qui se voit aussi, exige également qu'on boive beaucoup d'eau, sans interrompre pour cela le traitement. Toutefois, il faut alors éviter la douche et les grands mouvemens, dans la crainte de donner lieu à un accès de goutte intestinale. Il va sans dire qu'on mange peu, et seulement des choses faciles à digérer. Pour n'avoir pas suivi ce précepte, un malade fort replet s'attira, à Graefenberg, une violente goutte intestinale, qui le retint plusieurs jours dans sa chambre, mais qui céda enfin à l'eau bue abondamment, aux lavemens et aux bains de siège.

Ces crises sont rares chez les malades sobres. Cependant on observe assez fréquemment cet état gastrique, surtout chez les sujets replets et avancés en âge, à l'égard desquels on doit toujours procéder avec beaucoup de circonspection, en commençant par les soumettre à un régime sévère, et par bien leur nettoyer le corps des superfluités qu'il peut contenir. Un gros monsieur qui ne voulait pas s'astreindre à un régime rigoureux, et cependant prétendait être guéri de sa goutte en aussi peu de temps que possible, eut, dans l'espace de trois semaines, deux crises violentes, une fièvre gastrique et une inflammation du testicule, dont je parvins à le débarrasser, mais qui ne l'engagèrent pas à continuer le traitement hydriatrique.

Le mieux, chez ces personnes replètes, est de leur prescrire un régime sévère, beaucoup d'exercice, l'eau bue en abondance, des sueurs modérées tous les deux jours, des demi-bains et des bains de siège. On les fait passer à la grande cuve quand elles ont perdu un peu de leur embonpoint, et on les douche dès qu'il n'y a plus à craindre de surexcitation.

A l'égard des ulcères, on ne les traite que par les fomentations froides. S'ils sont très difficiles à guérir, on les baigne une ou deux fois par jour dans de l'eau tiède, et on en stimule légèrement la surface en laissant tomber dessus les éclaboussures de la douche. Un régime léger et végétal, une grande sobriété, et, au besoin, la sueur, contribuent à leur guérison.

Chercher à provoquer ces ulcères pour procurer une issue à la matière morbifique, est une bien faible spéculation, qui n'aboutit qu'à rendre l'exercice plus pénible, et, par conséquent, à priver d'un moyen indispensable pour la guérison radicale de la goutte. Pour les produire, il suffit de doucher fortement une partie dans laquelle on remarque fréquemment une forte réaction, c'est-à-dire de la rougeur, avec tuméfaction et douleur, de la baigner long-temps dans l'eau froide, et de la couvrir, soit de neige, soit de glace.

Les ulcères ne sont pas d'une nécessité absolue pour la guérison de la goutte. Fort souvent on ne les observe point chez les malades qui suivent un régime sévère et qui usent modérément des bains, quoique la cure n'en marche pas moins bien. Que les malades se consolent donc de ne pas ressembler à Lazare. Dans beaucoup de cas, les nombreux furoncles n'annoncent autre chose qu'un défaut de sobriété ou un traitement mal dirigé. S'ils surviennent chez des sujets qui n'en puissent accuser ni l'une ni l'autre de ces deux causes, libre à eux de les considérer comme une crise heureuse et de s'en féliciter, quelque vives que soient souvent les douleurs qu'ils causent. Ils annoncent alors que la force de réaction est suffisante, qu'elle cherche à débarrasser le corps de la matière morbifique, et, sous ce point de vue, ils donnent l'espoir d'une guérison radicale de la goutte.

La diminution de l'odeur infecte et fétide des sueurs est également un signe favorable. On peut en dire autant de la diminution des douleurs, de la régularisation de l'appétit et de la liberté des mouvemens. Mais l'appétit demande toujours à être surveillé ; il ne faut jamais le satisfaire qu'avec modération.

B. *Traitement de la goutte aiguë ou des accès de goutte.* — Il varie suivant la constitution du sujet, son âge et le siège de la maladie.

Chez les personnes jeunes, vigoureuses, pléthoriques, il doit être plus actif, plus antiphlogistique, que chez les vieillards et les sujets débiles. On chercherait en vain à provoquer une réaction énergique

dans un corps affaibli, et au lieu d'accroître la force
vitale, on ne ferait que la paralyser entièrement. Cependant, la prudence est nécessaire aussi dans le cas
inverse, afin de ne pas répercuter la goutte, qui pourrait se jeter sur des organes nobles.

Dans un accès aigu de goutte, il n'y a rien de mieux
que de se tenir tranquillement au lit ou sur un canapé, d'appliquer des fomentations sur la partie malade, de la bien couvrir, de boire de l'eau en abondance, de suivre un régime très exigu, et d'entretenir
une douce transpiration. Si le malade est robuste, on
peut hâter la crise, en l'enveloppant d'une couverture
de laine, le faisant suer, le baignant, lui donnant un
bain de siège, quand les circonstances l'exigent, etc.
Est-il débile, au contraire, ou plutôt est-il déjà épuisé
par la maladie, et dans un état très marqué d'irritation, on lui fait attendre une légère transpiration
dans le lit, et l'on ne cherche pas à provoquer la sueur
chez lui en l'enveloppant d'une couverture.

Les accès très violens, avec inflammation considérable et grandes douleurs, peuvent, lorsque le renouvellement fréquent des fomentations n'apporte aucun
soulagement, être traités d'une manière plus active ;
mais il faut toujours que les moyens qu'on emploie
soient en rapport avec les forces du malade. C'est le
cas de recourir au bain local ou général. Comme les
bains locaux entraînent toujours quelque danger de
rétrocession, il vaut mieux les appliquer sur une partie qui corresponde à l'articulation atteinte, et on les
prolonge jusqu'à ce que l'inflammation et les douleurs aient cessé. Ainsi, quand la goutte est aux pieds,

on prend un bain de siège. Lorsqu'elle est à la hanche, les bains de pieds produisent d'excellens effets. Si elle siège à la main, on plonge le coude dans l'eau, etc.

Il m'est souvent arrivé de dissiper ma goutte de la hanche en une demi-heure, par un bain de pieds froid et en buvant beaucoup d'eau froide, tandis que les médecins me l'avaient fait garder pendant plusieurs semaines. Dans les accès très violens de goutte céphalique, les bains de siège ou les demi-bains prolongés sont fort efficaces, car ils rafraîchissent la masse du sang, diminuent l'affiux de ce liquide vers la tête, et font cesser peu-à-peu les douleurs. Bien des fois, quand d'affreux maux de tête me réveillaient la nuit, l'eau froide bue en grande quantité, et des bains de siège ou des demi-bains de deux heures, m'ont procuré du repos et du sommeil; puis, à la suite d'une sueur qui se déclarait le matin, je me sentais soulagé, au point de pouvoir reprendre mes occupations habituelles. A la vérité, les accès duraient quelquefois plusieurs jours; mais, jamais ils ne dépassaient le quatrième, et toujours ils étaient moins forts à la suite du bain. Plus tard, cependant, l'irritation de mes nerfs devint telle que je ne pus plus supporter les longs bains, et qu'il me fallut recourir à un procédé plus doux; je restais au lit, buvais beaucoup d'eau et mangeais fort peu; je prenais dans ma bouche de l'eau fraîche, que je changeais aussi souvent que les douleurs augmentaient, et j'attendais patiemment la fin de la crise, qui d'ordinaire se dissipait en trois ou quatre jours. Je m'appliquais sur la figure des fomentations que je renouvelais de temps en temps.

Quand on emploie un bain dérivatif contre un accès de goutte, et spécialement contre la goutte céphalique, il faut en prolonger assez la durée pour provoquer le tremblement et rafraîchir parfaitement la partie souffrante; sans cette condition, il ne remplit l'attente qu'à demi, ou manque son effet, et les douleurs ne tardent pas à reparaître. On aide à l'action du bain par des fomentations souvent renouvelées autour de la partie malade.

Il faut beaucoup de courage pour se plonger la nuit dans une cuve d'eau froide, et y rester une couple d'heures, lorsqu'on ressent des douleurs affreuses et qu'on se trouve exaspéré au plus haut point. Plusieurs malades m'ont assuré qu'ils auraient autant aimé se brûler la cervelle, pour mettre de suite un terme à leurs souffrances, et qu'à l'approche des accès, ils éloignaient leurs armes avec soin, pour ne pas succomber à la tentation, mais on ne meurt qu'une fois, et un bain froid de deux heures mérite la préférence, quelque désagréable qu'il puisse être. On n'a pas à craindre de répercussion, dès qu'il ne s'agit point d'un bain local. Mais si les douleurs ont pour siège une partie qu'il soit difficile de soustraire à l'action du bain, ce qui arrive rarement, on écarte ce danger en buvant beaucoup d'eau, qui rafraîchit les organes internes, et dilue tellement l'âcreté arthritique, qu'elle ne peut plus entraîner de graves inconvéniens. Depuis que j'étudie l'hydriatrie, je n'ai pas encore vu un seul exemple de rétrocession de la goutte par suite de l'usage extérieur de l'eau froide. Quelquefois la goutte stomacale a été la conséquence du défaut de sobriété ou de l'abus des boissons chaudes. Les inquiétudes que les médecins témoignent à l'égard de cette répercussion, prouvent seulement qu'ils ont une idée fausse des effets de l'eau, et qu'ils s'imaginent qu'un goutteux qui subit le traitement hydriatrique exige les mêmes soins que celui qu'on environne d'une chaleur permanente, en le gorgeant de tisanes et de médicamens. J'ai eu naguère toutes les peines du monde à obtenir d'un homme atteint d'un violent accès de podagre, qu'il se découvrît les jambes et y laissât appliquer une fomentation ; il refusa long-temps de suivre mes conseils, parce que son médecin lui avait bien recommandé d'éviter toute approche de l'eau froide, sous peine des accidens les plus redoutables. Enfin, il céda, et consentit à se laisser envelopper le pied d'une serviette mouillée, par dessus laquelle on en plaça une sèche, entourée elle-même d'une double couverture. Au bout de quelques minutes, il ne sentait plus aucune douleur. Une demi-heure plus tard, le pied se réchauffa, et la douleur reparut : je changeai la fomentation, et l'on continua ainsi tout le reste de la journée. Le lendemain matin, je fis suer le malade, qui fut bien lavé ensuite : la nuit suivante, on reprit les fomentations. Deux jours suffirent pour obtenir la guérison, et nulle attaque de podagre ne s'est reproduite depuis.

La crainte qu'inspirent les fomentations me semble réellement ridicule, car je ne comprends pas comment elles pourraient entraîner le moindre danger, et ce serait un vrai miracle qu'il ne s'opérât pas de réaction dans un membre frappé d'inflammation. Lorsque la nature a la force de pousser le principe morbifique vers une partie et d'y exciter un mouvement inflammatoire, elle en a certainement vingt fois plus qu'il ne faut pour échauffer un linge mouillé, bien enveloppé de linges secs, d'où résulte un bain de vapeurs local, qui apaise l'inflammation, calme la douleur, dissout la matière arthritique et l'attire au dehors. Pour qu'une fomentation fût dangereuse, il faudrait avoir affaire à un moribond, chez lequel toute faculté réactionnaire serait éteinte. Les fomentations sont, de tous les moyens externes, le plus sûr et le plus efficace pour rendre les douleurs supportables. Dans quelques cas seulement d'état nerveux très prononcés, et de douleurs à la face, sans chaleur, il m'a semblé qu'un mouchoir de soie sec faisait plus de bien qu'un linge humide : cependant je n'ai jamais remarqué aucun effet nuisible de la part de ce dernier, qui est le seul auquel on doive recourir, quand il y a chaleur et inflammation, comme l'indique d'ailleurs la théorie.

Un autre moyen qui contribue beaucoup aussi à rendre les douleurs supportables, et qui doit toujours entrer en ligne de compte dans les traitemens hydriatriques, est la patience. A elle seule, la patience vaut mieux que toute une pharmacie, et que la moitié de l'hydriatrie. Qu'on supporte tranquillement ses douleurs, dans la perspective du bien-être qu'on goûtera à la fin de l'accès; qu'on ne désespère pas de l'avenir, et qu'on sache endurer ce qu'on ne saurait empêcher. Le goutteux qui invoque la mort s'étonne lui-même,

un mois plus tard, d'avoir pu douter de son rétablissement; mais malheur à lui s'il oublie alors le passé,
à table ou au milieu d'autres jouissances.

Quand un accès dure trop long-temps, et que tous
les moyens qu'on met en usage demeurent sans effets,
que la sueur ne procure aucun soulagement, que le
malade est très sensible à l'impression de l'air extérieur, et qu'on n'aperçoit ni inflammation bien marquée, ni gonflement, il faut croire que la douleur a
plus particulièrement un caractère nerveux ; ne pas
pousser les sueurs trop loin, ne pas trop se couvrir,
prendre beaucoup d'exercice, se distraire le plus possible, suivre un régime tempéré, se laver tous les jours
à l'eau froide, et se frotter vivement le corps entier,
sont plus efficaces alors que des procédés pénibles et
fatigans, qui ajouteraient encore à l'irritation du système nerveux. En pareil cas, le but ne doit pas être
d'éliminer une matière morbifique, car ce n'est pas
d'une telle cause que la maladie dépend principalement; mais il faut chercher à rétablir l'équilibre, en
évitant avec le plus grand soin tout ce qui serait capable d'exercer une influence désagréable sur le physique ou sur le moral. Les personnes qui entourent le
malade doivent surtout veiller à ce qu'il ne reçoive
aucune nouvelle affligeante, à ce qu'il n'éprouve pas
de contrariétés; elles doivent apprendre à supporter
ses boutades, à ne pas aigrir sa mauvaise humeur, à
lui donner l'exemple de la patience et de la résigna-
tion. Plus le malade se tient tranquille, plus il guérit promptement. A-t-on les moyens, quand son état
s'améliore un peu, de lui procurer des distractions,

21,

de lui faire entreprendre un petit voyage, la consoli-
dation de sa santé n'en sera que mieux assurée.

C. *Traitement de la goutte interne.* — Je l'ai déjà fait
connaître en partie. Il y a deux choses à faire, préserver les parties nobles qui sont attaquées de la
goutte, et amener la matière arthritique au-dehors.

On préserve les parties internes en buvant beaucoup d'eau, dont on ne saurait jamais prendre une
trop grande quantité dans la goutte stomacale et intestinale, pour atténuer la matière arthritique et la
pousser à l'extérieur si la goutte s'est jetée sur d'autres parties nobles. On a recours, en outre, aux fomentations et aux bains dérivatifs. Les fomentations doivent
être renouvelées à mesure qu'elles s'échauffent, et les
bains durer jusqu'à ce que l'inflammation ait cessé.

J'ai dit ce qu'il y avait de plus important à faire
dans la goutte céphalique ; chez les personnes qui ont le
système nerveux délicat, celles surtout qui se sont
débilitées par de longues études ou par d'autres excès,
le traitement doit être employé avec beaucoup de
ménagement, sans quoi on exaspère le mal. On cherche
à fortifier la tête en la tenant fraîchement par des lotions, par des bains locaux. Si le malade ne supporte
pas ces moyens, on laisse la tête en repos, évitant le
grand froid, la grande chaleur et les brusques changemens de température, jusqu'à ce qu'on puisse au
moins mettre en usage les lotions journalières. Dans
la goutte céphalique, c'est un point très important
que de marcher beaucoup, et de se tenir les pieds
chaudement : on les lave souvent, on les brosse, on
les masse, on s'asseoit le moins qu'on peut, en un mot

on emploie tous les moyens propres à y entretenir et yactiver la circulation.

Quoique la goutte céphalique soit opiniâtre, je l'ai cependant vue quelquefois guérir avec assez de promptitude. Une dame, d'une cinquantaine d'années, en était atteinte depuis fort long-temps, et ses forces avaient baissé à tel point, qu'elle ne pouvait supporter un quart d'heure d'exercice. Elle se confia d'abord aux soins d'un médecin qui la fit suer deux fois par jour, lui donna des bains de siège, et lui fit prendre des douches, moyens dont elle ne retira aucun soulagement. Je ne tardai pas à m'apercevoir que le traitement avait été trop énergique; en conséquence, je me contentai de la faire suer une fois et modérément; vers le soir, elle prit un bain de siège, le ventre fut entretenu libre par des lavemens, des fomentations furent faites autour de la tête, et quand les douleurs furent dissipées, on essaya une douche, qui ne dura pas plus de dix minutes. En six semaines, la santé se trouva parfaitement rétablie.

Dans les accès inflammatoires et très violens de goutte céphalique, les bains de siège et les demi-bains prolongés, joints à l'eau bue en abondance, m'ont rendu de grands services, ainsi que j'en ai déjà fait la remarque. Une fois je me suis bien trouvé des pédiluves chauds. Toutes les applications possibles du froid avaient échoué; j'y ajoutai cependant une fomentation froide autour de la tête. Les pieds, un peu affaiblis par le pédiluve chaud, revinrent en peu de jours à leur état naturel, au moyen de bains froids. Le procédé est bien loin de ceux qu'emploie Priesnitz;

mais ne vaut-il pas mieux faire cesser avec douleur que de persévérer avec obstination dans un système qui a tant d'imperfections encore? or, à coup sûr, un bain de pieds chaud ne nuit pas autant qu'un accès de goutte céphalique qui dure plusieurs heures.

La goutte stomacale et intestinale survient ordinairement à la suite d'une surexcitation de l'estomac et des intestins par des médicamens laxatifs ou autres, par des alimens de difficile digestion, par des repas trop copieux, ou à la suite d'un relâchement occasioné par des boissons chaudes, etc. Dans l'un et l'autre de ces deux états, il suffit d'un refroidissement des pieds ou d'un excès de table pour que la goutte abandonne les articulations et se fixe sur le tube alimentaire. On les observe très rarement pendant le cours d'un traitement hydriatrique, et presque toujours il suffit, pour les faire cesser, d'avaler une grande quantité d'eau froide. Ils se voient plus fréquemment à la suite des traitemens ordinaires, en raison des purgatifs dont les médecins font un si grand usage, et avec les moyens insuffisans que les pharmacies offrent pour les combattre, ils n'entraînent que trop souvent la mort, ce qui justifie les craintes que la rétrocession de la goutte inspire aux praticiens allopathes.

Il s'y joint quelquefois des coliques venteuses et des spasmes d'estomac. On combat ces accidens par des applications de neige ou de glace, si l'on peut s'en procurer : à leur défaut, on emploie de l'eau bien froide; autrement il faut recourir aux fomentations aussi chaudes que possible, et qu'on renouvelle fréquemment. Le malade reste au lit, et on lui réchauffe les membres en les frictionnant. Les lavemens tièdes sont aussi d'un grand secours. Qu'on se garde bien alors de prescrire des bains de siège froids : ils exaspéreraient le mal, et pourraient même le rendre mortel.

Si les forces du canal digestif sont totalement tombées, la plus grande circonspection devient nécessaire, même à l'égard de l'eau froide en boisson, et le malade n'en fera usage le matin qu'après avoir pris quelques alimens. En pareil cas, il est bon d'avaler, une ou deux fois par jour, un peu de vin de Madère mêlé avec de l'eau, pour stimuler légèrement l'estomac. On s'abstiendra surtout des choses relâchantes et fortement excitantes, comme le thé, les épices, etc.

Il n'est pas rare, chez les goutteux, que le coït, ou seulement l'excitation de l'appétit vénérien par la fréquentation des femmes, ou des lectures licencieuses, détermine une goutte testiculaire. Les testicules se gonflent, et une douleur assez vive oblige le malade de rester au lit. Dans tous les cas de ce genre qui se sont offerts à moi, j'ai obtenu la guérison en peu de jours, par le repos et les fomentations tant autour du bas-ventre que sur les organes génitaux. On renouvelait celles-ci à mesure qu'elles s'échauffaient. Je sais cependant deux cas où il devint nécessaire d'envelopper le corps entier, depuis la poitrine jusqu'aux genoux, et surtout le scrotum, de linges mouillés, pour faire cesser l'inflammation. On se gardera bien d'employer des bains de siège, ou autres bains locaux, car ils feraient promptement redoubler le mal. Les hommes qui ont mené une vie peu régulière étant plus exposés que d'autres à cet accident, ils feront bien, pour s'en préserver, d'éviter toutes les causes qui peuvent y donner lieu, de se baigner souvent les parties génitales, et à la moindre douleur, d'appliquer des fomentations, en observant d'abord le repos le plus absolu ; car cette métastase de la goutte peut entraîner des conséquences fort sérieuses.

Chez les femmes goutteuses, il s'établit, dans les mêmes circonstances, un flux leucorrhoïque, qui exige le traitement dont j'ai parlé à l'article de cette maladie. Il faut nécessairement commencer par la sueur, avant de passer aux bains de sièges fortifians, qui d'ailleurs ne doivent jamais durer trop long-temps. Cependant, on peut recourir quelquefois, dès le début, aux fomentations sur le bas-ventre, et aux fréquentes lotions des parties génitales.

Lorsqu'un goutteux vient à être attaqué de rhume, il faut beaucoup de prudence pour détourner la maladie des poumons. On évite alors les bains froids, le grand exercice, les boissons très froides et tout ce qui pourrait supprimer la sueur : on observe un régime rigoureux, on mange peu de viande, on s'abstient de mets épicés, de boissons échauffantes, on ne s'expose point à l'air si le temps est froid, en un mot, on fuit tout ce qui pourrait irriter les poumons ; dans les saisons autres que l'hiver, l'air du soir est fort nuisible. On couvre en même temps la poitrine de fomentations excitantes, qu'on entretient bien chaudement, et que le malade porte jour et nuit ; il faut renoncer aux bains de siège et aux autres bains froids. Si la métastase sur le poumon s'est opérée, on reste au lit, on s'enveloppe de draps mouillés, et l'on redouble de circonspection, attendant l'évènement avec patience, sans se permettre aucune précipitation, sous quelque rapport que ce soit; les fortes sueurs doivent être évitées, parce qu'en appelant le sang en plus grande abondance vers la poitrine, elles pourraient donner lieu à une pneumonie.

L'affection calculeuse n'est pas rare dans la goutte, et le traitement qu'elle exige alors ne diffère pas de celui qu'on lui oppose quand elle est exempte de complication, c'est-à-dire qu'on fait boire beaucoup d'eau, qu'on donne des bains de siège, et qu'on applique des fomentations. Généralement l'eau prise en boisson prévient la formation de la pierre, en sorte que la métastase de la goutte sur la vessie se voit très rarement dans le cours d'un traitement hydriatrique. Un goutteux qui a déjà éprouvé la gravelle, doit toujours craindre les récidives ; il fera donc bien de chercher à fortifier ses organes urinaires par des bains de siège. J'ai traité, naguère, une dame de la goutte rénale ; elle prit, chaque jour, deux bains de siège dégourdis d'une heure, se tint au lit le reste de la journée, et fit, autour des parties malades, des fomentations froides, qu'on renouvelait toutes les deux ou trois minutes. Au bout de deux jours, l'accès était dissipé.

Chez les chanteurs et les personnes qui sont forcées ·de parler beaucoup, la goutte se jette sur le larynx, et détermine une aphonie passagère, qui peut, cependant, dégénérer en un enrouement habituel, et même en phthisie trachéale. Des fomentations autour

du cou , des sueurs générales , des bains de siège dégourdis, de trois quarts d'heure à une heure et demie,
des lavemens, l'attention d'éviter l'air trop vif et les alimens excitans, avoir la précaution de se tenir chaudement les pieds, guérissent promptement cette maladie,
quand on ne lui donne pas le temps de s'invétérer.

4. TIC DOULOUREUX DE LA FACE.

Le tic douloureux de la face est de nature tantôt
goutteuse ou rhumatismale, et tantôt nerveuse (1).
Cependant je pense que, même dans ce dernier cas, il
tire toujours sa source de la goutte ou du rhumatisme, car il ne lui arrive de résister aux moyens
efficaces contre ces maladies, que quand le principe
morbifique a produit un changement maladif dans
les nerfs et accru leur sensibilité à un point extraordinaire. Dans le traitement on doit observer toutes les
règles que j'ai tracées par rapport à la goutte céphalique. Les fomentations sont surtout d'un grand secours. Elles peuvent même prévenir un violent accès
quand on les applique au moindre indice, et qu'on
les laisse en place pendant deux jours. J'en ai porté
toutes les nuits durant deux années entières, et en
ce moment encore je suis parfois obligé, quand l'air
est froid, de m'entourer le visage d'un mouchoir, si
je ne veux pas éprouver des bâillemens désagréables
et une sorte de vertige.

Lorsque l'irritabilité des nerfs de la face s'est accrue·

(1) On consultera sur ce point un ouvrage important de M. le
docteur Valleix : *Traité des névralgies ou affections douloureuses
des nerfs. Paris*, 1841, pag. 7 et suiv.

à ce point, il faut, avant tout, se bien mettre à l'abri
des refroidissemens. Si l'on ne peut pas rester la tête
enveloppée pendant la journée, on se bouche les
oreilles avec du coton ou un linge mouillé, recouvert
d'un autre sec, pour diminuer l'impression de l'air
froid. Les lotions fréquentes du visage et des oreilles
fortifient un peu les nerfs, et les habituent jusqu'à
un certain point à supporter le froid. Le défaut de
sobriété est sensiblement nuisible aussi dans le tic
douloureux de la face. On doit se garantir du vent et
des coups d'air, qui font toujours plus d'impression
que le froid tranquille.

On conçoit que dans une affection dont le siège se
rapproche tant du cerveau, les travaux intellectuels
doivent être extrêmement nuisibles, comme tout
ce qui exerce une influence irritante ou débilitante sur le système nerveux, les excès vénériens,
les passions, etc.

Le meilleur moyen de prévenir les accès, est donc
d'éloigner des nerfs malades tout ce qui pourrait les
exciter d'une manière ou vive ou brusque. Souvent la
cause ne tient qu'à une dent gâtée; on est à table, et
sans y penser on met les alimens en contact avec cette
dent; aussitôt la douleur se répand par toute la face,
puis bientôt le système nerveux entier est entrepris,
et il s'ensuit un état inexprimable d'angoisses et de
souffrances, qui dure six, huit, douze ou vingt-
quatre heures, sans interruption, cédant enfin à une
sueur légère. Je ne connais aucun moyen de mettre
fin à cet état douloureux, ni même de le soulager. Si
le malade a beaucoup mangé, la douleur ne cesse pas

avant que l'estomac se soit débarrassé de tout ce qu'il
contenait. On doit boire beaucoup d'eau fraîche,
faire de l'exercice, et prendre des lavemens. Chez les
sujets robustes, les bains de siège et les demi-bains
prolongés ont quelque efficacité, parce qu'ils rafraîchissent le sang et redonnent du ton aux nerfs. Les
bains de pieds froids soulagent aussi parfois. Chez les
sujets faibles, le mieux est de rester tranquille, en
changeant fréquemment les fomentations, et gardant
de l'eau fraîche dans la bouche.

VI. AFFECTION CALCULEUSE.

L'affection calculeuse est une tendance à produire,
dans les voies urinaires, des concrétions qui y causent de l'inflammation, des douleurs, et quelquefois
la destruction des organes.

Les pierres se forment à-peu-près de la même manière que les concrétions arthritiques, avec lesquelles
elles ont beaucoup d'analogie. Les particules terreuses
contenues dans la masse des humeurs se peloton-
nent et s'accroissent peu-à-peu par des additions
successives. Dans beaucoup de cas, elles ne dépassent
pas le volume de graviers, qui sortent avec l'urine
sans causer trop de douleur.

Les causes de l'affection calculeuse sont à-peu-près
les mêmes que celles de la goutte; aussi les goutteux
sont-ils fort sujets à cette maladie. Ce sont principalement les écarts de régime qui donnent lieu à la
production de la pierre; ce n'est peut-être pas sans
raison que le vulgaire en accuse l'eau-de-vie et le
fromage.

Celui qui boit toujours de l'eau fraîche et de bonne qualité, et qui observe la tempérance en tout, n'a point à craindre l'affection calculeuse. L'eau bue abondamment suffit déjà pour prévenir la formation de la pierre, en augmentant la sécrétion urinaire. Je ne connais pas un seul buveur d'eau qui soit atteint de cette maladie.

Lorsque les pierres vésicales ont acquis beaucoup de volume, l'eau ne saurait suffire pour les détruire, et il faut invoquer les secours de l'art chirurgical. Mais, tant qu'elles sont petites, boire beaucoup d'eau est certainement le meilleur moyen qu'on puisse employer contre elles. Dans les accès violens de colique néphrétique, on cherche à favoriser la sortie des graviers par des bains de siège prolongés, des fomentations étendues depuis la poitrine jusqu'aux genoux, et des frictions rudes sur le bas-ventre. Ces moyens m'ont réussi quelquefois. Lorsqu'ils échouent, on met le malade au lit, et on le couvre de fomentations, que l'on renouvelle souvent; par là on prévient au moins l'inflammation, et on apaise les douleurs.

Après l'opération de la taille ou de la lithotritie, les bains de siège fréquens, les fomentations autour du ventre, l'eau bue en abondance, et la régularité du régime sont les meilleurs moyens de prévenir la reproduction de la pierre.

VII. MALADIE SCROFULEUSE. (1)

Les scrofules sont, comme la goutte, une maladie

(1) Hufeland, *Traité de la maladie scrofuleuse*, Paris, 1821 in-8. — Berton, *Traité pratique des maladies des enfans*, Paris, 1842, in-8, pag. 767.

des organes digestifs, qui, accomplissant mal leurs
fonctions, engendrent des sucs âcres et visqueux. Ces
sucs se jettent sur les glandes, qu'ils obstruent et détruisent; puis, quand la maladie est portée plus loin,
ils attaquent les os, et parfois même entraînent la
mort. La maladie est propre à l'enfance; cependant elle
persiste presque toujours pendant la jeunesse, entraînant une foule d'accidens, la cécité, la surdité, la carie,
le cancer, les flueurs blanches, la gonorrhée, etc.
Comme il lui arrive souvent de détruire la cloison
des fosses nasales, on la confond quelquefois avec la
syphilis, et malheur alors à celui qui tombe entre
les mains d'un partisan du mercure; car ce poison,
qui a déjà par lui-même tant de propension à attaquer les glandes et les os, achève en peu de temps
l'œuvre de destruction.

On reconnaît la maladie, chez les enfans, aux caractères suivans :

La lèvre inférieure est épaisse et tuméfiée. L'enfant,
dont les nerfs du bas-ventre, tout-à-fait désaccordés,
ont cessé de pouvoir donner des avertissemens exacts,
demande continuellement à manger, et accorde volontiers la préférence aux choses qui chargent le plus son
estomac; le pain, les pommes de terre, les farineux lui
plaisent beaucoup mieux que la viande. Les os sont
mous et flexibles, ce qui fait qu'ils cèdent facilement à
une pression soutenue. Le crâne s'agrandit, de sorte
que la tête est ordinairement fort grosse, et qu'en général les facultés intellectuelles ont acquis plus de développement que l'âge ne le comporte. Les autres os du
corps ne participent pas à cette exubérance de vie.

L'enfant n'a point de forces dans les jambes, ce qui fait qu'il apprend avec peine à marcher. Ses petites jambes débiles ne peuvent porter le poids de sa tête volumineuse et de son gros ventre. La plupart du temps, la poitrine est étroite et s'avance en pointe, à cause de la dépression des côtes. La peau est fine et blanche; les joues sont colorées, les yeux saillans, la mine sérieuse; en n'examinant que la tête de l'enfant, on le croirait beaucoup plus âgé qu'il ne l'est réellement. Le mauvais état de la digestion s'annonce par l'odeur aigre de l'haleine, l'irrégularité des déjections alvines, car il y a tantôt diarrhée et tantôt constipation, des vents, des vers et un appétit désordonné. Souvent on observe des éruptions cutanées, des ophthalmies, des catarrhes, etc.

Si la maladie croît avec les années, on voit survenir les maux dont j'ai parlé plus haut, mais surtout d'abondantes suppurations des glandes, qui guérissent avec beaucoup de peine, et laissent de mauvaises cicatrices, des caries, des irrégularités ou même l'absence de la menstruation, des gonflemens osseux, etc.

La prédisposition aux scrofules est ordinairement la suite de maladies que les parens ont éprouvées, comme la syphilis, la goutte, l'hydrargyrose et autres affections débilitantes et énervantes. Les nerfs de l'enfant, ceux surtout qui président à la digestion, sont alors si faibles et si désaccordés, qu'ils ne peuvent exercer leurs fonctions d'une manière régulière, et qu'ils exigent des stimulans de plus en plus forts pour les remplir.

Dans d'autres cas cependant, la maladie scrofuleuse

est la conséquence d'une nourriture trop abondante et de mauvaise qualité, d'une habitation malsaine, d'un climat humide, de la négligence des soins de propreté, de l'inaction, de la privation d'air, etc. Après avoir écarté toutes les influences nuisibles, on tient les enfans proprement, on les expose fréquemment à l'air, et surtout aux rayons bienfaisans du soleil, on les soumet à un régime sévère, on supprime les farineux, les pâtisseries, on s'abstient de tous médicamens, qui ne feraient qu'affaiblir encore la digestion, on fait boire de l'eau, et on baigne fréquemment. De cette manière, la maladie se dissipe presque toujours d'elle-même, et il n'en reste plus aucune trace à l'époque de la puberté. Mais il faut beaucoup de persévérance, surtout en ce qui concerne le régime, et si cette qualité n'était pas si rare nous verrions moins de ces jeunes gens que leurs parens n'ont pris aucun souci de débarrasser du triste héritage qu'ils leur avaient transmis.

La tendresse mal avisée des mères contribue certainement plus que les péchés des pères à multiplier le nombre des scrofuleux. Avec quel empressement elles bourrent leurs enfans de tout ce qu'ils peuvent avaler! Les entendent-elles crier, c'est toujours la faim qu'elles en accusent, et quels que soient les maux qui excitent leurs vagissemens, c'est aux alimens qu'on a recours, et quels alimens encore, de la bouillie, du café! J'ai cependant connu des mères qui étaient moins aveugles, et dont la sagesse était amplement récompensée par la santé florissante de leurs enfans.

Après avoir réglé le régime, ce qui est un point de la plus haute importance, on s'occupe des autres moyens qui lui doivent venir en aide. L'un des principaux, comme je l'ai dit, est l'exercice au grand air. On lave les enfans, d'abord à l'eau tiède, puis à l'eau froide, et l'on finit par leur donner des bains froids, dans lesquels, à la vérité, on ne les laisse séjourner que quelques minutes, en ayant soin de leur bien frotter tout le corps. On répète ces frictions plusieurs fois par jour, à sec, avec une flanelle ou une petite brosse ; elles doivent surtout être faites sur les jambes et le long de l'épine du dos. On remédie à la diarrhée ou à la constipation par des lavemens tièdes ou froids. La seule boisson qu'on permette est l'eau, mais fraîche et de bonne qualité, dût-on l'aller chercher au loin.

S'il existe des gonflemens glandulaires, on les couvre d'un morceau de soie ou de laine sec, pour faciliter la résolution. L'enfant est-il d'âge à le supporter, on le fait suer dans la couverture, et l'on cherche à activer les fonctions de la peau, pour exercer une influence dérivative plus puissante sur les glandes, et éviter qu'elles n'abcèdent.

Quand on ne peut pas empêcher la peau de s'ouvrir, ou que déjà il existe des ulcères, on applique des fomentations excitantes, qu'on renouvelle aussi souvent que le besoin l'exige, et l'on fait suer dans des draps mouillés. Quelquefois chez les enfans d'un certain âge, les bains de siège sont utiles pour fortifier les viscères du bas-ventre.

On procède de la même manière dans les cas de gonflemens osseux ou même de carie. S'il y a inflammation, on emploie les bains dérivatifs, jusqu'à ce qu'elle soit dissipée, on couvre les parties malades de fomentations, on les baigne une ou deux fois par jour, pendant une demi-heure, dans de l'eau dégourdie, ou dans de l'eau tiède, pour ne pas provoquer une réaction trop forte, et l'on observe, comme toujours, un régime très sévère. Celui-ci doit surtout être fort exigu dans le cas de carie, où l'on fait suer le malade, dans des draps mouillés, autant que ses forces le permettent.

J'ai eu entre les mains des scrofuleux dont l'état avait subi une amélioration notable au début du traitement, mais qui presque toujours détruisaient ce bien acquis, par les écarts de régime dont ils se rendaient coupables. Tous étaient gâtés par leurs mères, qui ne pouvaient prendre sur elles de ne pas leur apporter de temps en temps des friandises.

Au reste, la carie scrofuleuse n'est point une maladie facile à guérir, quoique je sois persuadé que, dans la plupart des cas, on parviendrait à la faire cesser au moyen d'un régime sévère, et d'un traitement hydriatrique continué pendant long-temps. Le procédé de Schrott, qui fait suer les malades dans des draps mouillés ployés en trois, où ils passent souvent douze heures et plus avant que la sueur se déclare, mérite d'être pris sérieusement en considération. J'ai vu guérir par là, en cinq ou six mois, plusieurs ulcères scrofuleux fort anciens; il y eut même une carie scrofuleuse qui céda dans l'espace de deux mois.

Mais, tout en admettant que la carie scrofuleuse n'est point au-dessus des ressources de l'hydriatrie, il faut convenir aussi que sa guérison présente de

grandes difficultés, et qu'on ne réussirait probablement pas toujours à l'obtenir. On doit donc chercher à la prévenir en attaquant les gonflemens et les
douleurs des os, dès que ces symptômes commencent
à se manifester, par des fomentations, des bains dérivatifs et la sueur, ce qui sera constamment couronné de succès, pourvu qu'on y mette de la persévérance, et qu'on ne s'écarte pas des règles.

Mon plus jeune garçon, qui, peu de temps après
mon retour de Graefenberg, avait été atteint d'un
gonflement osseux de nature scrofuleuse, avec inflammation de l'articulation, fut débarrassé de cette dernière par des bains de main et des fomentations. Plus
tard je lui fis baigner deux fois par jour le coude malade. En même temps, on le lavait tous les jours à
l'eau froide, et il ne buvait autre chose que de l'eau :
son bras, qui commençait à sortir de l'articulation,
est parfaitement guéri aujourd'hui, et sous tous les
rapports sa santé s'est améliorée : sa poitrine est devenue plus large, et son ventre moins dur. Si mille
obstacles sans cesse renaissans ne se fussent opposés
au régime sévère que j'avais prescrit, très probablement il ne resterait plus aujourd'hui aucune trace de
maladie.

Je n'ai rien vu à Graefenberg, en fait de scrofules,
qui annonçât des résultats satisfaisans. Il n'en peut
être autrement, puisqu'on n'y attend rien du régime,
et qu'on n'y compte que sur l'eau et la sueur. Les enfans eux-mêmes de Priesnitz témoignent combien tous
les traitemens, quels qu'ils puissent être, demeurent
inertes contre les scrofules, quand un régime sévère

ne leur vient point en aide. Priesnitz n'a pas le temps
de descendre dans ces détails, à l'importance desquels
il ne croit d'ailleurs pas, et sa femme est comme tant
d'autres mères, une fille d'Ève, chez laquelle le cœur
l'emporte sur l'intelligence.

Les bains de rivière et les bains de flots conviennent
beaucoup aux scrofuleux adultes.

VIII. LÈPRE.

La lèpre est une maladie rare chez nous. Cependant
j'ai rencontré deux fois celle de ses variétés qu'on désigne sous le nom d'éléphantiasis. Il paraît que le poison morbifique qui lui donne naissance résulte d'un
mauvais état des fonctions chargées d'élaborer les sucs
nutritifs. En s'accumulant dans le tissu cellulaire des
extrémités inférieures, il finit par déformer entièrement les jambes, depuis les chevilles jusqu'au genou.
Des plis profonds que forme la peau, découle un ichor
âcre, qui produit des ulcères rongeurs. Cette lèpre
s'étend aussi quelquefois à d'autres parties du corps,
et occasione la mort.

Le docteur Piutti m'a communiqué la relation inté-
ressante d'un gonflement éléphantiasique de la cuisse,
dont il est parvenu à obtenir la guérison. Le malade,
âgé de cinquante-sept ans, d'une complexion robuste
et fortement musclé, devait naissance à des parens
sains, et ne se rappelait pas d'avoir jamais été atteint
d'aucune affection grave pendant sa jeunesse. A dix-
huit ans, on lui appliqua aux mollets, pour une maladie aiguë dont il ne put dire le nom, des vésicatoires
dont celui de la jambe droite guérit en peu de temps,

tandis que celui de la gauche se convertit en un ulcère qui rongea de plus en plus le tissu de la peau. A vingt-et-un ans, l'ulcère existant toujours, la jambe gauche devint le siège d'un gonflement d'abord œdémateux, mais qui augmenta de consistance, et s'étendit peu-à-peu depuis le pied jusqu'à la hanche. Bientôt l'ulcère du mollet se guérit, et fit place à une cicatrice enfoncée. Le membre continua de se tuméfier, et la peau devint plus épaisse, plus dure et semblable à du cuir. Lorsque le malade se présenta à Elgersbourg, la sensibilité des tégumens, sans être totalement éteinte, avait beaucoup diminué, car le malade ne sentait rien quand on le pinçait ou qu'on le piquait. Il y avait raideur des deux jambes, sur lesquelles le malade parvenait cependant à se traîner, avec le secours de béquilles. Une douleur sourde se faisait souvent sentir à l'extrémité inférieure de la colonne vertébrale. Des remèdes en foule avaient été employés sans le moindre succès. Quoique l'ancienneté de la maladie ne laissât pas d'espoir de la guérir, en entreprit pourtant de la traiter à titre d'essai. Voici ce qu'on observa :

Le 7 avril 1838, lotions au sortir du lit, fomentations sur toute la jambe gauche, renouvelées quatre fois pendant la journée.

Le 8, enveloppement, sueur au bout de deux heures; elle dure une heure entière. Demi-bain à quatorze degrés.

Le 9, sueur pendant une heure, facile, abondante et sans odeur. Demi-bain à douze degrés. Bain de jambe de vingt minutes, dans lequel le membre fut plongé jusqu'au milieu de la cuisse. Quatorze verres d'eau à boire pendant la journée. Il survient au sacrum des douleurs violentes, qui se propagent jusqu'au genou.

Le 10, sueur qui dure une heure et demie. Bain froid à la cuve, après un demi-bain. Bain de jambe, fomentations. Vives douleurs.

Le 12, sueur deux fois dans la journée, le matin pendant une heure et demie, le soir pendant une heure seulement; après quoi, bain froid entier. Vingt verres d'eau. Diète.

Le 13, comme la veille. Douche de dix-huit pieds pendant quatre minutes.

Le 15, violentes douleurs continuelles au sacrum et dans les deux cuisses.

Le 16, les douleurs diminuent et laissent quelques intervalles de repos.

Le 17, les douleurs sont insignifiantes. Sueur matin et soir, pendant trois heures chaque fois. Douche de six minutes; bain de genou d'une demi-heure. Une éruption de petits boutons très rapprochés les uns des autres et entourés d'une auréole rouge, a lieu au côté interne de la cuisse gauche. Trente verres d'eau.

Le 21, même traitement; l'éruption s'étend de plus en plus. On voit apparaître çà et là des plaques circonscrites, un peu tuméfiées et livides, sur lesquelles il n'y a point de boutons.

Le 26, les douleurs existent encore à un faible degré. L'éruption persiste.

Le 5 septembre, sueur pendant trois heures le matin, pendant une heure et demie le soir; ensuite bain à la grande cuve. Douche de huit minutes. Bain de jambes

d'une demi-heure ; fomentations. Trente verres d'eau
à boire. Diète. Douleurs faibles. L'éruption diminue.

Le 12, l'éruption a disparu. Les deux jambes se meu-
vent un peu plus facilement. La sueur coule en abondance, même du membre malade. La peau prend une
teinte de rouge foncé dans le bain, à la suite duquel
la chaleur générale revient bientôt.

Le 15, la peau se fend au côté externe de la partie
inférieure de la jambe malade, et il se forme là un petit
ulcère.

Le 20, l'ulcère augmente de largeur et de profondeur.
Les douleurs n'ont pas reparu.

Le 5 octobre, au-dessus du précédent ulcère, actuellement de la largeur d'un écu, il s'en produit un
autre.

Le 8, les deux ulcères deviennent douloureux. Traitement comme ci-dessus.

Le 9, un peu de fièvre dans la soirée.

Le 10, la fièvre dure encore le matin. On interrompt
la douche. Sueur dans des draps mouillés.

Le 12, la fièvre est passée. Douche. Les ulcères suppurent beaucoup, annonce des efforts curatifs que fait
l'organisme.

Le 19, les ulcères s'agrandissent et suppurent beaucoup. La jambe entière est un peu gonflée et d'un
rouge brun. Le malade est fort gai, malgré les douleurs
que lui causent les ulcérations ; il commence à marcher
avec une canne. La cuisse malade est un peu moins
dure et semble diminuer de volume.

Le 30, le malade quitte l'établissement pour aller
continuer le traitement chez lui. A son départ, il avait

un air de santé et très dispos, la raideur était beaucoup diminuée, aucune douleur ne se faisait plus sentir au sacrum ; toutes les fonctions s'exécutaient d'une manière normale ; la jambe hypertrophiée avait peu diminué de volume, mais s'était beaucoup ramollie ; sa peau avait recouvré de l'élasticité et un meilleur aspect ; les ulcères suppuraient abondamment, et les bords en étaient fort douloureux au toucher, mais le fond sensible seulement à la pression ; la peau des alentours était un peu tuméfiée et rouge.

Après un traitement d'environ dix mois, le malade se trouva parfaitement guéri.

IX. MALADIE VÉNÉRIENNE.

La maladie vénérienne, ou syphilis, est une dyscrasie contagieuse, qui annonce son existence dans le lieu où l'infection s'est accomplie, et qui, lorsqu'elle a été reçue dans la masse des humeurs, fait naître aussi des symptômes dans d'autres parties du corps, les glandes inguinales, l'arrière-gorge, etc. Les accidens qui surviennent dans le lieu même de l'infection portent l'épithète de primitifs, et les autres sont dits secondaires ou consécutifs. L'infection elle-même n'a lieu que par le contact d'une partie couverte de peau très délicate ou blessée : ordinairement aux organes de la génération ou aux lèvres. Le poison affecte surtout les membranes muqueuses, la peau et les os. Il paraît ne pas entrer dans le sang, car les femmes enceintes communiquent rarement la maladie à l'enfant qu'elles portent dans leur sein. L'aptitude à être infecté s'accroît beaucoup par l'excitation générale que

le coït détermine. On parvient quelquefois à prévenir
la maladie, en se lavant avec de l'eau fraîche immédiatement après le coït, ou en enveloppant les parties
de linges mouillés. Il est bon d'éviter les lits dans
lesquels ont couché des personnes atteintes de la
syphilis, les vases dont elles se sont servies pour boire,
les pipes avec lesquelles elles ont fumé, etc.

1. *Gonorrhée.* On nomme ainsi l'écoulement par
l'urètre de mucosités d'abord assez coulantes, puis
peu-à-peu des plus épaisses, qui s'accompagne de
douleurs plus ou moins vives pendant l'émission de
l'urine. Cet écoulement n'est pas toujours de nature
syphilitique, et alors il diffère peu du catarrhe,
eu égard à la bénignité. Quand on l'arrête brusquement d'une manière quelconque, il survient des accidens souvent fort graves, comme la tuméfaction des
testicules, la suppuration des glandes de l'aine, et diverses maladies de l'appareil urinaire.

Dans certains cas, ce sont les glandes situées à la
base du gland qui fournissent l'écoulement; alors on
trouve le gland et le prépuce enflammés et tuméfiés.
Cet accident est ordinairement la suite de la malpropreté.

La gonorrhée des femmes ne diffère de celle des
hommes qu'en ce qu'elle cause moins de douleurs.

Lorsque la gonorrhée a été mal traitée, ou qu'elle
s'est renouvelée souvent, elle laisse à sa suite un
écoulement chronique, qui peut durer des mois et
même des années.

Le traitement de la gonorrhée non syphilitique est
extrêmement simple, et d'ordinaire la guérison ne se

fait pas attendre long-temps. Le malade doit s'abstenir des alimens et des boissons de nature échauffante.
Il boit beaucoup d'eau, porte autour de la verge des
fomentations excitantes, qu'il renouvelle souvent,
s'entretient le ventre libre par des lavemens froids,
sue chaque jour une fois dans des draps mouillés,
s'entoure le bas-ventre d'une fomentation, évite autant
que possible de marcher, et prend des bains de siège
dégourdis, qu'il convient de rendre tout-à-fait froids
vers la fin du traitement. Les bains fréquens du membre viril contribuent beaucoup aussi à accélérer la
guérison.

Les femmes s'introduisent dans le vagin un linge
mouillé, qu'elles changent fréquemment. Les bains de
siège dégourdis et fréquens leur sont également d'un
grand secours.

Les bains locaux froids, employés seuls, ne valent
rien, parce qu'ils peuvent occasioner la métastase de
la gonorrhée, et les suites désagréables qui en résultent. Il faut y associer la sueur. Dans les cas de gonorrhée supprimée, c'est aussi cette dernière qui joue le
principal rôle; cependant il faut avoir soin de tenir
toujours les parties malades couvertes de fomentations, afin de ne pas accroître l'irritation par l'effet
de la surexcitation, qui est inévitable. Un régime sévère, l'eau bue en abondance, et les fomentations suffisent souvent pour guérir la gonorrhée.

Quelquefois l'affection des membranes muqueuses
se communique à d'autres parties, par exemple, aux
yeux, où elle détermine un état inflammatoire. Un
régime sévère, le soin d'éviter toute excitation trop

vive, et des bains de siège dérivatifs sont les moyens sur lesquels on doit le plus compter en pareil cas.

Il n'est pas rare, pendant le cours d'un traitement hydriatrique, de voir reparaître une gonorrhée à laquelle on ne pensait plus depuis longues années. C'est un signe que le virus était demeuré caché dans le corps, ou un résultat de la vive excitation à laquelle donnent lieu les moyens mis en usage. Cet accident ne doit pas empêcher de continuer le traitement; néanmoins, on évite la douche et les bains de siège froids, s'il y a une grande inflammation ; l'eau de ces derniers bains doit alors être dégourdie.

Quand la gonorrhée est accompagnée d'autres symptômes syphilitiques , elle ne joue qu'un rôle secondaire, et c'est contre la maladie principale qu'on doit diriger ses efforts.

Le phimosis et le paraphimosis, qu'on rencontre fréquemment avec la gonorrhée, cèdent plus vite au traitement par l'eau qu'à toute autre méthode : les fomentations, la sueur dans des draps mouillés , et , au besoin, des bains de siège dégourdis , et un régime exigu, les font disparaître en peu de temps.

Je pourrais, si c'était nécessaire, rapporter un grand nombre d'exemples de gonorrhées qui ont été rapidement guéries. Celles qui se présentent à Graefenberg sont ordinairement accompagnées de syphilis et de maladie mercurielle , ce qui fait que leur marche et leur traitement sont moins simples, comme on le verra bientôt.

2. *Chancres.* Les chancres sont des ulcères syphilitiques qui apparaissent, peu de temps après l'infec-

tion, dans l'endroit où celle-ci a eu lieu ; ils ont un fond lardacé, et des bords irréguliers, déchiquetés ; la matière qui s'en échappe est d'abord un peu de lymphe, puis un pus de mauvais aspect. Ils s'étendent aux dépens des parties environnantes, soit en largeur, soit en profondeur. Quand le virus vénérien a passé dans la masse des humeurs, on les voit aussi survenir ailleurs qu'au lieu de l'infection, par exemple dans l'arrière-gorge.

3. *Bubons.* On nomme ainsi le gonflement des glandes voisines de la partie qui a reçu l'infection du virus vénérien. Aussi est-ce principalement aux aines qu'on observe ces sortes de tumeurs, qui causent beaucoup de douleurs.

4. *Fics.* Ce sont des excroissances verruqueuses qui surviennent à la couronne du gland, au prépuce, au scrotum, à l'anus, au vagin, parfois aussi sur d'autres parties du corps, et sécrètent une humeur âcre.

Quand une fois le poison a été admis dans la masse des humeurs, il manifeste surtout ses effets à l'arrière-gorge, où, comme je l'ai dit, il suscite des ulcères, qui détruisent souvent le palais, le nez, la luette, etc. Il donne lieu aussi à diverses maladies des os, à des gonflemens, à des caries, surtout dans les os spongieux ; ces derniers accidens sont tous accompagnés de grandes douleurs, qui se font surtout sentir pendant la nuit. Lorsque la maladie en est venue là, il n'est pas rare qu'elle entraîne la perte de parties entières, et que le malade finisse par succomber dans l'état le plus déplorable.

Souvent, la syphilis est mal traitée, et reste latente

dans le corps, où elle devient la source d'un nombre
infini de maladies, qui causent la ruine de familles
entières.

Ce n'est point ici le lieu de développer tous les
symptômes et tous les effets de la syphilis. Le peu que
j'ai dit suffira pour engager ceux qui l'ont évitée jusqu'ici à ne pas s'y exposer, et ceux qui n'ont pu y
échapper à s'en faire guérir radicalement, s'ils ne
veulent pas qu'elle les afflige, eux et leur famille, de
maux incalculables. Mais, pour obtenir cette guérison radicale, il ne faut pas s'adresser aux charlatans,
qui, sans s'inquiéter des suites, gorgent le malade
de mercure sous toutes les formes imaginables. C'est
à une méthode qui purifie la masse des humeurs, et
renouvelle, en quelque sorte, l'organisme entier,
qu'on doit s'adresser. Malheureusement les charlatans
ne sont pas les seuls qui traitent mal la syphilis, car
la plupart des médecins, les plus célèbres même d'entre eux, ne connaissent non plus contre elle que le
mercure, quoiqu'il soit bien démontré aujourd'hui
que ce redoutable poison est aussi inutile qu'incertain dans ses résultats, et qu'on doit lui attribuer les
plus cruels de tous les accidens qui surviennent après
l'infection syphilitique. A la vérité, beaucoup de médecins s'en montrent moins prodigues aujourd'hui,
et surtout ne l'emploient plus sous des formes si ef-
frayantes; mais c'est uniquement parce qu'ils pensent
que le virus vénérien s'étant adouci dans les temps
modernes, on n'a plus besoin de recourir à des moyens
aussi énergiques pour le combattre. Quant à moi,
je pense que si la syphilis est devenue plus bénigne,

22.

c'est que, n'abusant plus autant du mercure, on cesse de provoquer cette multitude d'épouvantables symptômes, qu'on mettait jadis sur le compte de la maladie, tandis qu'il fallait les attribuer à la médecine elle-même.

J'ai eu occasion de voir, dans l'hôpital militaire de Freiberg, beaucoup de belles et promptes guérisons opérées sans le secours du mercure. Depuis douze ans le docteur Kretschmar ne se sert plus de ce métal, et non-seulement il guérit toujours, même la syphilis secondaire, mais encore il n'a jamais observé un seul cas de récidive. La même chose a lieu dans les hôpitaux de Hambourg et de Berlin, ce qui n'empêche pas les médecins civils de rester fidèles aux anciens erremens, et de prétendre qu'une guérison radicale sans mercure est chose impossible, que ce ne sont pas de véritables véroles qu'on a traitées, qu'il a dû nécessairement y avoir des récidives, et autres billevesées qu'il n'est pas difficile de mettre en avant quand on refuse d'ouvrir les yeux et de voir la vérité.

Rien n'est mieux démontré aujourd'hui que la possibilité de guérir la syphilis sans mercure, sans nul spécifique. Il ne s'agit que de débarrasser le corps du principe morbifique par un traitement antiphlogistique et le régime, en favorisant les sécrétions et les excrétions. D'après cela, on n'aura pas de peine à croire que le traitement hydriatrique doit également parvenir au but. C'est, en effet, ce que témoignent plusieurs exemples que j'ai observés, soit à Graefenberg, soit dans d'autres établissemens. Le malade atteint de symptômes primitifs, doit éviter toute espèce d'excitation, et la douche ne lui convient point par conséquent. Il faut le soumettre à un régime sévère, sans viande, le faire suer deux fois par jour, envelopper les parties malades de fomentations, donner fréquemment des bains dégourdis, faire boire beaucoup d'eau, prescrire le repos, et éviter toute cause de refroidissement. Il vaut mieux suer dans des draps mouillés que dans une couverture, parce que ce mode entraîne moins d'excitation. Les bains dégourdis ou les simples lotions doivent aussi remplacer le grand bain, parce qu'ils excitent moins la peau et combattent l'état inflammatoire avec plus d'efficacité. Ce traitement est également applicable à tous les symptômes, sans en excepter aucun.

Mais on doit s'y prendre autrement lorsque le mal est ancien, que le malade a pris du mercure, et qu'on est obligé de chasser du corps ce métal, en même temps que le virus syphilitique. Ici, l'on est obligé de déployer le traitement en entier, de faire suer abondamment, de donner des bains froids, de doucher, etc., tout en ayant soin cependant de soumettre les parties souffrantes à des fomentations et à des bains locaux. En procédant de la sorte, il ne faut pas s'inquiéter d'une exaspération qui a lieu d'abord, ni même de l'apparition d'un ou plusieurs symptômes qui n'existaient point auparavant. C'est un bon signe annonçant l'efficacité de la nature et la suffisance de la force médicatrice. Souvent le mercure qui a été introduit dans le corps provoque la salivation, et l'on est tout surpris de voir apparaître de nouveau la syphilis latente, qu'on croyait être détruite depuis long-temps.

X. MALADIES VERMINEUSES.

Les maladies dues à des vers, au tænia, aux ascarides, etc., peuvent certainement être prévenues par de l'eau bue en abondance. Il n'est pas bien prouvé encore qu'on puisse les guérir toutes par un traitement hydriatrique. Mais l'eau fraîche en boisson et les bains de siège ne sauraient manquer d'être au moins fort utiles, puisque c'est principalement chez les sujets atteints de débilité du canal intestinal que les vers s'engendrent.

Une femme de vingt-six ans, atteinte du ver solitaire, éprouvait des vomissemens habituels et une grande irritabilité nerveuse; elle ne se sentait point de force, et éprouvait une idiosyncrasie tellement prononcée contre tous les médicamens, que ceux même de l'homœopathie la faisaient, dit-on, vomir. Elle en vint au point d'être obligée de rester une année presque entière au lit, et sous l'influence d'un traitement homœopathique, elle fut peu-à-peu conduite à deux doigts de sa perte. Dans cet état désespéré, on crut ne courir aucun risque d'essayer l'hydriatrie. On commença par des fomentations autour du ventre, qui furent renouvelées dans la journée. La malade, minée par une fièvre lente, avait la peau sèche comme du parchemin, et rendait chaque jour une énorme quantité de mucosités écumeuses. On pratiqua ensuite des lotions d'eau vinaigrée froide sur tout le corps. Après la première, des fourmillemens se firent sentir à la peau. Les jours suivans on ne se servit plus que d'eau pour les lotions, et tout le tronc fut couvert de

fomentations. Peu-à-peu la malade supporta aussi
l'eau à l'intérieur. Au bout de quelques mois, elle
était rétablie.

Quand les enfans ont des vers, il faut leur donner
des bains froids tous les jours, et leur faire prendre
beaucoup d'exercice. Les farineux ne leur conviennent pas, tandis que la viande et les épices contribuent à l'expulsion des vers. Les lavemens d'eau froide
doivent également être recommandés.

XI. HYDROPISIE.

L'hydropisie est ordinairement une conséquence de
lésions des organes de la nutrition, et on la regarde
toujours comme un symptôme fâcheux dans les maladies. A quelque cause qu'elle puisse se rattacher, il ne
saurait être nuisible au malade de boire de l'eau ; ce
liquide le rafraîchit, et rend les organes plus aptes à
préparer des sucs de meilleure qualité. Mais l'eau doit
être employée avec circonspection à l'extérieur, parce
qu'une forte irritation y détermine souvent des ulcères qui peuvent même prendre un caractère cancé-
reux. Toutefois la sueur, suivie d'une lotion froide,
est incapable de nuire, et peut, au contraire, dans
beaucoup de cas, produire des effets très salutaires.
Quant aux bains froids, on ne doit les mettre en usage
qu'après la guérison de la maladie principale.

XII. PHTHISIES.

Les phthisies sont généralement curables par les
méthodes hydriatriques, lorsqu'on s'y prend à temps ;
mais si la maladie est assez avancée déjà pour qu'il y
ait destruction d'organes, tout ce qu'on peut obtenir,

c'est un peu de soulagement. Du reste, l'exagération ne doit jamais être évitée avec plus de soin qu'en pareille circonstance ; elle ne ferait qu'épuiser encore davantage les forces. On fuit donc les exercices fatigans, les fortes sueurs, la douche, comme aussi les boissons échauffantes, les épices, les passions. Le malade vit à la campagne, dans un climat tempéré, soumis à un régime végétal, prenant pour toute boisson de l'eau et du lait ; il lui est utile de transpirer un peu de temps en temps, de se laver chaque jour le corps entier, et d'appliquer des fomentations sur les parties atteintes. Les phthisiques doivent éviter un air froid et vif, qui irriterait trop leurs poumons.

Si le marasme dépend du mauvais état de la digestion, on cherche à fortifier les organes qui accomplissent cette fonction, ce qu'on obtient par l'eau bue abondamment, la sueur, les fomentations sur le bas-ventre, les bains de siège, les lavemens, etc. Le régime doit être fort doux et approprié aux circonstances. Si l'on voit que les forces se relèvent, on continue : si, au contraire, elles baissent encore davantage, on insiste moins sur le procédé sudatoire. L'eau est surtout utile aux personnes qui en faisaient fort peu usage , et dont la maladie peut être jusqu'à un certain point attribuée à l'aversion qu'elle leur inspirait.

S'il y a des sueurs nocturnes, il convient que le malade se couvre peu pendant la nuit, et qu'au moment où la sueur paraît, il se lave le corps entier : d'ailleurs il aura soin de ne pas trop boire. Les bains de siège avant de se mettre au lit sont parfois utiles en pareil cas.

TROISIÈME PARTIE.

MALADIES DES FONCTIONS ANIMALES.

Les fonctions animales sont celles par lesquelles la vie des animaux se distingue de celle des végétaux. Aux maladies dont elles peuvent être atteintes se rapportent les affections nerveuses proprement dites, les vésanies, etc.

I. MALADIES NERVEUSES.

Il n'y a point de maladies dans laquelle le système nerveux ne souffre en totalité ou en partie, car toute impression, agréable ou désagréable, que notre corps reçoit, réagit aussitôt sur lui, pour arriver à notre conscience. La plupart des maladies sont le résultat d'un trouble survenu dans ce système, de sorte que, rigoureusement parlant, elles auraient presque toutes des droits à l'épithète de nerveuses. Mais l'usage a prévalu de les nommer d'après leurs symptômes les plus saillans, ou d'après les parties dans lesquelles ces symptômes se manifestent, et nous n'appelons nerveuses que celles dont la source est si profondément cachée qu'on ne saurait leur assigner une cause matérielle, qu'elles ne s'annoncent que par un trouble plus ou moins marqué des opérations de la vie.

De même que certaines causes matérielles de maladies portent le trouble dans les nerfs et l'esprit, comme, par exemple, les poisons, la goutte, etc., de même aussi les impressions morales agissent, par l'intermédiaire du système nerveux, sur les parties des corps accessibles à nos moyens d'investigation. A la vérité, il y a quelques maladies nerveuses dans lesquelles la structure des nerfs laisse apercevoir des anomalies évidentes, lors de l'ouverture des corps; mais, dans un grand nombre, on ne découvre absolument rien, et la plupart sont de véritables énigmes pour nous.

Si la maladie consiste en une faiblesse des nerfs, le traitement hydriatrique peut rendre de grands services, puisque la stimulation déterminée par le froid sollicite la force vitale à se déployer avec plus d'énergie. Cependant il ne faut jamais employer le froid d'une manière assez intense et assez soutenue pour donner lieu à une surexcitation, car le résultat définitif serait alors d'accroître la faiblesse déjà existante et d'exaspérer l'irritabilité générale. La sueur doit bien moins encore jouer un rôle principal dans le traitement, attendu que l'excitation et la chaleur, qui en sont inséparables, débilitent et irritent les nerfs.

Lorsqu'un changement s'est opéré dans la structure des nerfs, on parvient rarement à obtenir une guérison radicale. Toutefois, l'eau froide ne doit pas être dédaignée, même en ce cas; elle arrête les progrès du mal, ou contribue à la rendre supportable en rétablissant la fonction des parties demeurées intactes.

Dans toutes les maladies nerveuses, on doit fuir les

efforts intellectuels, les passions déprimantes, les
excitations vives, les alimens stimulans et échauffans,
les boissons fortes, les vêtemens trop chauds. Il faut
procurer aux malades toutes les distractions que son
état et les circonstances comportent. L'influence du
moral joue ici un rôle des plus importans, et suffit
souvent, à elle seule, pour amener une amélioration
notable.

1. FAIBLESSE NERVEUSE,

Chez beaucoup de personnes, la faiblesse nerveuse
est innée ; chez d'autres, elle dépend des travaux de
cabinet, des passions, du chagrin, des soucis, de l'a-
bus des plaisirs de l'amour, etc. Il y a des cas où elle
se rattache à des maladies douloureuses qui ont duré
long-temps. Mais, de quelle source qu'elle émane,
on doit observer rigoureusement les préceptes que j'ai
tracés plus haut : il faut que le traitement hydriatrique soit appliqué avec douceur et sans jamais perdre
de vue l'état de la force vitale.

J'ai rencontré des jeunes gens et des vieillards dont
un traitement, suivi pendant l'hiver, avait complètement abattu les forces, au lieu de les relever, comme
on l'espérait. Un jeune homme vint me trouver, au
printemps dernier, pour continuer, sous ma direction, un traitement qu'il avait commencé l'automne
précédent, et suivi durant tout l'hiver ; mais l'irritation était telle chez lui, que je crus devoir le laisser
d'abord en repos. Pendant un mois, il ne fit qu'observer un régime sévère, prendre des lotions froides,
et se promener ou rester au lit ; je le renvoyai ensuite

chez lui, où il se rétablit peu-à-peu en se conformant à un genre de vie réglé. J'ai rencontré à Graefenberg plusieurs personnes âgées, dont le traitement d'hiver avait tellement ruiné la constitution,
qu'elles ne pouvaient plus se réchauffer, même au
plein cœur de l'été, et qui, cependant, ne comprenaient pas que leur santé se serait rétablie si elles
s'étaient retirées chez elles au lieu de continuer à
s'épuiser par des moyens hors de toute proportion
avec leurs forces épuisées. Elles regardaient ce que je
leur disais à ce sujet comme un amas d'erreurs, ou
même comme un blasphème envers leur bienfaiteur,
et continuaient de boire et de se baigner. Ce n'est
pas ainsi qu'on guérit la faiblesse nerveuse.

Les personnes qui ont les nerfs délicats doivent
boire de l'eau avec modération, suer peu ou point,
ne jamais se laver ou se baigner assez pour en ressentir de l'excitation, prendre beaucoup d'exercice en
plein air, ne jamais dépasser cependant la mesure de
leurs forces, suivre un régime simple, ne point s'écarter de la sobriété, et éviter tout ce qu'elles sentent ne
pas leur convenir. L'enveloppement dans des draps
mouillés est souvent utile, surtout quand le malade a
beaucoup de propension à se refroidir. Les bains doivent être pris au sortir du lit, ou au retour d'une
légère promenade, et durer peu. Il ne s'agit ici que
de la première impression, et de la réaction qui y
succède. On a recours, avec succès, aux affusions,
en versant l'eau d'une certaine hauteur, à l'aide d'un
grand vase. A Hohnstein, le docteur Becker a fait établir, au plafond de la salle des bains, une espèce de

tambour en fer-blanc, qui se renverse de lui-même et verse tout son contenu à-la-fois sur le malade, d'une hauteur d'environ dix-huit pieds. On répète deux ou trois fois ces affusions, suivant les circonstances. Le docteur Becker m'a assuré qu'il en avait vu de très bons effets dans la faiblesse nerveuse. Les bains de rivière et les bains de flots sont fort utiles aussi.

Je répète qu'il faut que le malade se sente plus fort à la suite de chaque bain ; si l'effet contraire a lieu, on éloigne de plus en plus les bains, et l'on finit même par se borner aux simples lotions avec l'eau dégourdie. Mais, moins le sujet supporte l'eau, plus il doit s'assujettir au régime et éviter tout ce qui exerce une influence nuisible sur lui. Cependant on ne doit pas aller trop loin à l'égard des alimens; il y a des personnes qui se trouvent très bien d'un régime nourrissant, de la viande rôtie et de l'eau rougie.

2. PHTHISIE DORSALE.

La phthisie dorsale, quand elle a fait de grands progrès, est une maladie difficile à guérir, bien que l'eau froide, employée avec circonspection, puisse améliorer beaucoup l'état général du sujet.

On cite une guérison qui a eu lieu à Graefenberg, en 1836. Je crois cependant qu'il ne s'agissait que d'une inflammation chronique. Le malade était fort adonné à l'eau-de-vie. Il survint, chez lui, un énorme abcès à la région sacrée, qui, après avoir rendu pendant long-temps beaucoup de pus fétide, finit par se cicatriser.

Les excès vénériens sont la principale cause de la

23.

phthisie dorsale. Elle peut toutefois dépendre aussi des inflammations de la moelle épinière. Comme les nerfs des organes digestifs et des membres proviennent du prolongement rachidien, la digestion souffre, et les membres sont paralysés, tantôt ceux du haut, tantôt ceux du bas, suivant le siège de la maladie. La paralysie des extrémités inférieures est plus commune que celle des supérieures.

S'il est possible de porter quelques secours aux malades atteints de phthisie dorsale, ce ne peut être que par le froid de l'eau, par des fomentations : j'ai éprouvé le sentiment plus désagréable en voyant, dans plusieurs établissemens hydriatriques, de ces malheureux qu'on faisait suer fortement pendant des mois entiers ; il faut être bien aveugle pour ne pas s'apercevoir que la sueur est hors d'état de guérir des nerfs affaiblis et détruits. D'après mes conseils, quelques-uns de ces malades renoncèrent à suer, et leur état, qui n'avait fait qu'empirer jusqu'alors, s'améliora un peu.

A peine est-il nécessaire d'ajouter que les malades doivent éviter également toutes les autres influences débilitantes. Trop de chaleur, un sommeil trop prolongé, un régime excitant, les boissons chaudes, les lectures licencieuses, etc., contribuent à développer de plus en plus la maladie. La douche demande une grande circonspection ; il ne faut jamais y recourir sans des indications spéciales, et jamais non plus elle ne doit être forte.

3. DELIRIUM TREMENS.

C'est une maladie exclusivement propre aux ivro-

gnes. Elle consiste en une paralysie des facultés intellectuelles, avec surexcitation telle des nerfs, que
le malade tremble toujours, et se sent faible jusqu'à
ce qu'il ait recouvré un peu de ton par quelques verres d'eau-de-vie, ce qui lui réussit dans les premiers
temps. Aussi éprouve-t-il tellement le besoin de liqueurs fortes, qu'il sacrifie tout pour s'en procurer.
Souvent la maladie dégénère en démence complète,
ou se termine par l'encéphalite.

J'ai connu, à Graefenberg, un homme qui en était
atteint, et auquel on avait donné un surveillant, afin
qu'il lui fût impossible de se procurer de l'eau-de-vie.
On le soumettait au traitement complet et aux bains
de siège. Au bout d'un mois il ne tremblait presque
plus, et son appétence pour les liqueurs fortes avait
beaucoup diminué. Il fut mis alors à l'usage des douches, et en quelques semaines il se trouva parfaitement guéri.

4. TÉTANOS ET TRISME DES MACHOIRES.

Un traitement hydriatrique est assurément plus
convenable que tout autre pour combattre ces maladies; car le malade ne pouvant écarter les mâchoires,
les moyens externes en acquièrent d'autant plus d'importance.

On place le sujet dans une cuve, et on le frictionne
vigoureusement avec de l'eau froide; puis on le remet
au lit, où l'on continue encore pendant quelque
temps de le frotter avec les mains ou avec une étoffe
de laine sèche. Il convient quelquefois de recourir à
la douche sur l'épine dorsale. Dans beaucoup de cas,

l'accès résiste long-temps : cependant il y a eu finale-
ment guérison dans tous ceux qui sont venus à ma
connaissance.

Un jeune théologien fut pris du tétanos, peut-être
pour avoir bu trop d'eau, et comme Priesnitz ne connaissait point encore cette maladie, on alla chercher
un médecin, qui, après quelques tentatives infruc-
tueuses, déclara le malade sans ressource. Priesnitz
lui-même avait perdu courage; mais le docteur Harder, de Pétersbourg, qui était présent, le ranima, en
lui disant qu'il ne fallait jamais désespérer tant que la
vie n'était pas éteinte. On mit donc le malade dans une
cuve, et on le fit frotter pendant deux heures par quatre
hommes, après quoi on le laissa couché deux heures
dans son lit. Le médecin de Freiwalde offrit à Priesnitz de parier avec lui que son malade mourrait, ce
que Priesnitz refusa, disant qu'il ne voulait pas parier
sur la vie d'un homme. On remit le jeune homme
dans la cuve. On le doucha avec un soufflet de cuisine,
et l'on continua ainsi pendant plus de vingt-quatre
heures. Peu-à-peu il revint à lui, et bientôt il fut
complétement guéri.

5. ÉPILEPSIE.

Les symptômes de cette maladie sont trop connus
pour que j'aie besoin de les rappeler. On ne connaît
point encore de remèdes certains contre elle. L'eau
froide, que quelques personnes ont recommandée,
ne produit de bons effets que dans quelques cas particuliers, et la plupart du temps à peine est-elle en

état de procurer un peu de soulagement pendant la durée des accès.

Si l'épilepsie dépend d'exanthèmes répercutés, d'un refroidissement, d'hémorrhagies supprimées, de vers, etc., le traitement hydriatrique est un excellent moyen de la guérir, en détruisant les causes qui la provoquent. On doit alors se diriger en raison des circonstances; mais il faut toujours avoir soin que le système nerveux du malade ne soit pas surexcité plus encore qu'il ne l'est par des sueurs ou des douches trop fortes. Il ne saurait y avoir de traitement général applicable à tous les cas d'épilepsie sans distinction. C'est surtout quand la maladie tient à une débilitation générale du système nerveux ou à des lésions organiques du cerveau, de la moelle épinière, qu'on ne peut rien établir de positif; car souvent ce qui profite aux uns nuit aux autres.

Aucun des épileptiques que j'ai observés ou traités ne m'a fourni la moindre preuve à l'appui de l'efficacité de l'eau contre leur maladie. Si parfois on a cru remarquer un effet favorable, bientôt on a pu se convaincre que les accès n'avaient fait que s'éloigner, pour reparaître ensuite avec plus de violence. Ainsi, j'étais parvenu par de nombreux bains de siège, l'enveloppement dans des draps mouillés, et un régime végétal sévère, à faire cesser les accès chez un jeune homme pendant plusieurs semaines; en conséquence, je me berçais déjà de l'espoir d'opérer la guérison, lorsqu'un accès nouveau, d'une effrayante intensité, vint détruire toutes mes illusions. Le résultat a été le même dans tous les autres cas. La douche nuit manifestement. Les bains de siège, les fomentations et la diète sont les moyens qui semblent convenir le mieux.

6. CHORÉE.

Cette maladie ressemble, sous beaucoup de rapports, à l'épilepsie, dans laquelle elle finit souvent par dégénérer. Elle consiste en des convulsions et des contorsions des membres, qui lui ont valu le nom vulgaire de *danse de Saint-Gui*. Le seul cas que j'aie vu, est celui d'un malade traité par le docteur Martini, à Liebestein, et dont la santé s'était sensiblement améliorée. En général, le pronostic de la chorée est beaucoup moins fâcheux que celui de l'épilepsie, et cette maladie se prête bien mieux au traitement hydriatrique. Les bains de siège, les grands bains, la douche, les bains de pluie et les affusions sont les moyens à mettre en usage, à moins qu'il ne convienne de recourir aussi à de légères sueurs, comme, par exemple, chez une jeune fille voisine de la puberté, dont les règles ne voudraient pas s'établir.

7. HYSTÉRIE.

On appelle ainsi une anomalie de l'action nerveuse qui a pour point de départ l'appareil génital chez les femmes, et qui correspond à l'hypocondrie des hommes.

Comme dans l'hypocondrie, les malades sont très sensibles, et gaies ou tristes sans cause apparente; toujours inquiètes de leur état, elles craignent à chaque instant qu'il n'empire, et redoutent toutes les influences du dehors; elles aiment à se plaindre,

et ne s'occupent que d'elles-mêmes. De temps en
temps elles éprouvent des accès de spasmes, avec
gargouillemens dans le ventre, oppression de poitrine, sentiment de constriction à la gorge, mal
de tête limité à une très petite étendue, sensation
analogue à celle que produirait la présence d'un
animal vivant dans le bas-ventre, douleurs abdominales, vomissemens, etc. L'hystérie s'accompagne
fréquemment de troubles divers dans la digestion, et
surtout de constipation, d'irrégularité des règles, de
flueurs blanches, etc.

L'hystérie est souvent héréditaire ; mais, dans beaucoup de cas aussi, elle résulte d'un genre de vie trop
efféminé, d'une éducation mal dirigée, de l'oisiveté,
de l'onanisme, d'un amour non satisfait, d'accou-
chemens pénibles et multipliés, de soucis, de chagrins, etc.

Ce qu'il y a de plus important, pour la guérir,
c'est de modifier toutes les circonstances à la fâcheuse
influence desquelles elle est due, de fortifier le système nerveux, principalement celui des organes abdominaux, et de bien régler les moyens qu'on em-
ploye, d'après l'état des forces et le degré d'irritabilité du sujet.

La malade doit d'abord éviter les alimens et boissons de nature échauffante et relâchante ; elle ne
doit jamais manger de substances venteuses et difficiles à digérer. Il convient qu'elle prenne ses alimens
froids, ou du moins peu chauds, et qu'elle boive
beaucoup d'eau fraîche. Le lait, en trop grande abondance, ne lui convient pas, non plus que les farineux,

23..

les acides, et surtout la pâtisserie. Il faut qu'elle se livre à des occupations utiles, et qu'en s'imposant un travail quelconque elle appelle son attention au dehors, afin d'empêcher qu'elle ne se concentre au dedans. L'exercice au grand air est fort utile également, comme aussi la régularité dans les heures du coucher et du lever. Il faut lire peu, et jamais le soir, avant de se mettre au lit.

- Les sueurs légères, suivies de grands bains, et au besoin les bains de pluie et la douche, ont pour effet d'activer les fonctions de la peau et de fortifier tout l'ensemble du système nerveux. Les bains de siège et les fomentations redonnent du ton aux organes digestifs et génitaux. Les lavemens froids contribuent beaucoup aussi à ce résultat, en même temps qu'ils font cesser la constipation.

On doit avoir égard aux complications de leucorrhée et d'irrégularités de la menstruation, lorsqu'elles existent. Quand la femme a eu beaucoup d'enfans, on se garde d'avoir recours à la douche et de forcer le traitement. Les jeunes femmes, et les filles qui entrent dans l'âge de puberté n'exigent pas autant de circonspection.

Les exemples de guérison abondent dans tous les établissemens hydriatriques. Je ne connais pas un seul cas où le traitement par l'eau n'ait amené les plus heureux résultats.

8. HYPOCONDRIE.

L'hypocondrie, maladie propre aux hommes, ne diffère de l'hystérie qu'eu égard aux symptômes qui se rapportent à l'appareil génital. Elle est presque toujours liée à la goutte ou aux hémorrhoïdes, quelquefois à l'une et à l'autre.

Malgré la différence qui existe entre les symptômes de ces trois maladies, comme elles ont de commun ensemble le désordre du système nerveux, de celui surtout du bas-ventre, on ne peut douter qu'elles ne procèdent des mêmes causes. Chez les hypocondriaques, l'irritabilité nerveuse prédomine, et les troubles de la digestion sont moins sensibles que chez les hémorrhoïdaires et les goutteux, la maladie est moins matérielle, plus nerveuse, et elle se rapproche beaucoup des affections mentales, dans lesquelles il lui arrive assez fréquemment de se convertir.

L'hypocondriaque est, comme la femme hystérique, enclin à se plaindre, à s'irriter, à se dépiter, à ne s'occuper que de sa personne, mais il est plus insupportable encore, plus impérieux, plus impatient de toute contradiction, plus entêté des opinions qu'il s'est formées sur le compte de sa maladie, qu'il s'attend de jour en jour à voir devenir plus grave. L'activité de son imagination lui fait voir les choses tantôt en beau et tantôt en noir, ce qui rend son humeur tour-à-tour facile et intraitable. Sans cesse occupé de ses alimens, il blâme volontiers ce qu'on lui donne, et cependant en mange plus qu'il ne devrait faire; s'imaginant toujours être fort sobre, il double fréquemment ses repas, et après en avoir agi ainsi pendant plusieurs jours, il se laisse à-peu-près mourir de faim. La société de ses semblables lui déplaît; il est taciturne, et cependant, une fois en train de parler, il ne tarit plus, surtout si la conversation roule sur lui-même. Il se croit le plus malheureux des hommes, attend la mort tous les jours, et n'ose rien entreprendre jusqu'à ce qu'un changement soudain d'humeur, imprimant un autre cours à ses idées, le porte à se jeter dans des entreprises hasardeuses et qui demandent un long avenir. Souvent la pensée du suicide vient l'assiéger, et ce n'est qu'avec peine qu'il réussit à la détourner. Ses souffrances morales augmentent pendant la mauvaise saison. Il est sujet d'ailleurs à des accès irréguliers, et plus ou moins prolongés, qui le réduisent au désespoir, principalement lorsqu'à ses souffrances viennent se joindre encore celles des hémorrhoïdes. Ceux qui l'entourent doivent alors éviter de le contrarier, et supporter ses boutades avec patience. Ils doivent s'habituer à voir en lui un pauvre malade, et non un insupportable bourru, autrement ils ne font qu'exaspérer son état. Il faut aussi chercher à le distraire, à détourner son imagination des pensées qui l'occupent incessamment, et à faire renaître en lui l'espoir de recouvrer la santé.

L'eau froide est un des plus précieux moyens pour la guérison de l'hypocondrie, surtout dans les établissemens hydriatriques, où le changement d'habitudes, le bon air, et la société contribuent à en aider l'action. Seule même elle produit presque toujours d'excellens effets, et souvent suffit pour dissiper l'humeur noire des hypocondriaques. Theden nous apprend qu'il parvint à se guérir, en quittant le thé, et en se mettant à boire beaucoup d'eau. Priesnitz conseille aussi de boire abondamment à table, afin que l'estomac, rempli de liquide, ne puisse point admettre une si grande quantité d'alimens. Le moyen est bon sans doute ; seulement je pense qu'il doit finir par nuire, et que le mieux est de s'habituer à ne pas manger plus que les organes ne peuvent supporter. Quant à la quantité d'eau à consommer, on ne saurait la fixer, car elle doit varier suivant les circonstances et la constitution. Que le malade ne se montre pas trop scrupuleux à cet égard, qu'il boive tant qu'il y trouve plaisir, et qu'il en éprouve du soulagement.

On doit recommander, en outre, aux hypocondriaques, les sueurs légères, les bains entiers, ceux de siège, les douches et même les bains de pieds, moyens dont l'emploi se règle d'ailleurs d'après l'état des forces, car il faut bien se garder surtout d'abuser de la sueur et des douches. Le malade prend beaucoup d'exercice, suit un genre de vie régulier, s'abstient du coït, et évite tout ce qui exigerait des efforts de sa part, mais par-dessus tout les travaux de cabinet. Ses alimens doivent être plutôt froids que chauds, et plutôt solides que liquides, afin de l'obliger à exercer longtemps la mastication. Les lavemens froids sont le meilleur moyen qu'on puisse opposer à la constipation ; s'ils échouaient, on y ajouterait un peu d'eau chaude, mais seulement pour les dégourdir, car, trop chauds, ils accroissent l'hypocondrie, ainsi que l'expérience l'a démontré.

Le régime a une telle importance dans cette maladie que Schrott l'emploie presque seul, et que s'il a recours à l'eau, c'est seulement comme accessoire ; il proscrit les bains et la douche, n'admettant que les lotions et l'enveloppement dans des draps mouillés.

II. MALADIES MENTALES.

Les maladies mentales sont celles dans laquelle il y a perte constante du libre exercice des facultés intellectuelles (1). Si nous considérons qu'une cause passagère, par exemple un coup sur la tête, peut subitement aliéner l'esprit pour toujours, et que la faiblesse croissante du système nerveux porte peu-à-peu le désordre dans les facultés morales, nous sommes forcés d'admettre que ce principe tant admiré n'est point un tout à part et indivisible, qu'il est lié à toutes les parties de la matière du corps, et qu'il dépend d'elles autant qu'elles dépendent de lui. Toute partie du corps contient donc une portion de l'esprit, et chaque atome constituant de l'organisme en est pénétré. Que cette pensée nous inspire plus de respect pour notre propre corps, qu'elle nous engage à l'épargner davantage, à en mieux employer les forces, et qu'elle nous rappelle sans cesse qu'aussi long-temps que notre corps est sain, notre esprit conserve aussi sa vigueur et son activité. Si l'esprit ne dépendait pas du corps, les vieillards ne finiraient pas par tomber dans l'enfance : or, nous voyons les plus beaux génies s'évanouir à mesure que les organes se dessèchent, comme une lampe s'éteint quand l'huile vient à manquer.

Lorsque les maladies mentales sont la suite d'influences morales, un simple traitement par l'eau

(1) Voyez Esquirol. *Des maladies mentales,* Paris, 1838. 2 vol. in-8°, fig. — Leuret. *Du Traitement moral de la folie,* Paris, 1840, in-8°.

froide ne saurait les guérir; mais l'hydriatrie peut devenir utile dans celles qui dépendent de causes matérielles, telles que les irrégularités de la menstruation
ou la répercussion d'exanthèmes, pourvu que l'organe
de la pensée n'ait pas subi une altération telle que le
rétablissement de ses fonctions devienne impossible.
Mais, même alors, il faut beaucoup d'expérience et de
tact pour diriger le traitement de manière à ce qu'il
ne fasse pas plus de mal que de bien. J'ai vu à Freiwalde une femme que les désordres de la menstruation avaient rendue folle; Weiss parvint à la débarrasser d'une partie de ses idées fixes; j'ignore si elle
aura été entièrement guérie. Plusieurs autres fous
que j'ai vu traiter n'ont pas été rappelés à la raison.

III. ÉTATS ÉCLIPTIQUES.

Pendant le sommeil, les fonctions animales sont
interrompues; nous n'avons plus ni conscience de ce
qui se passe autour de nous, ni volonté; ou du moins
ni pouvoir d'accomplir les ordres de cette dernière. Il
y a ce que j'appelle état écliptique quand le même
phénomène arrive par l'effet d'une cause morbifique,
et que le sujet ne peut être ramené à la conscience
de soi-même à l'aide des mêmes moyens qui nous font
passer du sommeil à la veille.

1. SOPEUR.

La sopeur, à laquelle on doit rapporter aussi le
somnambulisme, est rarement une maladie idiopa-
thique; le plus souvent elle nous apparaît comme
symptôme de quelque autre affection. Le traitement

doit donc varier suivant les circonstances ; mais sous quelque forme que la sopeur se présente, l'eau froide ne saurait manquer d'être un excellent moyen contre elle : faire suer le malade ne peut être indiqué que dans les cas où il y a évidemment une cause matérielle.

2. SYNCOPE.

Personne n'ignore que les aspersions d'eau froide sont un excellent remède contre la syncope. Les bains de pieds froids, les affusions, les bains de siège, si l'estomac paraît souffrir, et les lavemens font cesser la prédisposition que certaines personnes éprouvent à perdre souvent connaissance. Si l'accès dure long-temps, on frotte bien les bras et les jambes, surtout les pieds ; en même temps, on applique une fomentation sur la tête et la poitrine. Le premier soin doit être de s'assurer qu'aucune partie des vêtemens du malade ne le gêne ou le comprime.

3. ASPHYXIE.

L'asphyxie est la suspension de tous les phénomènes de la vie, bien que celle-ci ne soit pas éteinte.

Les débats qui ont eu lieu à ce sujet dans la diète de Saxe, et les écrits de plusieurs auteurs, prouvent que le nombre est assez considérable de ceux qu'on enterre vivans, et l'on doit être surpris de l'indifférence avec laquelle a été examinée une question qui cependant nous touche tous de si près.

Parmi les signes du retour à la vie qu'une personne étrangère à la médecine doit connaître, je citerai la chaleur au creux de l'estomac, l'obscurcissement

d'une glace présentée devant la bouche, les oscil-
lations d'un duvet placé sous le nez, la sensibilité
de la pupille à l'approche d'une lumière, etc. Les
médecins ont encore quelques autres moyens de s'assurer de la vie des asphyxiés, comme l'action des vésicatoires, l'écoulement du sang par la veine ouverte, etc.

Le traitement varie beaucoup en raison des circonstances; car des moyens trop violens pourraient tout
aussi bien éteindre que ranimer l'étincelle de vie qui
cherche à pointer. Un air pur, le frottement du corps
avec de l'eau froide, le frottage des membres, les
aspersions d'eau froide au visage, les lavemens froids,
même la douche froide avec une seringue, produisent
de bons effets. La règle générale est de rétablir la circulation, de stimuler doucement les nerfs, de prévenir des déjections alvines, et après chaque application
extérieure de l'eau froide, de laisser au corps quelque
temps de repos; il ne faut recourir à de nouveaux
essais qu'autant qu'on peut supposer que l'effet de
ceux qu'on a déjà tentés est dissipé.

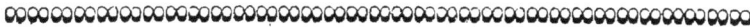

APPENDICE.

DE QUELQUES MALADIES CHIRURGICALES DANS LESQUELLES L'EAU PEUT ÊTRE UTILE.

Parmi les maladies qui sont du ressort de la chirurgie, les unes ont été produites par des lésions traumatiques, et les autres doivent leur origine à une
viciation des humeurs. Elles réclament des secours

mécaniques ; et rentrent dans le domaine du chirurgien, ou bien il suffit, pour les guérir, de venir au
secours de la force médicatrice de la nature par des
moyens qui purifient les humeurs et fortifient l'organisme. Dans le premier cas, l'eau peut rendre les plus
grands services, parce qu'employée à l'extérieur et à
l'intérieur, elle prévient l'inflammation et la fièvre,
ce qui la fait préférer par tous les chirurgiens qui rai-
sonnent leur art aux remèdes compliqués que la mode
avait mis long-temps en crédit ; dans le second, un
traitement hydriatrique complet et bien dirigé est
certainement ce qu'il y a de mieux.

1. FRACTURES.

Les fractures exigent toujours l'intervention d'un
chirurgien ; en l'attendant, on doit faire des fomentations d'eau froide, qu'on renouvelle dès qu'elles
commencent à s'échauffer : ces fomentations prévien-
nent l'inflammation, et rendent le travail de l'homme
de l'art plus facile, outre qu'elles diminuent les douleurs et la fièvre traumatique. Il est bon, dans cette
dernière intention, d'engager le blessé à avaler de
temps en temps une gorgée d'eau fraîche. Une fomentation autour du bas-ventre, changée toutes les heures, remplirait également bien l'indication.

Pour le pansement, l'eau froide est préférable à
tout autre moyen.

S'il survient une forte fièvre traumatique, il faut
envelopper le malade, depuis la poitrine jusqu'aux
genoux, de draps mouillés, qu'on renouvelle de
temps en temps, si les circonstances le permettent.

2. LUXATIONS.

C'est également au chirurgien qu'il appartient de réduire les luxations ; mais jusqu'au moment de son arrivée, on peut procéder comme dans le cas de fracture, avec cette différence qu'ici les linges doivent être très chargés d'eau et changés toutes les cinq minutes. Après la réduction, on continue les fomentations rafraîchissantes, ou si la situation de la partie le permet, on la plonge dans un bain froid, et on l'y frotte pendant une demi-heure, après quoi on la recouvre d'une fomentation excitante, et on recommence le même procédé au bout d'une couple d'heures. Les bains froids redonnent du ton aux ligamens, écartent l'inflammation et dissipent les douleurs. Deux ou trois jours suffisent ordinairement pour la guérison ; mais il faut répéter les bains deux ou trois fois au moins par jour, et ne pas négliger les frictions pendant leur durée.

3. CONTUSIONS.

Le mieux est de les traiter par des fomentations : les linges doivent être d'abord un peu imbibés d'eau, et renouvelés en raison de l'inflammation ; peu-à-peu on les exprime davantage, et on les laisse plus long-temps en place. S'il y a une forte inflammation, on la combat par un bain dérivatif prolongé, auquel on soumet la partie située au-dessous de celle qui est malade, le pied pour la cuisse, la main pour l'épaule, etc.

Quelques bains locaux, ou quelques affusions, répétés plusieurs fois par jour, terminent le traitement.

Ici, comme dans les deux cas précédens, on modère, on prévient la fièvre en prescrivant un régime exigu , faisant boire de l'eau , et ayant recours , en cas de besoin , aux draps mouillés.

4. PLAIES.

La nature guérit seule les plaies. Il suffit d'écarter les obstacles à la cicatrisation, de bien nettoyer la solution de continuité, et de prévenir l'inflammation et la fièvre.

On doit donc commencer par enlever tous les corps étrangers, arrêter le sang , et mettre la partie blessée dans une situation telle que ce liquide ait moins de tendance à y affluer, et qu'elle-même puisse rester en repos. Si une partie importante ou une artère a été blessée, il faut recourir au chirurgien. Pour arrêter l'hémorrhagie, on emploie la glace ou les fomenta-tions froides.

Dans les blessures légères , il suffit, quand on les a bien nettoyées et que le sang ne coule plus en abon-dance, d'en affronter les bords, et de les entourer d'un bandage qu'on imbibe d'eau de temps en temps. Le linge à pansement doit être doux et ployé en cinq ou six doubles, afin d'éloigner le contact de l'air, et cependant de ne pas provoquer un état inflammatoire en couvrant trop la plaie.

Long-temps avant de m'occuper d'hydriatrie , je me suis guéri ainsi d'une foule de petites plaies , sans que jamais elles aient suppuré. Une fois , je reçus un coup d'épée qui traversa depuis la seconde phalange de l'indicateur droit jusqu'au-delà de la moitié de la troisième, et pénétra jusqu'à l'os ; en deux jours je fus guéri par des applications de linges mouillés ; plus tard, m'étant aperçu que les bords de la plaie n'étaient pas bien affrontés, et que j'éprouvais de la gêne dans le maniement du sabre, je fendis la cicatrice avec un rasoir, je mis les bords en parfait contact, et je guéris non moins heureusement, sans ressentir depuis, ni gêne, ni douleur, malgré la cicatrice qui m'est restée. Un coup de sabre sur les doigts medius et annulaire de la main droite, qui avait porté jusqu'à l'os, fut guéri de la même manière en huit jours, et ne laissa qu'une légère cicatrice. Un coup de baïonnette à la poitrine, que j'étais heureusement parvenu à détourner en partie par un mouvement du bras, de manière à préserver les organes internes, me gêna si peu, grâces aux fomentations que j'appliquai dessus, qu'il ne fut même pas nécessaire d'interrompre mon service. Une forte contusion produite par un coup de pied de cheval à la cuisse, guérit de même en peu de jours. En un mot, je me suis traité par la seule eau froide de toutes sortes de plaies et de contusions, sans jamais avoir recours aux médecins, et cela bien avant de savoir que ce même liquide était capable de rendre d'aussi grands services dans les maladies internes.

Félicitons-nous de ce que la chirurgie moderne accorde la préférence à l'eau sur tous les emplâtres et onguens, dans presque toutes les opérations qu'elle entreprend. Ce sont les Français et les Italiens qui, sous ce rapport, ont ouvert la carrière.

5. BRULURES.

Depuis long-temps l'eau froide est reconnue le meilleur moyen à mettre en usage contre les brûlures. Dezondi surtout l'a employée et expressément recommandée dans les cas dangereux. Il n'a trouvé pour adversaire que le fondateur de l'homœopathie, qui est presque parvenu à convaincre les ignorans de la non-utilité de l'eau froide dans les brûlures, sans que jamais lui-même ait fait d'expériences à cet égard.

La principale chose à faire dans une brûlure, quelle qu'elle puisse être, c'est de mettre la partie dans de l'eau froide, mais dont toutefois la température ne soit pas au-dessous de dix degrés, parce qu'autrement elle irriterait trop. On l'y laisse, en ayant soin de renouveler le liquide à mesure qu'il s'échauffe, car alors la douleur se renouvelle. Suivant le degré de la brûlure, on continue encore l'immersion plus ou moins long-temps après la cessation de la douleur, ou tout au moins on y substitue des fomentations froides, qui doivent être entretenues jusqu'à parfaite guérison.

Si la brûlure est située de manière à rendre le bain impossible, on a recours aux affusions ou aux fomentations, qui doivent également durer jusqu'à ce que les douleurs aient cessé.

Survient-il de la fièvre, on la traite par des draps mouillés, dans lesquels on laisse le malade aussi long-tems que les moyens qu'il faut employer contre la brûlure le permettent.

Quand la peau ou même les parties sous-jacentes ont

été détruites par la brûlure, et qu'une grande étendue
des tégumens se trouve endommagée, il vaut mieux
employer l'eau froide, non pas sous la forme de bains,
mais sous celle de fomentations, attendu qu'alors la
guérison exige un certain laps de temps, qu'une trop
forte action de la part du liquide froid exciterait trop,
et qu'il faut prévenir l'inflammation et la fièvre.

Un fabricant de savon se laissa tomber dans la lessive chaude, et se brûla tellement que la peau était
détruite dans un tiers au moins de son étendue, et que
sur divers points du corps on apercevait de larges es-
chares. En arrivant auprès de lui, je le trouvai, à ma
grande surprise, étendu sur un sopha et enveloppé
d'un drap mouillé; je passai la journée auprès de lui,
veillant à ce que le drap fût changé, d'abord toutes
les demi-heures, puis toutes les heures. Le résultat
fut des plus favorables. Le malade n'éprouva presque
pas de douleurs. En changeant les draps, on étendait
sur les parties les plus endommagées des linges enduits
d'un liniment d'huile de lin et de jaune d'œuf. Le second ou troisième jour, ces mêmes parties furent,
contre mon gré, couvertes de linges imbibés d'eau à
laquelle on avait ajouté un peu d'eau-de-vie. Peu-à-
peu, le malade put quitter le lit, et malgré le danger
dans lequel il s'était trouvé, sa guérison fut parfaite
au bout de trois semaines.

Une fille se brûla la nuque et le dos en se laissant
tomber avec un grand pot d'eau chaude qu'elle portait.
Les parties brûlées étaient d'un rouge vif, avec des
ampoules. Je les fis couvrir de compresses trempées
dans un mélange d'eau et de neige, et qu'on renouve-

lait à mesure que la neige fondait. Il y eut sans doute un peu de négligence à cet égard, parce que je ne pus rester auprès de la malade. Cependant, le lendemain soir, la rougeur et la douleur avaient disparu, et il ne restait plus qu'une petite ampoule, qui passa à la suppuration et laissa une cicatrice.

Il pourra sembler contradictoire que je me sois servi ici de neige, quand j'ai recommandé plus haut d'employer de l'eau à dix degrés, mais la contradiction n'est qu'apparente; car j'ai parlé des bains dans le premier cas, et des fomentations dans le second: or, il y a une grande différence entre ces deux modes d'application de l'eau froide. Quelquefois, cependant, les bains exigent une température au-dessous de dix degrés, par exemple lorsqu'ils ne diminuent pas sur-le-champ la douleur.

6. CONGÉLATION, ENGELURES.

L'eau froide produit d'excellens effets dans la congélation. La neige vaut mieux encore, si l'on peut s'en procurer. On laisse la partie dans un vase plein d'eau ou de neige, jusqu'à ce que les douleurs soient dissipées; après quoi, on la lave ou la baigne encore pendant plusieurs jours.

Il se passe quelquefois un laps de temps assez long avant que la partie recouvre le sentiment.

On guérit les engelures par des frictions avec la neige, par des bains dans lesquels on frotte vivement le membre et par des fomentations. S'il y a de la goutte en jeu, on supprime les bains, et l'on n'emploie que les fomentations, avec l'excitation de la sueur.

FIN.

TABLE DES MATIÈRES.

—

DEUXIÈME PARTIE, MALADIES DES FONCTIONS NUTRITIVES.

TROISIÈME PARTIE, MALADIES DES FONCTIONS ANIMALES.

APPENDICE. DE QUELQUES MALADIES CHIRURGICALES DANS LESQUELLES L'EAU PEUT ÊTRE UTILE.

FIN DE LA TABLE DES MATIÈRES.

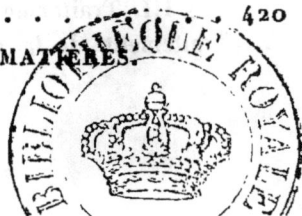